La segunda mitad

La segunda mitad

Los 50+, vivir la nueva longevidad

Diego Bernardini

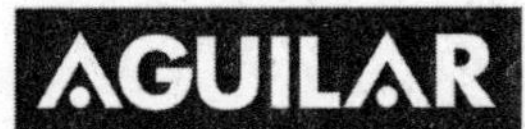

El papel utilizado para la impresión de este libro ha sido fabricado a partir de madera procedente de bosques y plantaciones gestionadas con los más altos estándares ambientales, garantizando una explotación de los recursos sostenible con el medio ambiente y beneficiosa para las personas.

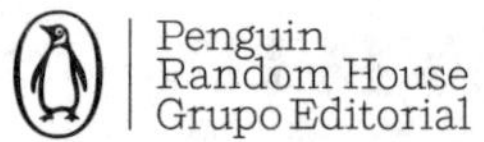

La segunda mitad

Los 50+, vivir la nueva longevidad

Primera edición en Argentina: agosto, 2019
Primera edición en México: abril, 2023

penguinlibros.com

ISBN: 978-607-380-155-3

Impreso en México – *Printed in Mexico*

A la vida, un viaje único
al que hay que ponerle color.

A Tuuli y Runo,
el color de mi viaje.

Índice

Prólogo

Es inevitable leer un libro como este sin pensar en la propia experiencia. Todavía recuerdo aquella primera vez que fui a un museo y me ofrecieron la entrada *senior*. Fue tan impactante como la primera vez que fui a una clase de *tap* y me preguntaron mi edad para hacerme un descuento para personas mayores. Cuando la sociedad nos empieza a llamar "señor", "señora"... ¿comienza nuestra "vejez"? ¿La llegada del medio siglo es un momento bisagra? ¿Ser "mayores" es una cuestión cronológica? ¿Sigue vigente la clásica categoría de la "tercera edad"?

Estos y muchos otros interrogantes que propone Diego Bernardini en su obra me parecieron doblemente interesantes: desde lo profesional, por la visión integral que solo un experto médico de familia como lo es este autor puede dar al tema; desde lo personal, por los muchos tópicos, las vivencias propias y la identificación clara con lo que él llama la "nueva longevidad". La combinación que logra al tratar cada eje hace que la lectura sea instructiva y, a la vez, apasionante. Tanto es así que el lector encontrará en estas páginas su amplia mirada médica y, además, el tratamiento coloquial de temas de interés científico relatados a través de testimonios, anécdotas, viajes, investigaciones y estadísticas.

Así, en "Nueva longevidad, nueva vida", el autor revela las complejidades de este fenómeno global: "Hoy en día, una persona que cumple 50 años tiene el 50% de probabilidades de llegar a los

95 años", afirma. Esto, que a simple vista puede entenderse como un logro de la medicina y de la ciencia, representa un verdadero desafío social e institucional que también plantea al señalar que "a la nueva longevidad se la puede vivir desde la plenitud o desde la dependencia", dejando en claro que, lejos de ser el resultado de la suerte o del destino, la calidad de vida con el paso de los años depende tanto de acciones políticas como individuales.

El capítulo "Salud, bienestar y longevidad" repasa conceptos indispensables para repensar nuestro *stock de salud*, capital con que cada uno nace y que se relaciona tanto con nuestra carga genética como con el ecosistema en que crecemos: familia, educación y medioambiente incluidos. Sin embargo, lo más valioso es todo lo que podemos hacer para aumentar ese "capital", invirtiendo en acciones y conductas positivas que beneficien tanto nuestra salud presente como futura.

Los telómeros (extremos de los cromosomas cuyo acortamiento se asocia al envejecimiento molecular), el estrés y la risa forman parte de esta sección en la que Bernardini da un espacio, además, a las famosas "zonas azules": lugares del mundo en que los centenarios son moneda corriente. El autor recorrió la península de Nicoya, en Costa Rica, y relata su experiencia en estas páginas. Yo hice lo propio en Vilcabamba, Ecuador. Al igual que él, tuve la oportunidad de comprobar que, más allá de las condiciones excepcionales de vida, el mayor secreto de los centenarios de allí es claro: ellos respetan la vida, la cuidan, la veneran. Esta característica, que muchos investigadores han llamado "personalidad pro-longeva", hace que ellos elijan, casi naturalmente, cuáles son los hábitos más convenientes para vivir muchos, muchos años. Nosotros no tenemos su agua sagrada ni su valle, difícilmente podamos comer lo que cultivamos —al menos en las grandes ciudades— y nuestro entorno urbano es tóxico, contaminado con ruidos, esmog, sedentarismo y comida rápida. Sin embargo, para ellos es habitual… tener varios proyectos/planes que no compiten entre sí sino que se complementan; resolver los problemas en el momento y no martirizarse con lo que deberán afrontar mañana; medir la eficiencia del trabajo por la calidad y no por la cantidad; afrontar positivamente el estrés; gozar de relaciones sociales y personales, del cuidado de su familia y del respeto de la comunidad. Estas raíces que prolongan la vida están bien reflejadas en las "Cinco claves para una nueva longevidad", y se completan en "Las segundas partes pueden ser aún mejores: la salud", donde el autor aborda la importancia de la adherencia terapéutica y las decisiones compartidas entre el médico y su paciente, sin olvidar temas como la felicidad, la construcción del bienestar, la importancia de la actitud, el temido trío "decrepitud/soledad/Alzheimer" y el *alfabetismo en salud*, otro de los factores que impactan en la comprensión de las prescripciones y recomendaciones médicas y, por lo tanto, en nuestro cuidado efectivo.

En "¡El movimiento es salud!", desarrolla otro pilar de la prevención y anima al lector a ponerse en marcha bajo el lema "¡Nunca es tarde!"; porque la actividad física, bastión indiscutible contra la fragilidad y la dependencia, combate a otro enemigo de una longevidad saludable: el sedentarismo.

En "La segunda mitad, la segunda mordida", encontrará una recorrida por los alimentos más convenientes, las dietas nutricionalmente equilibradas (la mediterránea, la nórdica), los gustos y el placer de comer, siempre con el contrapunto de últimas investigaciones y recomendaciones prácticas, que comparto ampliamente.

El recorrido no estaría completo sin "Las relaciones interpersonales y sociales en la segunda mitad", donde se retoma la mirada social hacia la vejez y la construcción de una nueva longevidad posible, en la que la curiosidad, el *ikigai* (término japonés para expresar aquello que da sentido a nuestras vidas, nuestra "razón de ser"), las redes y los vínculos toman el protagonismo, sin olvidar situaciones como el duelo y la pérdida, el cuidado de otros, el maltrato, los estereotipos y la sexualidad.

Llegamos al final de esta obra con "Pensando nuestra segunda mitad". Nada mejor que esa propuesta abierta para dar paso al paradigma de lo posible: "Saludables, activos y seguros", con una sentencia apasionante: "A envejecer se puede (y se debe) aprender".

En resumen: se trata de un libro de interés para el lector "50+" y una valiosa fuente de información para cualquier trabajo o estudio sobre longevidad y calidad de vida que quiera participar en la construcción de un nuevo paradigma que reconoce fuertemente el protagonismo de esta generación.

Si le preguntaran si quiere vivir cien años o más… ¿usted qué respondería? "Depende", quizá. Porque, íntimamente, sabe que el tema en cuestión es cómo llegar a esa edad, o lo que es mejor: en qué estado va a transitar su vejez. La buena noticia es que puede programar un envejecimiento pleno y saludable desde ahora. ¿Cómo? Cuidando la manera en que vive. Para conquistar la plenitud, solo necesita un segundo: el de tomar la decisión de aprender y poner en práctica todo lo que le garantice más años y mejor vida. Esto le garantiza un 99,9% del éxito. El 0,1% restante está en: trabajar para mantener el espíritu en esa dirección; aprender algo nuevo cada día; practicar lo aprendido hasta que forme parte de usted. De aquí en más, usted descubrirá cómo ganar más salud, sumar vitalidad a sus años y disfrutarlos plenamente y sin limitaciones. Llevar a la práctica las sugerencias de los capítulos que siguen le dará las herramientas necesarias. Mi deseo es que tenga éxito en la construcción diaria y sostenida de su "segunda mitad".

Afectuosamente,

Dr. Alberto Cormillot

Presentación

Uno de los aspectos que nunca dejo de mencionarles a mis estudiantes en las clases de la universidad es la importancia de pensar *out of the box*, lo que se dice “fuera de la caja”. La idea es que puedan mirar y pensar en perspectiva, y así poder anticipar lo que podría venir o vendrá en sus vidas profesional y, por qué no, personal. Me gusta ponerles como ejemplo el momento en que el mundo hablaba del año 2000 y la llegada del siglo XXI. Hoy ya han pasado veintidós años de aquello y hemos vivido casi el 20% de un nuevo siglo que antes nos parecía lejano. Otro ejemplo que suelo utilizar es lo que demora la formación en una carrera universitaria, en el caso de Medicina dura seis años o una licenciatura en salud suele durar cuatro o cinco años, a los que debe sumarse la especialización. Un tiempo de universidad tan determinante pero que no representa más del 15% del camino que hay por delante, si pensamos en una vida laboral que podría llegar hasta pasados los 70 años. Estos ejemplos y esta línea de pensamiento guardan similitud con lo que me propongo para el lector: pensar la longevidad desde otro punto de vista. Una mirada en perspectiva y la posibilidad de la construcción como forma de anticipar el camino que, en promedio, todos recorreremos. Por si fuera poco, el cambio por el paso del tiempo en las personas y la propia transición demográfica en la población en vista del desarrollo es una tendencia real para las próximas décadas. No solo las personas envejecemos a medida que vivimos, sino que el mundo está envejeciendo también. Por eso, la nueva longevidad trata acerca de vernos saludables e independientes a lo largo del tiempo. Un cambio de mirada.

El momento de confrontarnos con esta realidad puede llegar de maneras disimiles y curiosas. En la novela *También esto pasará*, de Milena Busquets, hay un párrafo que llamó mi atención: "Por alguna extraña razón, nunca pensé que llegaría a los cuarenta años. A los veinte, me imaginaba con treinta, viviendo con el amor de mi vida y con unos cuatro hijos. Y con sesenta, haciendo tartas de manzanas para mis nietos, yo, que no sé hacer ni un huevo frito, pero aprendería. Y con ochenta, como una vieja ruinosa, bebiendo whisky con mis amigas. Pero nunca me imaginé con cuarenta años, ni siquiera con cincuenta. Y sin embargo aquí estoy".[1] Estoy convencido de que a muchos de nosotros nos ha pasado algo similar. Un momento donde no se es joven ni viejo. Un momento que se hace presente y de manera brutal cuando, durante mis regulares encuentros con personas mayores, les pregunto: "¿Pasa rápido la vida?". La respuesta unánime suele ser "rapidísimo".

¿Por qué la "nueva longevidad"? ¿Por qué la segunda mitad, los 50+? Vamos por partes. Libros sobre cómo no envejecer sobran e irán en aumento conforme el tema se termine de instalar en la agenda y gane *momentum*. Antes que nada, es importante aclarar que este no es un libro que busca la fuente de la juventud o sobre "cómo no envejecer", mucho menos hablar de *antiaging*. Para mí esa palabra va en contra de la naturaleza. Sin más. Este es un libro que alude al futuro, sí, pero lo hace desde el presente, considerando fuertemente el curso de la vida propio, el que cada

1 Busquets, Milena, *También esto pasará*, Madrid, Espasa Calpe, 2015.

uno de nosotros hemos llevado como pudimos a través de los años. Trata sobre cómo mantenernos saludables y activos por el mayor tiempo posible. La nueva longevidad es ante todo una postura optimista y amable de los años por vivir. Es entender que así como cambiamos a lo largo de la vida, estos cambios en muchos aspectos pueden ser ganancias.

La nueva longevidad es un nuevo paradigma que va más allá de la salud y el bienestar. Es una visión en 360 grados. Coloca a los que tenemos más de 50 en un rol de fuerte protagonismo desde lo social, el consumo, la producción de servicios, la gobernabilidad, pero donde también la salud, el bienestar y la calidad de vida se vuelven determinantes. Lo hace tomando en cuenta el aporte que realiza este grupo etario en nuestra sociedad, que comenzará a estar cada día más influenciada y condicionada por los 50+.

Los 50+ se suelen considerar como un momento bisagra y cargado de un simbolismo que representa la llegada al medio siglo de vida. Una cifra, si se quiere, redonda y que invita a la reflexión. Los 50 suelen confrontarnos con quiénes somos, quiénes creemos ser y con quiénes y cómo —muchas veces— nos impone ser la sociedad. A esta edad ya no somos jóvenes, pero tampoco somos personas mayores a la clásica usanza. Ya vivimos, ya hay un camino recorrido, ya hay pérdidas, pero también muchas ganancias en forma de familia e hijos, reconocimiento profesional, realización económica y muchos otros de índole personal que son difíciles de medir. La lista podría seguir. Sin embargo, también hay cambios que son propios de la edad, por limitaciones en la vitalidad, la *stamina*[2] o transformaciones en la fisonomía o el aspecto, por citar

2 Capacidad de un organismo para ejercitarse y permanecer activo durante un largo periodo de tiempo, así como su capacidad para resistir, recuperarse y tener inmunidad a traumas, heridas o fatiga.

algunos. Los 50+ son un momento donde ya hemos pasado lo que me gusta llamar el primer indicador social que nos muestra que dejamos de ser jóvenes. Ya nos han preguntado en el transporte público: "¿Desciende, señor?", "¿Desciende señora?". Nos guste o no, los 50+ suele ser la instancia en la cual la noción de longevidad nos llega. Pero aun así, envejecer no tiene por qué ser necesariamente un inexorable deprimente paso luego de la juventud.

La nueva longevidad es una oportunidad única que tenemos en este siglo XXI. Ninguna otra generación previa en la evolución humana ha tenido el privilegio de poder imaginarse longevos como ocurre hoy en día. Sin embargo, la desventaja es que prácticamente toda nuestra sociedad aún se gestiona, estructura y piensa con marcos referenciales del siglo pasado. Principios y formas de pensar de hace más de cien años, como la idea de un curso de vida rígido, la obligada jubilación laboral y de otras tan diversas como la sexualidad, o el abuelazgo como único rol familiar, aunque no sea de nuestro agrado.

El dato "edad" como indicador que nos ancla en categorías de un rígido esquema social comienza a estar en revisión de la mano de los mayores y la nueva longevidad. La psicóloga estadounidense Bernice Neugarten[3] planteaba hace años la dificultad por etiquetar o normatizar las edades, cuando cada vez más hombres y mujeres se enamoran y se casan o, por qué no, emprenden un divorcio hasta más allá de los 70 años. Usted sabe que en estos días en Europa Central la edad de casamiento para las mujeres está cerca de los 32 años y de los 35 para los hombres? ¿O que el nacimiento del primer hijo en esta región se da cercano a los 30 años? Cada día es más común el fenómeno por el que mujeres

3 Neugarten, Bernice, *Los significados de la edad*, Barcelona, Herder, 1999.

y hombres abandonan el mercado laboral e inician segundas y hasta terceras carreras profesionales. Por eso es muy difícil establecer límites precisos. A pesar de ello, todavía escuchamos o leemos sobre *juniors* o *seniors*, jóvenes y viejos. Esto refleja un pensamiento, una idea social aún rígida y plagada de etiquetas y no de desafíos y búsqueda de soluciones, que deberían caracterizar nuestra forma de vivir. Nos muestra y expone una forma de pensar el curso de vida al modo antiguo, conformado por una etapa inicial de educación, una larga etapa de trabajo y otra de jubilación. La realidad actual, en cambio, nos presenta personas que transitan múltiples situaciones en su vida, en la que se alternan etapas de formación, de trabajo, de reconversión o actualización con otros nuevos trabajos, dentro de una sociedad que nuclea por primera vez a cuatro generaciones de la misma familia en una mesa, o a cinco generaciones de trabajadores en el mercado laboral. Un modelo de vida donde las transiciones son muchas más que tres, donde cada vez hay menos niños y más mayores y donde las tendencias que moldearán el desarrollo de nuestra sociedad en los próximos treinta años están bien identificadas: entre ellas, el aumento en la cantidad de personas mayores.

Hablar de longevidad no es nuevo. En el Senado romano, la mayor parte de sus integrantes eran mayores, duplicaban la expectativa de vida del momento. ¡Cuando don Quijote decidió emprender la marcha por los campos de Castilla, La Mancha, lo hizo con 50 años! Y su autor Miguel de Cervantes lo escribió a sus 56. Dos longevos para la época, autor y personaje.

La palabra "longevidad" refiere a la duración de la vida, algo que, como todos sabemos, se ha ido extendiendo prácticamente en todo el mundo y desde los últimos cien años de manera significativa. Pero la construcción social que hemos vivido clásicamente sobre las personas mayores y su narrativa las coloca en una situación en la que la vejez es vista como apenas una miserable versión de la mediana edad. Narrativa que se apoya en el rol pasivo de los mayores y la necesidad de recibir asistencia, y que hoy se reduce a los últimos años de vida de las personas (aunque no en todos los casos). A decir de Simone de Beauvoir: "Pero si la vejez, como destino biológico, es una realidad transhistórica, no es menos cierto que ese destino es vivido de manera variable según el contexto social".[4] Allí está nuestro desafío y el objetivo de este libro: aprender a vivir la segunda mitad de nuestras vidas. Un proceso de construcción de la propia longevidad y por extensión, un cambio en la narrativa social.

Soy de los que notan escozor y molestias de estómago cuando escucho referirse a las personas mayores como "clase pasiva", "jubilados", "tercera edad", "gerontolescentes", "ruco", "caño", "perennials", "viejennials", "mayoresencia", "tsunami gris" o "tormenta demográfica" y un mundo de expresiones parecidas y algo despectivas. Lo mismo ocurre cuando todo lo que se supone que concierne al mayor debe ser precedido por el prefijo "gero", dando así origen a un gerontomundo lleno de gerontocosas que no hacen más que clasificar, dividir, estigmatizar y, lo peor de todo, limitar. En este sentido, notará el lector que en todo momento hablaremos de "personas mayores". Es la forma con que mejor se identifican; suena educado, respetuoso y correcto. Además, hablar de personas mayores guarda un grado de relatividad que los que pertenecemos al mundo académico siempre debemos considerar. Veámoslo desde este punto. A mis 52 años soy el hermano mayor de mi familia. Pero mi padre es el mayor de todos los varones de

4 De Beauvoir, Simone, *La vejez*, Buenos Aires, DeBolsillo, 2011.

la familia luego del fallecimiento de su padre, mi abuelo Ángel, que, con 94 años, nos dejó hace unos años. Pero si considero al resto de mi familia, y no solo a los varones, mi abuela Elsa, que falleció en diciembre de 2018, era, con sus 100 años y seis meses, la mayor de todos. Mi abuela Elsa superó a su propia madre, mi bisabuela Rosa, que falleció cuando yo tenía 18 años, a sus 95 y durante muchos años fue la mayor expresión de longevidad de la familia. Hasta allí mi idea de pertenecer (en un 50%) a una familia longeva, la que viene por el lado paterno, estaba completa. Y como la vida te da sorpresas, unos meses atrás me enteré de que mi tía abuela Egle, a quien conocí de pequeño y con la que luego perdí contacto, ya que regresó a su Italia natal, falleció en agosto de 2018 a sus ¡107 años! ¿Entonces quién es mayor que quién? Hoy no solo puedo decir que toda mi vida estuve rodeado de una familia de personas mayores, sino también que soy nieto y sobrino nieto de centenarias. ¡Qué privilegio!

Cada uno de nosotros envejece, nos guste o no, y esto ocurre de muy diversas formas. En un país con niveles de desarrollo aceptables una persona que cumple 70 años tiene apenas el 2% de chances de morir ese mismo año; en 1940 ese porcentaje lo tenían las personas que llegaban a los 56 años. Por si fuera poco, una persona que hoy tiene 50 en buenas condiciones, cuando llegue a los 70, le esperan en promedio apenas un 40% de posibilidades de percibir su salud como buena, un 25% de decir que su memoria es buena o excelente, tendrá un 40% de probabilidades de haberse caído y casi un 10% de sentirse deprimido. También tendrá 20% de chances de sufrir alguna deficiencia visual o auditiva y un 50% de posibilidades de seguir casado, si es que lo está. A pesar de que esto parezca un panorama poco motivador, existen formas de intervenir para disminuir estas posibilidades o compensarlas a pesar de las estadísticas actuales. Parte de estas soluciones están —y cada día más— en la tecnología y sus avances; también, una gran proporción, en prevenir nuestros propios malos hábitos y, por último, pero no por eso menos importante, en nuestra propia actitud para aceptar los cambios y convivir con ellos como parte del devenir de la vida.

La nueva longevidad enmarca e integra el aspecto cuantitativo con el cualitativo, y hace que las personas tengamos la posibilidad de vivir este tiempo con otra intensidad, motivaciones, proyectos, calidad de vida y bienestar. Quienes hoy rondan los 50 tienen por delante cerca de treinta y dos a treinta y cinco años más de expectativa de vida. Por si fuera poco, esa persona tiene el 50% de chances de llegar a vivir hasta los 95. Entre los 65 en que hoy está establecida la edad de jubilación y los 95 hay treinta años que equivalen a casi 11.000 días con sus más de 260.000 horas respectivas. ¿Acaso has pensado qué hacer con todo ese tiempo?

Este libro está escrito desde el conocimiento, la experiencia y el sentido común; sabiendo de las particularidades y vicisitudes de la diferenciación progresiva y única que implica el devenir del tiempo en una persona. No existen dos personas mayores iguales. Por ello da pistas y recursos que faciliten el proceso de adaptación, aceptación y autonomía, con el derecho a la autodeterminación que debemos tener todos, seamos mayores o no. Es aquí donde se hace necesario aclarar lo siguiente: *La segunda mitad. Los 50+, vivir la nueva longevidad* es un título que define el objetivo del libro, pero que también requiere entender la vida como un proceso dinámico y único, en la que existen diferentes percepciones según el momento en que uno se encuentre. Soy de los que no gustan de las definiciones, porque definir es limitar y muchas veces etiquetar para segregar; más aún en el caso de las personas mayores donde no hay una sola definición consensuada, ni funcional, ni administrativa, sobre qué es ser mayor o quién es mayor. Fíjese usted: el estudio "Predictors of attitudes to age across Europe"[5] mostró que, dentro de Europa, el comienzo de la vejez varía desde los 59 años en Reino Unido, los 63 en Francia o los 68 años en Grecia, según la percepción de las personas. Asimismo hay diferencias de acuerdo con la edad de las personas. Por ejemplo en España,[6] para aquellos que tienen entre 20 y 29 años se es una persona mayor a los 66; para alguien entre 50 y 59 años se es mayor a los 68, y para aquellos que tienen 80 años o más la vejez se alcanza a los 70. Por otro lado, la experiencia nos muestra que son tres personas muy distintas aquella en sus 60 que otro que acaba de cruzar los 70 y alguien de más de 80. Digámoslo así, son tres subespecies diferentes en un mismo ecosistema sin contar a los más "jovencitos" de 50+.

El recordado profesor Leopoldo Salvarezza decía: "El envejecimiento está incluido en la memoria del desarrollo genético de cada especie y los individuos no tienen más opción que adaptarse a ello. Una de las formas en que los seres humanos niegan el propio envejecimiento es atribuir la vejez a los otros. Esto significa que quienes actúan así no pueden ponerse en la piel del viejo que van a ser"[7].

---

5 Abrams, D.; Vauclair, C.-M.; Swift, H., "Predictors of attitudes to age across Europe", reporte de investigación, University of Kent, 2011.

6 Abellán García, A. y Esparza Catalán, C., "Percepción de los españoles sobre distintos aspectos relacionados con los mayores y el envejecimiento", Madrid, Informes Portal Mayores, nº 91, junio de 2009.

7 Salvarezza, Leopoldo (comp.), *La vejez. Una mirada gerontológica actual*, Buenos Aires, Paidós, 2013.

A envejecer se puede y se debe aprender. El paso del tiempo, la longevidad, siempre fue una vivencia personal e individual, pero por primera vez en la historia comienza a ser una experiencia colectiva, un fenómeno social; por ello, es al mismo tiempo curiosidad, aprendizaje y construcción. Está en nosotros y en nuestras decisiones cómo afrontaremos esa etapa. Ser mayor es una posibilidad que se nos presentará, en promedio, a la mayoría. Ser viejos y buscar ser felices es algo que depende de cada uno y es una decisión subjetiva que cada uno determinará en un momento de su vida. La magnitud de la empresa no es nada fácil. Por eso, este libro fue escrito con el propósito de buscar un cambio personal y colectivo en la forma en que pensamos y vivimos la segunda mitad de la vida. En él se consideran temas tan variados como la relevancia de los determinantes sociales de la salud, el curso de la vida, los distintos niveles de complejidad molecular como el apartado que concierne a los telómeros, o los aspectos vinculados a la actividad física y estilos de vida, dos intervenciones que han mostrado su efecto sobre la longevidad. Por ello, no encontrará curas milagrosas ni fuentes de la juventud, sino recursos, ideas y evidencia que pueden ayudar a que la vida por delante sea más saludable y satisfactoria.

El libro se ordena en siete capítulos. En el primero, se enmarca el significado y la perspectiva que ilumina la nueva longevidad como un nuevo paradigma, una forma novedosa de pensar y vivir. También se refiere a su impacto en la sociedad. El segundo capítulo está dedicado a la salud y el bienestar desde la perspectiva de un médico de familia, lo que se dice un “especialista en personas”. En este, se describe la importancia del entorno, la familia y la educación para condicionar una vida más saludable; al mismo tiempo, cómo nuestra conducta como adultos responsables puede generar beneficios. La premisa es: nunca es tarde para el cambio. El tercer capítulo describe aspectos del cuidado médico relevantes, donde la confianza y la toma de decisiones compartida, dos valores primordiales, se entrelazan con otros dilemas cada vez más frecuentes. El cuarto y el quinto capítulos están dedicados a dos aspectos concretos de hábitos y la calidad de vida: la actividad física y la alimentación. En ellos, se tratan temas y aspectos específicos al tiempo que se dan pautas para su puesta en práctica. El sexto capítulo habla sobre la redefinición en las relaciones interpersonales y sociales en la nueva longevidad. La pareja, el sexo, la comunidad o cuestiones como la soledad y la felicidad son algunos de los temas que se abordan. Por último, el capítulo siete es un breve viaje por algunos puntos clave para la construcción de una agenda propia enmarcada en la nueva longevidad.

Siempre me preocupó el proceso, no solo el fin. Por eso, aquí está este libro optimista, orientado y dedicado a todas aquellas personas que privilegian la mitad de la copa llena. Aquellos que piensan que la vida es maravillosa con sus cosas buenas y las no tan buenas. Aquellos que formamos el club de los celebradores de cada día. La mayoría de nosotros queremos vivir el mayor tiempo posible, aunque nadie quiere envejecer. Esto no deja de ser una contradicción con la que la humanidad se enfrenta día a día. La nueva longevidad intenta que cada uno transite esta etapa de la manera más rica y satisfactoria posible. La nueva longevidad busca que, a partir de ese momento, construyamos no solo la manera de poder vivir más sino también vivir en mejores condiciones. Como se dice en inglés *younger for longer*.[8] Este libro es para los

8 Vivir jóvenes por mucho tiempo.

que consideran las posibilidades, las opciones, los riesgos y los beneficios de una vida participativa y protagónica. Ya lo dije, para los celebradores de la vida, aquellas personas que deseen encontrar recursos para pensar de la mejor manera posible su futuro vital. Bienvenidos a la nueva longevidad. ¡Celebremos!

Buenos Aires, 2019

1
Nueva longevidad, nueva vida

¿De qué hablamos cuando hablamos de "nueva longevidad"?

Vivimos un proceso de envejecimiento que es global, no solo envejecen las personas, sino que también los países en su conjunto. En América Latina, los mayores de 60 años hoy son el 11% del total de la población y serán el 25% en un plazo de aproximadamente treinta y cinco años más, algo así como la mitad de tiempo de lo que tardó Europa en recorrer ese camino. A nivel mundial, en la actualidad, las personas mayores de 60 años representan cerca del 12% de la población y la región más envejecida es Europa, con el 24% de la población.

Desde el punto de vista poblacional, el mundo está envejeciendo y vive este proceso de transición demográfica, originado fundamentalmente por la caída en las tasas de fertilidad más que por el aumento de la expectativa de vida. Esta última creció producto del avance y el desarrollo en materia de salud y saneamiento. Con esto se pueden identificar dos fenómenos: en primer lugar, el aumento de la población de personas mayores y en segundo lugar, el aumento de los más mayores dentro de los mayores, aquellas personas de más de 85 años. Por si fuera poco, las bajas tasas de fertilidad se traducen en una fracción de la población económicamente activa menor, mientras el número de personas mayores continuará creciendo. La Argentina es un país en el que —según las Naciones Unidas en 2015— las personas mayores de 60 años constituyen el 15% de la población, algo así como 6,3 millones de personas. Estas cifras ubican a nuestro país en una etapa avanzada de la transición demográfica, característica que comparte con Uruguay, Cuba y Costa Rica.

Cuando comencé a estudiar el fenómeno de la longevidad, hace más de veinte años, era muy frecuente escuchar a los expertos de ese momento hablar de "ventana de oportunidades" o los beneficios del "bono demográfico". Esto tenía que ver con mirar a futuro el tiempo que nuestros países tenían para prepararse para el cambio demográfico. Pero todos sabemos que los bonos se consumen y las ventanas en algún momento se cierran. Según las Naciones Unidas, un país está demográficamente envejecido cuando tiene más de un 7% de su población con más de 60 años. Duplicar ese porcentaje, o sea, pasar del 7% al 14% de su población mayor de esa edad, le tomó a Francia ciento quince años; a Suecia ochenta y cinco años y a países como Japón o Estados Unidos les tomará veintiséis y sesenta y nueve años respectivamente. Aquí una reflexión. Hoy los países de Europa mencionados tienen un sistema consolidado de bienestar social, que muchas veces sirven como referencia. Son países que han logrado envejecer mientras solidificaban sus instituciones sociales y, en la actualidad, disponen de esquemas de protección social afianzados. Estados Unidos, la principal potencia del mundo, es un país que comenzó con su gran cambio demográfico de la mano del retiro de los *baby boomers*, y Japón es el país con mayor grado de envejecimiento demográfico y mayor expectativa de vida en el mundo. Son dos países que deben ser tenidos en cuenta cada vez que se hable de estos temas. Al contrario, en nuestra región, el cambio se dará en mucho menos tiempo, en un marco de institucionalidad mucho más débil y con altos índices de desigualdad. Sirvan como ejemplo México, al que este cambio le llevará solo veintidós años, a Brasil o Costa Rica, dieciocho años, o Chile, veintisiete. Claramente esto augura un futuro mucho más desafiante para la región.

En estos países ya no es novedad: el futuro llegó. La transición demográfica está siendo mucho más rápida y en condiciones de mayor vulnerabilidad institucional que otras regiones. Por ello, hoy podemos decir que la mirada que nos daban los expertos hace más de veinte años era parcial. No pudieron predecir cómo las personas mayores han ganado protagonismo y deciden vivir el día a día.

Decir que el futuro llegó impone, cuanto menos, una mirada más profunda que deje de lado el aspecto cuantitativo y nos permita echar luz al significado de este fenómeno global. En un entorno con ciertas buenas condiciones de vida, se estima que tres de cada cuatro personas de 60 años llegarán a sus 80; dos de cada tres, a los 85, y uno de cada dos a los 90. Hoy en día, una persona que cumple 50 años tiene el 50% de probabilidades de llegar a los 95.[9] A nivel mundial, se ganaron más de treinta años de expectativa de vida en las últimas décadas. Cada día nos anoticiamos de alguien de más de 80 años que mejoró un récord atlético o que es la nueva estrella de la moda, como el caso de Robert De Niro, que a los 74 años fue la imagen de la firma Ermenegildo Zegna, o el de la actriz francesa Catherine Deneuve, que pasados los 60 años lo hizo para L'Oréal, o el de Isabella Rossellini, de Lancôme. La longevidad ya no es invisible y por si no le quedó claro, se lo repito: ¡El futuro está aquí! Asistimos a un nuevo paradigma de vida que está modificando conductas, actitudes, formas de relaciones

9 "The economics of longevity", *The Economist*, reporte especial, 8 de julio de 2017.

sociales y mucho más. La nueva longevidad es un fenómeno real y de consecuencias reales.

Nuevas etapas traen consigo profundos cambios sociales e institucionales; cambios que nuestras sociedades y gobiernos suelen demorar en reconocer y asimilar. De hecho, nuestras instituciones aún se manejan según modelos demasiado rígidos, muchos de ellos de hace más de cien años, algo anticuados para las formas de vida de este siglo XXI. Sin ir más lejos, cuando se implantaron muchos de los esquemas de protección social en el mundo, que todavía hoy siguen vigentes, como el modelo de jubilación en el Imperio alemán a finales del siglo XIX, apenas el 1% de la población germana llegaba a la edad de la jubilación. Desde ese momento, la expectativa de vida aumentó más de treinta años. Un tercio de nuestra existencia se vive en lo que se conoce como "jubilación" o "retiro". El "tercer acto de la vida" como lo llamó Jane Fonda en una celebrada conferencia. La historia nos mostró cómo se le dio importancia a la niñez y más tarde en la década de 1940, tiempos de posguerra, a la adolescencia, lo que creó nuevas etapas y fenómenos sociales en el curso de vida. Hoy aparece la nueva longevidad. Una etapa novedosa y fenómeno que, como la niñez y la adolescencia anteriormente, será una construcción social que condicionará nuevas necesidades, nuevas capacidades, nuevos mercados y nuevos desafíos. Las consecuencias de esta longevidad como nuevo paradigma se sustentan, como dijimos, en hechos reales que provocan o provocarán cambios reales.

Como ya vimos, el primero es que el número de personas mayores en el mundo está en aumento. En 1950, la edad media de la población de Estados Unidos era de 30 años. Hoy es de 41. En Japón, el país con mayor grado de envejecimiento del mundo, era de 22 años. Hoy es de 46 y se espera que sea de 53 en 2050.

Solo en China hay más personas mayores de 60 años que toda la población de Rusia, hablamos de más de 140 millones de adultos mayores chinos. En muchas partes de Europa, hay más sillas de ruedas que carritos de bebes, y en Japón,[10] desde 2011, se venden más pañales para adultos que para niños. Cifras que más que curiosidad deberían ponernos en perspectiva respecto de los cambios que está viviendo el mundo y sus sociedades. ¿Sabe cuál es el grupo poblacional que más crecerá en las próximas dos décadas en un país como Argentina? ¡Los mayores de 90 años!

No solo hay más personas mayores, sino que la vida se extendió y hoy vivimos más años y de manera mucho más saludable, como nunca se había vivido en la historia de la humanidad. Tomemos como ejemplo México, un país muy representativo de América Latina. Allí, hace cincuenta años atrás, la expectativa de vida llegaba a 57 años, mientras que hoy se extendió a los 77. Estos veinte años representan cuatro años ganados por cada una de las últimas cinco décadas. ¡Un cambio brutal en términos demográficos! De modo que, en esta nueva longevidad, no solo se vive más, sino que muchas veces se vive mejor.

El cambio no solo se da en términos cuantitativos, sino que también es cualitativo. Nuevos roles definen esta nueva longevidad y ayudan a comprender la envergadura de su influencia. Este hecho se observa en los mayores que votan, consumen, producen y brindan servicios. Lo vimos en el llamado *Brexit* del Reino Unido[11] y en la última elección en Estados Unidos,[12] en las que se hicieron

---

10 "There are more adult diapers sold in Japan than baby diapers", Marketplace.org, 29 de agosto de 2016.

11 "How Britain Voted. Over-65s were more than twice as likely as under-25s to have voted to leave the European Union", Ipsos Mori, 27 de junio de 2016.

12 "How groups voted 2016", Roper Center for Public Opinion Research, Cornell University, 2016.

sentir y con fuerza, ya que sus votos condicionaron de manera determinante los resultados. Los mayores toman partido y ejercen su derecho. Pensemos que solo en la Ciudad Autónoma de Buenos Aires son un grupo que representan más de medio millón de votos. En Estados Unidos, controlan más del 50% de la economía doméstica, y en Irlanda, el 50% de los juguetes son comprados no por los padres sino por los abuelos. En Argentina, según la Encuesta Nacional de Calidad de Vida 2012 del Ministerio de Desarrollo Social, el 15% de los mayores de 65 años realizan tareas voluntarias y más del 20% dice efectuar viajes turísticos y recreativos con otras personas. Además, uno de cada cuatro cuida a algún niño o familiar cercano sin percibir remuneración. En el Reino Unido,[13] que cuenta con aproximadamente 12 millones de personas mayores de 65 años y más de 15 millones con más de 60, el 58% de ellos participa en tareas voluntarias. Las tasas de trabajo voluntario de las personas comprendidas entre los 55 y los 64 años son del 33% en Australia, el 40% en Canadá y el 41% en Estados Unidos.[14]

Es un hecho que a esta nueva longevidad se la vive también con una nueva intensidad. No hace falta ser un Rolling Stone, pero la imagen de Mick Jagger y su banda es lo suficientemente fuerte como para entender cómo están ayudando a redefinir un envejecimiento que no los tiene como únicos protagonistas. A diario conocemos personas que deciden enamorarse o separarse de quienes fueron sus compañeros o compañeras de vida. Asimismo están aquellos que deciden viajar por el mundo y los que quieren emprender nuevos horizontes personales. Hoy las personas mayores son una generación más educada y eso les permite informarse,

---

13 "Older People as Volunteers: An Evidence Review", *Age UK*, 2011.

14 "Volunteering and Health for Aging Populations. Today's Research on Aging, program and policy implications", Population Reference Bureau, agosto de 2011.

conocer, modificar hábitos de vida y, por sobre todo, desafiar los cánones establecidos. La jubilación o el retiro han dejado de ser una etapa rígida e impuesta de supuesta "recreación" para convertirse en otra de "re-creación", en la que los valores intangibles cobran fuerza como nunca antes. Cada vez son más las personas que se retiran o jubilan de lo que no les gusta para comenzar con nuevos desafíos.

Hablar de mayor expectativa de vida nos habla de pensar cómo se puede vivir esa nueva vida y los roles que la nueva longevidad nos permitirá desarrollar, así como al mismo tiempo nos muestra que hay tantas vejeces como personas. Pretender buscar dos adultos mayores similares resultaría infructuoso. ¿Por qué, si cuando somos bebés somos todos tan similares? Fíjese el lector: seguramente usted debe haber visto tres bebés llorando. Uno podría estar haciéndolo porque siente frío, otro porque no ha comido y otro porque tiene sus pañales húmedos. Tres respuestas similares para tres estímulos diferentes. Sin embargo, no podemos encontrar dos personas mayores iguales y, por si fuera poco, mucho menos que respondan de la misma manera. ¿Qué ha ocurrido en medio de esos bebés y el adulto mayor en que se transformaron hoy? Transcurrió el curso de la vida.

Las actuales generaciones de mayores son las primeras que están viviendo más tiempo del que pensó que viviría, del que vivieron muy probablemente las generaciones que los precedieron. Por ende, son una generación que no supo o no pudo planificar esta nueva etapa. En cambio, las próximas generaciones lo harán. Intentaremos hacerlo ya sabiendo y viendo lo que significa esta nueva longevidad. Sin dudas una gran ventaja, pero que puede ser una buena noticia o no.

Nuestra existencia y experiencia de vida están moldeadas por un curso de vida propio y único, determinado por las condiciones que nos rodean en nuestro hogar y nuestra comunidad desde que nacemos.[15] Condiciones que nos acompañarán en nuestro crecimiento y desarrollo, con sus oportunidades o desventajas y que hacen que cada persona mayor sea única. La variedad de "adulteces" y "vejeces" es rasgo e identidad de esta nueva etapa de vida. Una nueva vida y una nueva longevidad que son parte de nuestro destino.

La nueva longevidad y cinco dimensiones que la definen:

1. Más personas mayores: el número de personas en el mundo desde 1970 se ha duplicado y crecerá aún más; hoy en día somos casi 7.000 millones de personas en el mundo y se esperan que seamos cerca de 10.000 para el año 2050. En la actualidad, hay aproximadamente 868 millones de personas mayores que llegarán a 2.000 en 2050, algo así como el 21% de la población mundial; la mayoría de ellos vivirán en países en vías de desarrollo.
2. Mayor independencia: la salud en las personas no es algo que esté librado al azar. Solo una pequeña parte de esta está condicionada por la herencia genética. Los estilos de vida, las interacciones con el entorno, así como nuestras propias características de origen ético, identidad sexual, ocupación, nivel educativo son parte de esos moduladores que moldean nuestras vidas y en ello nuestra independencia, nuestra autonomía.
3. Nuevos roles: la gobernabilidad es uno de los aspectos donde comienza a acumularse cada vez más evidencia y

15 Ben-Shlomo, Y. y Kuh, D., "A life course approach to chronic disease epidemiology: conceptual models, empirical challenges and interdisciplinary perspectives", *International Journal of Epidemiology*, vol. 31, n. 1, 2002, pp. 285-293.

se muestra cómo las personas mayores definen escenarios electorales con la fuerza de su voto.

4. Nuevas intensidades: pensar el envejecimiento desde lo biológico o cronológico es una visión limitada y alejada de la realidad. Personas de más de 80 años tienen capacidades mentales en muchos casos equivalentes al de personas de 20, cuestiones que serán tratadas en mayor detalle en el sexto capítulo.
5. Variedad y diversidad: datos empíricos muestran que la pérdida de capacidad en general asociada con el envejecimiento solo se relaciona vagamente con la edad cronológica de las personas. No existe una persona mayor "típica" y esto es por cómo influyen los determinantes sociales de la salud y el curso de vida, aspectos que tratamos en este y en el siguiente capítulo.

Ser mayor

En nuestra vida diaria, cada uno guarda en la memoria momentos que han sido como un "parte olas". Un antes y un después. Algunos de ellos tienen que ver con nuestro propio registro y el vínculo con lo que nos rodea. Funcionan como indicadores que algo ocurre en nuestra imagen en relación con el mundo externo. Uno de estos "antes y después" es el momento en que nos han preguntado en el bus, el colectivo o el metro: "¿Desciende, señor?" "¿Desciende, señora?". Todos hemos quedado impactados por un cambio que hasta ese momento no se había hecho realidad, aunque, muchas veces, esa imagen que damos hacia fuera no se corresponde con la que tenemos para nosotros mismos. Los tiempos han cambiado, los roles y las actividades también, y cada vez suena con más frecuencia la pregunta: "¿Cuándo nos volvemos mayores?". Por eso, cuestionarnos cosas como quiénes somos debería llevarnos a reflexiones como a quién vemos cuando nos miramos al espejo. ¿Al que uno cree ser o al que la sociedad está viendo?

Por un lado, existen criterios que funcionan como indicadores administrativos como el caso de las Naciones Unidas, que define que un "adulto mayor" es toda persona que pasa los 60 años. Por otro lado, están las edades propias de retiro o jubilación que imponen los gobiernos o aquellas que establecen los museos o transportes públicos para optar por un descuento o tarifa de privilegio. En salud, quienes nos especializamos en el curso de vida y personas mayores sabemos que la variable a considerar es otra. Tiene que ver con nuestro funcionamiento dentro de la sociedad vinculado con una vida autosuficiente. A ese indicador lo llamamos "funcionalidad" y tiene íntima relación con nuestra capacidad de valernos por nosotros mismos, nuestra autonomía. Esta refiere fundamentalmente al grado de independencia para las actividades necesarias para poder hablar de una vida autovalida, como es el propio aseo, la capacidad de poder vestirnos solos o de prepararnos nuestra comida. Es más: el gran cambio en la calidad de vida de los adultos mayores se produce al momento de no valerse por ellos mismos para estas tareas, lo que implica comenzar a depender de un tercero. Eso es lo que la evidencia científica refleja en muchas partes del mundo. También fue la respuesta que recibí de los propios mayores durante la investigación para mi tesis doctoral en Salamanca, España. Al preguntarles cuál es la diferencia entre ser una persona mayor y "ponerse viejo", la respuesta era unánime: no poder valerse por sí mismo. Por ello, cuando hablamos de personas mayores o del proceso de envejecimiento que se está dando en nuestra población, debemos comprender que importa por su magnitud, porque encierra una complejidad con respecto a la manera en que modificará nuestra sociedad y la forma en que vivimos. Pero, además, es relevante porque requiere de un abordaje diferente por parte de los profesionales de la salud y del sistema sanitario.

Para las personas y los seres vivos en general, envejecer es un proceso intrínseco, progresivo y universal condicionado por múltiples factores. Es un proceso asincrónico, ya que no todas las funciones envejecen simultáneamente. No sigue una línea única que lo explique, pero lo que sí ocurre es una pérdida de adaptación al entorno por un deterioro progresivo de los sistemas. Sin embargo, en estas circunstancias es necesario entender que la edad cronológica no es un marcador confiable de los cambios que se suceden durante el proceso de envejecimiento. El transcurrir de la vida está condicionado por las ventajas, desventajas y oportunidades que las personas han tenido a lo largo de su vida. Así como muchas veces nos preguntamos por qué tal o cual amigo o amiga se ve más "envejecido" y otros no muestran casi huellas del paso del tiempo, también cada vez nos resulta más familiar escuchar "los 70 de hoy son los 60 de antes" o "los 50 de ahora son los 40 de antes". La evidencia que nos muestra que las personas han extendido su expectativa de vida es muy robusta, pero vivir más años no significa siempre que se vivan con calidad.

La ONG Help Age, con sede en Londres, desarrolla el "Age Watch Index" (un informe por el que esta organización es reconocida), en el que de manera sistemática se compara una serie de indicadores en casi cien países, relacionados al grupo de las personas mayores, su vínculo con la demografía y las políticas públicas. Según su edición de 2015, en Argentina, una persona que llega a los 60 tiene —en términos estadísticos— veintiún años de sobrevida, de los que 16,6 aproximadamente serán de "buena calidad". Esto nos hace pensar que el gran reto personal, así como familiar y del Estado, será poder ayudar y dar la asistencia que se requiera en estos últimos 4,4 años de vida. Esta brecha entre la expectativa por vivir y la necesidad de asistencia está presente en todos los países del mundo y constituye un importante desafío: ser funcionalmente competente. Ser independiente. En México, la brecha es de 4,7 años; en Brasil, de 4,9; en España, de 6,1; en Estados Unidos, de 5,5; en Finlandia, de 6,5; en Japón, de 5,7, y en China, de 2,2. Como se ve, a pesar de que Japón es el país con mayor expectativa de vida de este grupo y China el de menor, es en Finlandia y en España donde se requerirá de mayor apoyo para la atención del mayor dependiente.

Esta brecha también registra diferencias propias dentro de la población de un país. Tomemos el ejemplo de México, un país extenso y con cerca de 130 millones de habitantes. La mayor expectativa de vida se logra al norte en el estado de Nuevo León con casi 77 años, mientras que el valor más bajo, con más de tres años de diferencia, es el que registra el estado sureño de Chiapas, lindante con Guatemala. Las mujeres mexicanas tienen una expectativa de vida superior a los 79 años, pero, en promedio, tendrán una vida saludable tan solo hasta los 68. Lo que significa que sus últimos once años sufrirán de alguna enfermedad o serán dependientes de otras personas. En el caso de los hombres mexicanos, ellos viven menos, alrededor de 72 años, es decir, hay una diferencia de siete años. Pero, en cambio, solo algo más de ocho años serán de mala salud.

A la nueva longevidad, como vemos, se la puede vivir desde la plenitud o desde la dependencia. Por ello, la valoración del estado de salud del adulto mayor debe sustentarse en su funcionalidad y en su grado de participación social, como una forma de buscar ser lo más objetivos posible. No hay una persona mayor "típica". El devenir del tiempo y el envejecer exceden la dimensión biológica. Será bueno que lo entendamos como personas, como médicos y como sociedad. Será mejor para todos.

El *envejecimiento saludable* es un concepto que la Organización Mundial de la Salud (OMS) utilizó en 2015 para su reporte mundial y que puede ser definido como el proceso de desarrollo y mantenimiento de la habilidad funcional que permite el bienestar de la persona mayor.

El *envejecimiento exitoso* se basa en el concepto, entre otros, de "bienestar subjetivo", entendido este como el grado de satisfacción que experimentan las personas cuando hacen una valoración o juicio global de sus vidas.

El *envejecimiento activo* surgió en un intento de hermanar de forma coherente ámbitos políticos muy compartimentados. En 2002, la OMS dio a conocer el documento "Envejecimiento activo: un marco político". En este texto se define el envejecimiento activo como "el proceso de optimización de las oportunidades de salud, participación y seguridad con el fin de mejorar la calidad de vida de las personas a medida que envejecen". Se hace hincapié en la necesidad de actuar en múltiples sectores, con el objetivo de asegurar que las personas mayores sigan siendo un recurso para sus familias, comunidades y economías.

La palabra *geriatría* no apareció en la terminología médica hasta 1909, y se considera que esta especialidad nació en Gran Bretaña. En la actualidad, según la Sociedad Británica de Geriatría, la geriatría es la rama de la medicina que se ocupa no solo de la prevención y asistencia de las enfermedades que

presentan las personas de edad avanzada, sino también de la recuperación de su función y su reinserción en la sociedad.
La *gerontología* es un término que proviene del griego y que fue reintroducido en la ciencia en 1903. Actualmente se lo define como la ciencia que estudia el proceso de envejecimiento en todos sus aspectos. Su desarrollo siguió diferentes ramas que hoy se conocen como gerontología social, clínica o experimental.
La *longevidad* es la cualidad de longevo, que según el *Diccionario* de la Real Academia Española significa que alcanza una edad muy avanzada.

Cicerón y John Maynard Smith: un fin común

Hablar de longevidad no es nuevo, pero sí es nuevo el proceso que llevó a que las personas vivan más. En otras palabras, la longevidad es un invento reciente. Sin embargo, que sea nuevo como fenómeno social no significa que sea desconocido. Cicerón, cuando escribió *De senectute* en el 44 a. C., le dio voz protagónica a Marco Catón no solo por sus dotes de orador e historiador, que le darían mayor autoridad a sus reflexiones sobre la vejez, sino porque Catón, que había nacido en el 234 a. C., murió a los 85 años. Tanto Cicerón como Catón fueron dos adelantados a su época, uno por escribir sobre vejez y el otro por haber llegado a esa edad en ese tiempo: "Este peso que compartimos: el de una vejez que ya nos apremia o a buen seguro está a punto de llegar". Más adelante prosigue: "Me parece, de verdad, Escipión y Lelio, que os admiráis de algo bien normal. Pues los que no tienen ningún recurso en sí mismos para vivir bien y con felicidad toda edad es pesada. En cambio, a los que buscan todo lo bueno en sí mismos, nada que les ocurra por ley de vida les puede parecer malo. A esta clase pertenece en primer término la vejez; todos desean alcanzarla, pero la rechazan una vez alcanzada".[16]

El paso del tiempo siempre fue parte del misterio de la vida y por eso la búsqueda de teorías que lo explicaran. Con el advenimiento del siglo XIX y de la ciencia médica, pero no por ello la verdad, el peso de la idea de que las personas disponen de una "energía vital limitada" comenzó a ganar aceptación, representada fundamentalmente en algo tangible como el propio cuerpo y sus fluidos. De esta forma, la idea dominante en ese tiempo era que las reservas de cada persona eran finitas y se iban consumiendo a lo largo de la vida. A medida que pasaban los años y la energía disminuía, las personas envejecían; y al acabarse la reserva de energía vital, morían. Si todavía le parecen muy lejanos y desafortunados estos puntos de vista, el mismo Sigmund Freud, a quien muchos consideran una mente privilegiada y progresista en el estudio de la conducta humana, sostenía que las personas cuando se aproximaban a los 50 años ya no eran educables dada la pérdida de la plasticidad de sus procesos mentales. Algo que resulta irónico dado que él mismo estaba por cumplir en ese momento esa edad. Irónico resulta que, mucho antes de que Freud expresara esta idea, *Edipo rey*, una de las obras más grandes de todos los tiempos, ya había sido escrita por Sófocles cuando se aproximaba a los 70 años.

Ser una persona mayor es ser parte de un grupo que se exime de cualquier posibilidad de caracterización. Ya que muchas veces delinear sus características depende de cuándo se decide

16 Marco Tulio Cicerón, *De senectute*, Madrid, Triacastela, 2001.

que comienza esta etapa, a título personal y colectivo, con todos los estados imaginables de salud fisiológica, cognición y riqueza, a lo que se suma todo tipo de personalidad e ideología, raza, religión e identidad sexual. La búsqueda de una única respuesta a interrogantes como el proceso de envejecer y el devenir del tiempo desafía toda lógica. El Pew Research Center,[17] uno de los centros de pensamiento más importantes del mundo, realizó en Estados Unidos una encuesta representativa en casi 3.000 personas que mostro que el 60% de quienes llegan a los 65 años se sienten jóvenes a esa edad. Es decir, las percepciones propias juegan un rol significativo. Ese mismo estudio señaló que las personas por debajo de los 30 años piensan que la vejez comienza cuando las personas se aproximan a los 60 años, mientras que aquellos que están en la mediana edad ubican este comienzo a los 70 y aquellos que tienen 65 años o más consideran que el comienzo es a los 74. En estas percepciones, el género también influye. En promedio, las mujeres sostienen que una persona comienza a ponerse "vieja" a los 70, mientras que los hombres dicen que ese número mágico se aproxima a los 66.

En España, el Centro de Investigaciones Sociológicas[18] llevó a cabo una encuesta, en la que, frente a la pregunta: "¿A partir de qué edad cree usted que en general se puede decir de alguien que es una persona mayor?", aquellos entre 20 y 29 años respondieron a los 67. El comienzo más tardío de la vejez lo manifestaban las personas que habían pasado los 80 años, que dijeron que para ellos la vejez comenzaba a los 70, siendo el valor más alto para determinar el comienzo de la vejez. En Europa, las personas mayores son un tema central. Allí el estudio "Predicciones sobre la edad a lo largo

17 "Growing Old in America: Expectations vs. Reality", Pew research center, Junio 2009.

18 Centro de Investigaciones Sociológicas. 2801, barómetro de mayo de 2009.

de Europa"[19] expuso que el comienzo de la vejez describe un arco de edades muy amplio. En un extremo está Turquía, donde este se percibe a los 55 años. En Reino Unido, a los 59 años; en España y Suecia, a los 62. En el extremo opuesto a los turcos, están los griegos que cierran la tabla con 68 años como edad percibida de comienzo de la vejez. Sin embargo, e independientemente de años y cifras, la teoría del envejecer hoy está muy acordada y goza de consenso. Decidí hacer una experiencia similar con mi cátedra de la Universidad Nacional de Mar del Plata en Argentina. Allí, les preguntamos a nuestros estudiantes de segundo año de la carrera de Medicina a qué edad consideraban que una persona se volvía "una persona mayor". La respuesta fue "67 años". También a ese grupo de estudiantes le pedí que mencionaran la primera palabra que les viniera en mente al escuchar las palabras: persona mayor.

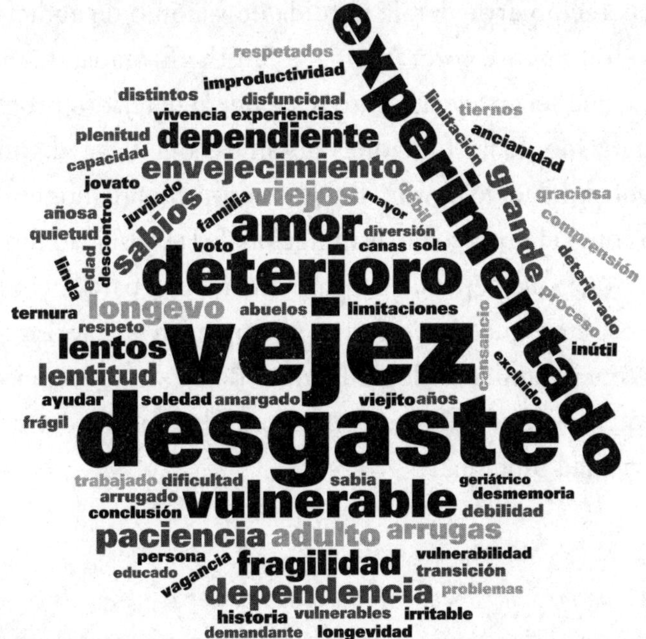

19 Abrams, D.; Vauclair, C. M. y Swift, H. "Predictors of attitudes to age across Europe", Research Report 735, Department for Work and Pensions, Reino Unido, 2011.

El envejecimiento como proceso biológico es un evento único que, al mismo tiempo, está condicionado por factores hereditarios, ambientales, higiénicos, dietéticos y sanitarios, lo que le da un carácter multifactorial y multiforme. No sigue una única ley que lo explique y su característica fundamental es un deterioro funcional que lleva a la pérdida de adaptación a situaciones que, de esta forma, se convierten en sobrecargas —una forma de estrés— que pueden ser biológicas, físicas, psicológicas, ambientales o sociales. A pesar de lo prácticas que suelen resultar las definiciones, no dejan de presentar las limitaciones que implica el poder de síntesis que las caracteriza. Esto último cobra mayor importancia en el envejecimiento, ya que resulta muy difícil poder separar y comparar lo que es en sí el proceso biológico del envejecer del proceso patológico o daño que se acumula con la edad, como la degeneración articular, la pérdida de visión o de audición. El biólogo londinense John Maynard Smith afirmaba, de manera sintética, que "el envejecimiento responde al deterioro progresivo y generalizado de las funciones orgánicas que lleva al aumento de la probabilidad de morir". En este libro, entendemos envejecimiento como el proceso de disminución de la capacidad funcional de la persona, que depende del paso del tiempo, para hacer frente a diversos retos, que pueden tener su origen en el exterior o en el propio funcionamiento del individuo. Bajo esta concepción hay dos elementos significativos a considerar: la capacidad intrínseca y la capacidad funcional.

La *capacidad intrínseca* agrupa todas las capacidades físicas y mentales de la persona. Por ejemplo, son componentes específicos de este tipo de capacidad la posibilidad de realizar las

actividades de la vida diaria o la función cognitiva. De hecho, las actividades básicas e instrumentales de la vida diaria suelen ser lo que se utiliza en la actualidad, según la OMS, para valorar la capacidad intrínseca de las personas.
La *capacidad funcional* es la habilidad que tienen las personas para ser y hacer todo aquello que consideran valioso en cada etapa de su vida. Estos dos conceptos hacen relación al enfoque de las capacidades que sostiene la OMS en su perspectiva de envejecimiento saludable.

De eso ya sabía Cicerón cuando escribió: "Y con todo, fue necesaria la existencia de algo postrero que a la manera de las bayas de los árboles y de los frutos de la tierra en su momento oportuno se ajara y cayera. Y esto lo ha de sobrellevar el sabio sin protesta. Pues luchar frente a los dioses a la manera de los gigantes ¿qué es sino hacer frente a la naturaleza?".[20]

Una idea compleja

La avenida New York en la ciudad de Washington atraviesa la ciudad en diagonal desde la Casa Blanca hacia el este. En febrero, sus veredas abiertas a la inclemencia del invierno suelen ser un lugar muy desapacible y esa mañana no era la excepción. El edificio del Banco Interamericano de Desarrollo (BID) se levanta a solos unos doscientos metros desde donde nace esa avenida. Ese día el hielo dificultaba y condicionaba el paso por el riesgo a las caídas.

20 Marco Tulio Cicerón, *De senectute*, op. cit.

Cualquiera hubiese imaginado que la demora en el inicio de las actividades sería la regla de la mañana. Sin embargo, y para mi sorpresa, la sala de reuniones donde iba a darse la reunión estaba puntualmente llena por quienes habían sido invitados a escuchar mi presentación sobre entornos amigables para personas mayores. El BID, el organismo regional de cooperación multilateral de referencia, tiene una iniciativa de ciudades emergentes y sostenibles que involucra a más de cuarenta y cinco ciudades de la región y curiosamente no incorpora el componente "adulto mayor". Mi presentación fue de alguna manera promovida para poder desarrollar y compartir algunas de las certezas que condicionaran el desarrollo de América Latina en las próximas décadas: la transición demográfica, y con ello exponer lo adecuado que es colocar a las personas mayores bajo el radar de la iniciativa.

Planteado el desafío, pensé en iniciar la presentación con una pregunta provocadora, como me gusta hacerlo en general. Sabiendo lo que implica ser parte de un organismo internacional, por las ventajas que ofrece a la hora del retiro, se me ocurrió preguntar si habían pensado qué hacer con sus vidas el día siguiente de su jubilación. Lo primero que noté en los rostros de los asistentes fue incredulidad, sobre todo en los *seniors*. Acto seguido, la respuesta fue la no respuesta: un silencio largo. Después, lo previsible: alguna que otra broma que diera lugar a la descompresión, risas nerviosas. Una reacción muy típica cuando se tocan temas para los que no estamos preparados.

> ¿Por qué nos cuesta tanto comprender la idea de la propia longevidad?

Hablar de eso implica no solo hablar de los mayores como "el o los otros". Es hablar de uno mismo, nos guste o no. Es volver la mirada hacia uno para poder, en un ejercicio de introspección, visualizarnos en un futuro que es propio y, al mismo tiempo, incierto. Por si fuera poco, es una etapa que recién ahora la sociedad se dispone a descubrir con cierto pudor. Solo es cuestión de observar determinadamente cómo hablan los medios y cómo hablamos las personas del transcurrir, del envejecer. Suele quedar externalizado, se pone en el otro. Queda fuera. Una sutil y a veces no tan sutil forma de tercerizar un tema no resuelto. Lo natural esta desnaturalizado. La vejez, el paso del tiempo como tal, no es sexy. El viejo es él o ella, no soy yo. La vejez carece de un momento propio en nuestra conciencia como existen en otros momentos o etapas del curso de vida. Todos sabemos o hemos escuchado de las necesidades y derechos de los niños, de lo complejo y problemático que suele ser la adolescencia o de la crisis de la mediana edad. La niñez, la adolescencia y hasta la viudez se reconocen como etapas naturales de la vida. Sin embargo, la nueva longevidad no solo se debe esa redefinición, sino su incorporación al curso de vida.

La longevidad siempre fue algo excluido, en gran parte por mitos, estereotipos y falta de conocimiento. Hoy las cosas han cambiado, y en todo cambio la comprensión (o su falta) puede ayudar o traer mayor confusión. Es el caso de esta nueva etapa del curso de vida. La nueva longevidad es una idea compleja en su significado y concepción. Disecar la complejidad que encierra esta idea podría llevarnos a rastrear en la concepción filosófica de John Locke,[21] un filósofo y médico inglés que fijó posición sobre

21 Locke, J., *An Essay Concerning Human Understanding*, The University of Adelaide, 2015, ebook [ed. cast.: *Ensayo sobre el entendimiento humano*, México, Fondo de Cultura Económica, 1999].

la diferencia entre una idea simple y una idea compleja, como lo es la nueva longevidad. Locke vivió en el siglo XVII en Inglaterra e influyó sobre Rousseau, Voltaire y Kant; su legado llega hasta los principios de la constitución estadounidense. Sin embargo, su teoría sobre la mente fue de lo más conocido de su obra. El filósofo postuló que, al nacer, la mente es una pizarra en blanco o *tabula rasa*. Al contrario de la idea cartesiana —basada en conceptos preexistentes—, sostuvo que nacemos sin ideas previas y que, en cambio, el conocimiento solo se determina por la experiencia derivada de la percepción sensorial. Afirmaba que, por un lado, están las ideas simples, aquellos pensamientos que involucran un proceso cognitivo que recibimos pasivamente a partir de sensaciones. Entre ellas están las ideas que se originan a partir de los sentidos, como los olores, el gusto o los colores. También incluye aquellas que abarcan más de un sentido y que hacen a las figuras o el movimiento, y también las que involucran cierto grado de sensación o percepción, como el dolor o el placer. En resumen, Locke afirmaba que las ideas simples responden a estímulos del mundo exterior. Por otro lado, están las ideas complejas, que derivan de la experiencia y se forman en la mente a partir de la combinación de ideas simples, con la intervención de la conjunción y la abstracción. En todo este proceso, resulta determinante la propia reflexión como camino para poder conceptualizar lo que queremos hacer referencia. En definitiva, no podemos percibir la longevidad antes de tiempo, como sí hemos experimentado la juventud. Para entender el devenir, debemos reflexionar sobre él, construir su noción sobre ideas que aún nos son abstractas, sin apoyo de la percepción. En esa dificultad radica su complejidad. Una idea cuya complejidad guarda una fuerte relación con la percepción de la realidad. Un punto donde seguramente los principios del biólogo chileno Humberto Maturana pueden ser de gran ayuda. Según Maturana,[22] la realidad como organismo solo existe si podemos percibirla. Nuestros cerebros no pueden distinguir ilusión de realidad, puesto que para ello se requiere de un contexto para darnos cuenta cuál es cuál. De allí que, partiendo de la biología, vincula al lenguaje con las emociones, la cultura y el amor como base del conocimiento. Maturana sostiene que todo el quehacer humano se da dentro del lenguaje. Si no hay lenguaje no hay quehacer humano. Al mismo tiempo, afirma que todo lo que se hace se origina en la emoción. De esta manera, tenemos lenguaje y emoción. Esto condiciona el concepto de "objetividad", puesto que, según el investigador, conocer se enraíza en un sustrato biológico que determina la forma en que conocemos las cosas. En este punto, es donde la emoción se vuelve respuesta a nuestras necesidades como organismos. Así es como en el fondo nos constituimos como seres emocionales que buscamos validar de una forma racional dichas emociones. Esto incluye dimensiones "abstractas" como la longevidad. Para Maturana hay tantas realidades como experiencias, por lo que es posible trazar un paralelismo con el viejo dicho médico que dice "no hay enfermedades sino pacientes" y, por qué no, "hay tantas longevidades como personas". Además, y siguiendo siempre a Maturana, a medida que crecemos, las emociones y el lenguaje se entrelazan más, logrando que en toda conducta las emociones se expresen con mayor determinación. A este fenómeno lo llamo "conversaciones", una vía de expresión donde no hay separación entre lenguaje y pensamiento. Esta última es la que coloca al otro fuera de nuestro ámbito de preocupaciones, quedando así fuera de registro.

---

22 Varela, F. J. y Maturana, H. R., *De máquinas y seres vivos. Una teoría sobre la organización biológica*, Santiago de Chile, Editorial Universitaria, 1973.

Seguramente lo que ocurrió aquella fría mañana en Washington fue que la idea del retiro estaba fuera del registro de los asistentes. Como vemos, no resulta fácil asimilar una idea compleja. Pensarnos "mayores" implica aceptar no solo el paso del tiempo, sino los cambios que él dejara en nuestras vidas. Existen seguramente "lecciones" o reflejos donde mirarnos: padres, abuelos y abuelas, tíos o tías y hasta vecinos; todos ellos con sentimientos, emociones diferentes. Un buen sustrato que, al decir de Maturana, nos permitirá conocer o al menos anticipar el futuro propio. Aunque la diferencia o negación nos jueguen en contra.

Choque de culturas: vigencia versus eficiencia

La mayor parte de mis colegas médicos hasta entrado el siglo XIX utilizaban textos y citas de Hipócrates para su formación. Uno de ellos fue el famoso aforismo: "*Vita brevis, ars longa, occasio praeceps, experimentum periculosum, iudicium difficile*".[23] Este principio fue tomado posteriormente por Seneca en su obra *De Brevitate Vitae*,[24] quien, en su condición de filósofo estoico, menciona principios sobre la naturaleza del tiempo, entre ellos el hecho de que la vida le da a las personas el tiempo necesario para hacer lo que es realmente importante y recae en el individuo poder gestionarlo adecuadamente.

En tiempos en que la esperanza de vida en promedio se ha extendido, este principio se vuelve relevante de cara a cómo poder gestionar los años que nos deberían quedar en promedio hacia el futuro. Este aumento en la cantidad de vida ha ido acompañado,

23 "La vida es corta y el arte largo, la oportunidad fugaz, los experimentos peligrosos y el juicio difícil".

24 Sobre la brevedad de la vida.

también, de un aumento en la calidad de vida o las posibilidades de disfrute de esta. Sin embargo, aún muchos no saben o no han podido encontrar sentido o fin a ese tiempo de longevidad. Mucho de ello va en la imposibilidad o incapacidad de cambiar la narrativa actual y transformarla en una cultura de vejez.

Hablar de cultura es hablar por sobre todas las cosas de valores, un conjunto de saberes, creencias y pautas de conducta de un grupo social. Pero hablar de cultura de vejez significa de cierta manera oponerse a la idea que condicionó todos los años previos vividos, que, según dice el filósofo español Diego Gracia Guillen, fue una época donde el principio preponderante ha sido el de la eficiencia, un principio al que en cierta medida le debemos mucho de los años ganados, su calidad de vida, el desarrollo y más; pero un principio que termina formalmente con la jubilación. Frente a esto, una etapa que puede extenderse un tiempo apenas menor al periodo de vida productiva laboral formal.

Una cultura de vejez se apoya en la importancia de la participación social, la inclusión y la optimización de las oportunidades de las personas mayores, especialmente cuando pasan la edad del retiro laboral formal. Habla de la importancia de que esa persona pueda mantenerse vigente a partir de lo que puede aportar según su experiencia, estado de salud, posibilidades y ganas. Hablar de vigencia es referirse a alguien que está en vigor. Esto refiere a algo que resulta actual o que tiene buen presente, es decir, que todavía cumple con sus funciones más allá del paso del tiempo, un principio fundamental para la construcción de la nueva longevidad.

En este sentido un aspecto clave es lograr mantener esa vigencia para la cual no hemos sido preparados ni educados, que está ausente en nuestra vida y, me atrevería decir, en nuestro imaginario. Todo parecería estar pensando para sacar el máximo de nuestra productividad, entendiendo esto último y según el *Diccionario* de la Real Academia Española desde la eficiencia —del latín, *efficientĭa*— que es la "capacidad de disponer de alguien o de algo para conseguir lo que queremos determinadamente". Pero ese periodo de tiempo en que se termina la eficiencia —habitualmente suele ser el día de nuestra jubilación— choca de bruces con el futuro que sigue al retiro, en donde la misma sociedad que nos preparó para dar lo máximo nos lanza al abismo de la jubilación, un espacio de la vida, un momento en el que suelen escasear redes de contención social sumado a la falta de cultura solidaria con quien ya atravesó el momento de productividad pero aún se encuentra vigente. Que no haya una cultura preparada para este momento de vida provoca exclusión, marginación, invisibilización y lo que es peor facilita el estereotipo y el etiquetamiento, de esta manera quita pertenencia social y agrava la situación de soledad, aislamiento, depresión y lleva a una peor calidad de vida. Pensemos, por otro lado, que estamos hablando de un periodo que puede llegar a extenderse treinta o treinta y cinco años, lo que es mucho tiempo para no saber qué hacer con él y cómo plantarnos como sociedad frente a ese desafío.

¿Cómo sería una cultura de la vigencia
frente a la de la eficiencia?

Lo primero que me parece importante es que, como médicos, y en especial aquellos que trabajamos con adultos y personas mayores, debemos darle la importancia que merece y solo la que merece al concepto que vimos antes de capacidad y reserva funcional. Es un factor limitante porque sabemos que la tendencia será la disminución a medida que avanza el tiempo; pero a pesar de ello, poder optimizar las posibilidades de cada persona nos permitirá cambiar la visión, y así facilitar la construcción de una nueva cultura de cara a una nueva longevidad. La vigencia se apoya en otros valores.

Como veremos al hablar de capital de salud y el valor que encierra, debemos comprender que el hecho de dar valor es algo inherente a las personas, viene con nosotros, nos es propio. Sin embargo, el modelo imperante de una cultura de eficiencia parecería chocar con la cultura de la vigencia que se apoya en valores intrínsecos, aquellos que tienen valor por sí mismo y que hacen en muchos casos a los valores intangibles. Su importancia es que a pesar de ser en los que menos nos educan y muchas veces ser lo menos valorados, son aquellos que conforman la cultura.

La relación entre cultura y civilización es muy estrecha, y hoy nos enfrentamos a un desbalance producto de la exagerada valoración del modelo eficiente frente a la vigencia, así como cita el filósofo Gracia Guillen, a pesar de que existen sociedades muy civilizadas y poco cultas y otras muy cultas y poco civilizadas, la sociedad del siglo XXI es la más civilizada que ha habido en la historia de la humanidad. Cuenta con recursos y avances tecnológicos como nunca se había visto y ello llevó al aumento en la expectativa de vida promedio. Pero este cambio demográfico no ha ido aún acompañado de un cambio de cultura. Es como si hubiésemos optimizado nuestra vida hasta el momento de la jubilación. Somos capaces de obtener en ese periodo de productividad el máximo de eficiencia y riqueza, pero aún no hemos logrado obtener un mayor cultivo de los valores de cultura que hacen a la vigencia y para ello nada mejor que el propio rol de los mayores. Las asociaciones, centros y/o agrupaciones de mayores van conformando esa cultura de vejez. El paso al discurso público y político va de la mano de su poder y si pensamos en la fuerza de este grupo de personas como votantes o consumidores será una cuestión de tiempo que a la fuerza se impongan y modelen esta nueva cultura. Queda como interrogante como afrontaremos las generaciones que venimos por detrás este momento. Que pretendemos de nuestro futuro y como queremos ser tratados por la sociedad. Nosotros somos parte de la construcción de esa nueva cultura.

Hay dos aproximaciones que están siendo decisivas en la construcción de la narrativa de la cultura de una nueva longevidad. Una de ellas son las relaciones intergeneracionales, la otra son los programas universitarios para los adultos mayores. Los dos suelen estar íntimamente relacionados.

Un programa de intervención o educación intergeneracional, son ante todo intervenciones relacionales más que sociales. Su diferencia es que un programa social va dirigido a un determinado grupo y trabaja para ellos, pero cuando hablamos de un programa intergeneracional su carácter es más amplio, trasciende lo social para consolidarse en lo relacional, en el vínculo propiamente dicho. Como lo indica el prefijo *inter*, se sostiene y crece en la dinámica que sucede entre las generaciones. El valor de la actividad y el vínculo está dado por la diferencia que existe no solo en la edad de quienes participan sino por las trayectorias de sus cursos de vida y como estas son parte del tejido social comunitario al que pertenecen los distintos integrantes de la comunidad. Este tipo de programas son una oportunidad para aprender, pero no solo aprender conocimiento sobre algo nuevo, sino de aprender de las otras personas, de quienes son, como vivieron esos otros que forman parte de la vida y que nos encontramos en ese espacio. Aprender es parte del vivir, es un estímulo cognitivo, pero también vital y para ello nunca es tarde. Detengámonos en este punto un momento.

Durante el proceso educativo la incorporación a actividades de aprendizaje propicia una estimulación cognitiva, un cambio sociocultural de participación en la comunidad y proporciona efectos protectores que ayudan a mitigar el declive en la edad avanzada. Los Programas Universitarios para Adultos Mayores promueven aprendizajes y competencias necesarias para acceder a la cultura como fórmula de crecimiento personal, espacio de intercambio generacional para desarrollar y mantener competencias que permitan el desarrollo de la ciudadanía activa en la sociedad actual, dilatando su calidad de vida y suscitando el envejecimiento activo[25]. Como se aprecia, estos programas se constituyen en un activo válido para la construcción de la nueva cultura sostenida en la vigencia.

Cuando en agosto de 2018 fui invitado al Congreso Nacional del PEAM 2018 en la Universidad Nacional de Río Cuarto, en la provincia de Córdoba, su directora Gabriela Muller me contó que en sus diferentes actividades participan más de 1800 personas mayores, y que este fue el primero de todos los programas en su tipo en Argentina. Hoy existen en muchas universidades del mundo, de hecho, existe la red de universidades amigables (Age Friendly University, AFU, por su sigla en inglés) con las personas mayores, formada por instituciones de educación superior en todo el mundo que han respaldado los diez principios de esta asociación y se han comprometido a ser más amigables con la edad en sus programas y políticas. Bajo ese concepto la universidad dejó de ser un espacio primordialmente de jóvenes para abrirse a los mayores.

---

25 De la Torre Cruz, T., Luis Rico, M. I.; Escolar Llamazares, M. C. y Huelmo García, J., "Programas universitarios para personas mayores y buenas prácticas", *International Journal of Developmental and Educational Psychology*, vol. 1, núm. 1, 2016, pp. 255-264.

Pero volviendo a Río Cuarto, una vez allí lo pude conocer al señor Elias Harari, quien, al preguntarle por qué había decidido iniciar las actividades allí, me dijo:

> Entré al PEAM unos cuatro años antes de jubilarme, tomando una decisión quizás intuitiva, buscando prepararme para desarrollar nuevas actividades en mi futura etapa de jubilado. Comencé en los talleres de Literatura y Filosofía, y cuando me puse "el traje" de jubilado sumé los talleres de Psicología, Cine y Nuevas Tecnologías. El PEAM permite visibilizar al adulto mayor, convertirlo en protagonista en los nuevos caminos de su desarrollo físico, psíquico, espiritual, intelectual y social. Es un ámbito abierto. El PEAM nos sumerge en un nuevo escenario de valores, cambiando el de la inmediatez, el culto a la juventud, el de la utilidad y la eficacia, por un nuevo ámbito donde se respeta la sabiduría, la reflexión, la experiencia, la no competitividad, y donde se valora el ser frente al tener. Nos permite despertar nuestros talentos, habilidades, potencialidades, para nosotros dormidos y aún desconocidos. Cada taller es como un laboratorio de revelado donde vamos descubriendo el rostro oculto de cada uno de nosotros, transformando en muchos casos un espíritu pasivo, gris, rutinario, en otro brillante y colorido.

Participar de estos programas educativos universitarios permite adquirir saberes y enriquecernos gracias a los vínculos con nuestros pares. Por otro lado, nos brinda la posibilidad de acceder a algo de valor intangible con el que podríamos equilibrar la predominante cultura de la eficiencia. La nueva longevidad dejó atrás los principios de Hipócrates que marcaron a colegas durante siglos y hoy nos confronta con una vida larga donde las oportunidades dejan de ser fugaces gracias a la posibilidad de educarnos como lo hace Elías y todas las personas que participan de estos programas. Todos ellos ejemplos de nueva longevidad donde la vigencia comienza a equilibrar a la eficiencia. Ya es hora.

Nuevos desafíos

Sabemos que cuanto más dramático es el suceso, mayor espacio suele ocupar en los medios. Muchas veces observamos o leemos con exagerado sensacionalismo cómo se condicionan imágenes, registros o percepciones que se tienen sobre algunas circunstancias, actos o hechos. Hace un tiempo ocurrió un desafortunado episodio que debería invitar a la reflexión o, al menos, a no encasillar de manera rígida lo que a simple vista podría ser catalogado como un suceso policial. El objetivo después de todo es poder generar una serie de interrogantes que nos permita pensar y analizar un hecho más allá del título periodístico del momento.

Hablamos del desgraciado episodio en el que un jubilado de la ciudad de Mar del Plata, Argentina, decidió quitarse la vida en una oficina pública de seguridad social. Lo último que el señor dijo antes de poner fin a su vida fue: “No puedo seguir con esta situación”. Como punto de partida, deberíamos preguntarnos a qué situación se refería. Según se desprende de la declaración de la fiscal, esta persona se encontraba muy deprimida y no tenía familia. ¿Habrá sido ese el motivo para semejante decisión? Se mencionó también que lo que cobraba de jubilación no le alcanzaba para vivir. Poco después se supo que esta información no era cierta. Es muy poco probable que lleguemos a saber a qué situación se refería, pero sí hay indicios que no deberían ser menospreciados.

El caso de este jubilado que decide acabar con su vida de la forma en que lo hizo nos confronta al menos con tres situaciones. En primer lugar, el papel del Estado. No olvidemos que este hecho tuvo lugar en una dependencia estatal. En un estudio del *think tank* Pew Research Center sobre actitudes, se observó que en Argentina el 55% de las personas encuestadas piensa que el tema del envejecimiento y las personas mayores es un tema que atañe al Estado.[26] Esta percepción es variable según el país, y llega a un mínimo del 16% en Pakistán y a un máximo del 63% en Rusia. En el medio, están Japón con el 36%, China con el 47%, Alemania con el 38%, España con el 55% y Estados Unidos con el 24%.

El segundo punto de análisis está en el ejercicio de mirarnos como sociedad, de la que formamos parte y en la cual el empleado de esa oficina representa lo que podríamos llamar una "cultura del funcionario público", que, dicho sea de paso, suele ser bastante similar entre muchos países. En este caso, los empleados públicos de la oficina donde ocurrió el desgraciado hecho decidieron plantear un paro laboral motivado en la inseguridad de sus labores, lo cual vale decir que es cierto: después de todo, un ciudadano logró entrar armado y nadie detectó esta situación. Es de recibo mencionar que en países como Estados Unidos o en muchos de Europa no solo existen medidas de seguridad como detectores de metales a la entrada de una oficina pública, sino que hay personal de seguridad que ejerce al menos un mínimo control de quién entra y con qué elementos. Ahora bien, ¿quién protege a los ciudadanos del usual maltrato que se sufre en dependencias estatales? En el caso de Argentina, y según la última Encuesta Nacional sobre Salud y

26 "Attitudes about ageing: A global perspective. In a rapidly greying world, Japanese are worried, Americans aren't", Pew Research Center, 30 de enero de 2014.

Calidad de Vida de los Adultos Mayores (ENCaViAM), el 40% de los encuestados sufrió algún tipo de maltrato; las oficinas públicas y los bancos fueron señalados como los lugares de mayor frecuencia. Otra pregunta que se impone hacer es si esos empleados públicos están entrenados para un trato amigable con las personas mayores. Esta estrategia, la de entornos amigables para el adulto mayor, cada día cobra más adeptos en el mundo entero. ¡Atención!

En tercer lugar, esta desdichada y triste situación nos confronta con nosotros mismos y nuestro propio devenir: ¿cómo será nuestra vejez? ¿Cómo viviremos nuestra longevidad y cómo nos gustaría que fuera? ¿Cómo seremos tratados por las instituciones a las que hemos aportado toda nuestra vida laboral y qué debería garantizar la vilipendiada seguridad social? ¿Acaso en esta sociedad tan tecnologizada y global los mayores ya no importan?

Por si fuera poco, se dijo que el desafortunado hombre estaba deprimido. La depresión es una enfermedad y requiere de un diagnóstico médico. Es un problema de salud muy grave y no solamente afecta la forma en que pensamos y sentimos, sino que daña nuestra salud física, lo que nos lleva a alejarnos muchas veces de familiares, amigos o círculos más cercanos. En este caso, es verdad que había factores de riesgo: trascendió la muerte de la esposa, de su amigo y una mudanza inminente con 91 años. Estos factores de riesgo, más que sumarse, se potencian. Hoy sabemos que en Estados Unidos cerca de dos millones de adultos mayores, de los 34 millones que son en total, sufren depresión y en Argentina, según determinó la ENCaViAM 2012 del Ministerio de Desarrollo Social, entre el 8% y el 10% de los mayores de 60 años sufre depresión diagnosticada y solo la mitad recibe tratamiento. En términos generales, la prevalencia de la depresión oscila entre el 6% y el 20% en personas mayores que viven en la comunidad, y se eleva hasta un 50% en aquellas personas mayores institucionalizadas. No parecen ser números menores.

También es justo decir que, en adultos mayores, la depresión suele estar subdiagnosticada, porque muchos profesionales creen que estar triste y sentirse solo es parte de la vejez. Esto es falso y constituye los estereotipos que caracterizan a las personas mayores. Ahora bien, ¿qué ocurrió con este señor que escapó de los radares del diagnóstico y el cuidado médico? Un simple interrogatorio podría haber inferido un estado de ánimo vulnerable, además de visibilizar rasgos en su personalidad, como el hecho de que era cirujano retirado y había sido parte de las fuerzas de seguridad que deberían haber al menos despertado alguna alarma. Era un hombre de acción y adrenalina.

Esta situación se dio en Mar del Plata, una ciudad con cerca del 26% de personas mayores —un porcentaje más alto que la media nacional del país—, de las que el 85% está bajo la órbita médica estatal. ¿Acaso Mar del Plata es parte de la red de ciudades amigables del adulto mayor que promueve la OMS? ¿Podría una iniciativa como esa haber sensibilizado a las autoridades de una ciudad frente a las demandas de una población mayor?

Cuestionarnos debe ser una obligación en la búsqueda no solo de verdades sino de soluciones. El fenómeno de las personas mayores es un hecho de magnitud, de gran complejidad y también urgente. Esta nueva longevidad que vivimos implica nuevos desafíos, que no tendrán respuestas simples, y nuevas formas de pensar y ver la situación. Lo que llamamos nuevos paradigmas. Para ello, la reflexión se torna un ejercicio obligado. El caso del señor que decidió poner fin a su vida en una oficina pública de Argentina no fue el primero ni probablemente tampoco será el último, ni en este país ni en otros. Estemos atentos.

La maratón de la vida

Los corredores de maratón (maratón en serio, la de 42 kilómetros) saben que hay un momento crítico en el que se enfrentarán a un punto decisivo. Punto en el que la posibilidad de abandonar la carrera se hace presente dramáticamente. A esta experiencia se la conoce como "el muro" o "la pared". Si usted es de los que corrió una maratón sabrá de lo que hablo. En general, alrededor del kilómetro 32, el atleta, cansado y sudoroso, se pregunta: "¿Qué hago aquí pudiendo estar plácidamente en otro lugar?". Es un momento de agotamiento y de mucho replanteo; una valoración sobre cómo se llegó allí sabiendo que quedan otros 10 kilómetros por delante. Hay "muros" más o menos dramáticos, como el caso de la colina "rompecorazones" en la maratón de Boston, que debe su nombre a que justamente se encuentra entre el kilómetro 32 y 34. Su ubicación en el recorrido suele ser mucho más definitoria que el propio desnivel que tiene y que apenas es de 27 metros. Esta "pared" o "muro" es el paso al cuarto final del recorrido y corresponde precisamente al 76% del total de la distancia de la carrera.

Es un momento de reflexión y replanteo, a veces con pesar y sufrimiento más que con dolor, que, podríamos decir, se asemeja a aquel tiempo en que las personas nos aproximamos a una edad que encierra un hecho clave: la jubilación o el retiro. Esto, que por lo común se da entre los 60 y los 62 años, se vive como un parteaguas condicionado por la pérdida o modificación de un gran ordenador vital, como es el esquema o ritmo de vida que impone el trabajo formal con sus horarios, rutinas y obligaciones. También con la tranquilidad de una remuneración regular que llega a fin de mes. A partir de allí, la incertidumbre, lo desconocido y el vacío que suelen expresar muchas personas sobre este momento clave de la vida. Algo muy parecido a lo que siente el maratonista con su crisis e incertidumbre.

Sabemos que las personas con mayor calificación suelen buscar permanecer el mayor tiempo posible en las actividades laborales que realizaron durante la mayor parte de su vida. Otros aprovecharán ese tiempo futuro para comenzar nuevos emprendimientos, compartir más con sus familias o amigos, retomar proyectos que han quedado relegados de tiempos pasados, y aquellos más privilegiados pensarán en viajes postergados. Otros simplemente descansarán. Mire como se lo mire, es un momento de reflexión que puede encerrar cierto grado de angustia. En Estados Unidos, se calcula que el 40% de los que llegan a esa edad lo hacen sin un ahorro que les permita afrontar una vejez digna, mientras que según *The Economist*, en Gran Bretaña, este porcentaje afecta al 20% de las mujeres y al 12% de los hombres. Gran parte de la angustia e incertidumbre radica en que los esquemas sociales que prevalecen son aquellos que moldearon la sociedad hace cien años: una corta etapa de educación, una larga etapa de trabajo seguida de un breve tiempo de retiro. Etapas que, como compartimentos estancos, se sucedían en una época donde la expectativa de vida era apenas superior a los 60 años en los países desarrollados. Hoy, en cambio, asistimos a un modelo donde las etapas múltiples cada vez son más frecuentes; y donde el aprendizaje, el trabajo y los momentos libres por elección o imposición suelen ser la regla, tanto en países desarrollados como en aquellos en vías de desarrollo. Similar a una maratón, en la que por momentos parecería ser que las fuerzas sobran y, apenas unos kilómetros delante, nos preguntamos dónde ha quedado esa liviandad que nos transportaba sobre el asfalto instantes atrás.

Hasta hace pocas décadas atrás, la vida se vivía muy rápido porque eran pocas las personas longevas que pasaban los 50 años.

Había que pensar —y vivir— la vida como un esprínter. Hoy en Argentina, como en la mayoría de los países de la región, la expectativa de vida está cerca de los 76 años, expectativa que no para de crecer y que se espera que en un futuro no lejano sobrepase los 80. De esta manera, un cálculo aproximado nos llevaría a afirmar que quien llega a la edad de 60 años recorrió el 78% de su vida, número muy parecido a lo que ocurre con el "muro" maratoniano. Sin dudas, un tiempo de reflexión y cierto dramatismo que nada tiene que envidiarle al del corredor de maratón.

Ahora bien, ¿cómo suele hacer el maratonista para poder sortear de la mejor manera posible el famoso muro? Suele dividir la carrera en etapas, lo que obviamente comienza mucho antes del kilómetro 32. De esta forma, en su esquema mental el recorrido pasa a ser una serie de eventos que, de manera sucesiva, permite cumplir el anhelo de cruzar la meta, objetivo del 98% de los corredores, aquellos que no son de elite. Una expectativa de vida creciente impone una nueva forma de vivir las etapas del curso de vida: una nueva longevidad, producto de una nueva vida mucho más parecida a una maratón de lo que pensamos, aunque no seamos corredores.

Correr después de los 90

"Cumplí los 95 en marzo. Cuando cumplo años lo festejo corriendo en la plaza principal de Tucumán, la que está frente a la Casa de Gobierno. En esa cuadra, la Federación de Atletismo controla e instala una pista de 100 metros. Trae bloques y los van poniendo cada 10 metros, con eso marcan una pista... Entonces corro 100 metros ida y vuelta, tantas veces como los años que cumplo. Este año cumplí 95 y lo festejé ahí corriendo 95 veces 100 metros". Quien habla es Efraín Wachs, a quien conocí en la ciudad de Tucumán, Argentina, a sus 95 años. Luego prosiguió: "A los 80 empecé a correr. Primero empecé con torneos locales en Tucumán, empecé a ir al campeonato en Tucumán, después al campeonato argentino, y hace diez años que voy todos los años al atlético, allá. En el campeonato argentino me dan otra medallita. Pero no gano una, gano 10. Porque hay atletas que son muy veloces y corren en 100 metros o 200. Otros son resistentes y no corren 100 y 200, corren 10.000 o 5.000 metros. Hay un solo atleta en Tucumán, en la Argentina y en el mundo que corre todas las distancias. Soy yo. Me preguntaron: '¿Hasta cuándo piensa correr?'. Digo 'hasta los 100 años'. '¿Y hasta cuándo piensa trabajar?' 'Hasta los 100 años.' Me quedan cinco años y quiero aprovecharlos trabajando y corriendo. Sigo atendiendo estas mutuales, estas cooperativas, este centro de jubilados. Yo soy contador público, y como contador público he tenido muchos clientes, muchos amigos míos. En los últimos años, me embarqué en el asociativismo, que incluye cooperativismo y mutuales. Estoy conectado con dos mutuales, una cooperativa y dos centros jubilados. En este momento, el plan se llama "Plan vivamos 100 años". Nos hemos instalado en la plaza San Martín, en el centro de Tucumán, esa es nuestra sede, y ahí citamos a gente de 50, 60, 70, 80 y más años. He juntado en masculino el equipo mayor del mundo, que son cuatro atletas; uno de los cuatro soy yo. Dos de ellos son mayores que yo, los he ido a buscar, les hablé, los convencí y hoy son atletas. Y otro que es dos años menor. Todos tenemos más de 90 años".

Efraín Wachs (95 años),
en *De vuelta. Diálogos con personas que vivieron mucho (y lo cuentan bien)*, 2015

La juventud de Sorrentino (y la nuestra)

Hablar de las películas del director de cine italiano Paolo Sorrentino es hablar de varias historias en una. Sutiles pinceladas delinean personajes sobre los que ronda un denominador común: la vida y el transcurrir. Como hace unos años en *La gran belleza*, en *Youth* (traducida como *Juventud*), Sorrentino nos habla del tiempo y de nosotros. Nos habla de la vejez (aunque no nos guste) y de personajes con vidas propias que transcurren y, por tanto, envejecen.

Hace un tiempo les recomendé a mis amigos las imperdibles perlas sobre Diego Maradona que nos regala el director italiano en *Youth*. La del "10" es una de las vidas que se narran en esta película. Un regocijo para los que vimos al mejor jugador, el más polémico, el más desfachatado y provocador de todos. En una imagen de la película, nuestro Diego (obeso por demás y falto de oxígeno) ve una pelota de tenis solitaria que parece recordarle —en un movimiento de cámara lenta— sus tiempos de una juventud que tampoco es. Una mirada cruzada entre el objeto inerte y el gran 10 en un tiempo que ya fue, pero le pertenece. Sobre este guiño al ídolo, Sorrentino —que es napolitano y pudo vivir las glorias del Nápoles maradoniano— declaraba a un diario español que Maradona era uno de los máximos ejemplos de un hombre con problemas con el tiempo.

¿Pero es solo Maradona quien sufre de problemas con el tiempo? Una respuesta posible que nos da el mismo Sorrentino en *Youth* es un diálogo entre los personajes de Michael Caine y Harvey Keitel, los dos principales protagonistas de la película. "Me he hecho viejo sin ser consciente de cómo llegue aquí", le dice uno al otro. Lo opuesto a lo que ocurre en la adolescencia, donde el joven ve cómo la transición, el paso del tiempo, se hace carne en sí mismo, producto del torbellino hormonal. Un ser juvenil que es consciente de la turbulenta maduración frente a la inconciencia por la rapidez del paso del tiempo que se suele manifestar en la vida adulta. Dos momentos que reúnen la frase hecha: "Cuando se llega a cierta edad…", pero que son vitalmente diferentes, aunque no pocos quieran ver una nueva y falsa adolescencia en el ser mayor. Es allí donde el mismo Sorrentino zanja la cuestión en la voz de Mick Boyle, el personaje cineasta encarnado por Keitel que, frente a los Alpes nevados y mirando a través de binoculares, le dice a una de sus alumnas actrices que "cuando se es joven, todo lo que se ve, parece estar cercano. Es el futuro. Lo que ves al ser viejo, es que todo está lejos. Eso es el pasado". Es la misma idea que transmiten (en silencio) los pasos que separan a Maradona de esa pelota de tenis que espera en el polvo de ladrillo. Una distancia que separa juventud y madurez. Espacio de realidad implacable. Distancia marcada por el tiempo, donde la juventud (incluida la adolescencia) es una y la longevidad otra. Después de todo, todos llevamos un joven dentro y, a pesar de que nos cueste recordar y aceptar, el viejo también pertenece a nuestro ser, aunque hoy vivamos un tiempo de nueva longevidad.

La segunda mitad

Seguramente usted ha escuchado sobre la "crisis de la mediana edad". Como su nombre lo indica, hace referencia a la mitad de la vida. Por lo que, teniendo en cuenta que la expectativa actual es de cerca de 80 años, suele decirse que, en promedio, se presenta entre los 40 y pasados los 50 años. Ahora bien, si como muestran las proyecciones, el 50% de quienes hoy tienen 50 años podrían llegar a los 95 y que cada vez es más frecuente escuchar que los 70 de hoy son los 60 de ayer, sería razonable pensar que esta crisis de la mediana edad se ubica más cerca de la mitad del siglo de vida que en otro momento previo. En Estados Unidos, investigadores de la MacArthur Foundation analizaron una serie de once estudios que agrupó a más de ocho mil hombres y mujeres de entre 24 y 70 años en busca de mayor grado de evidencia sobre la mediana edad. Además, este estudio se comparó con investigaciones similares en Alemania, Reino Unido e India. Este proyecto dejó de manifiesto que la mediana edad suele ser transitada y vivida como un tiempo de cierta estabilidad económica y familiar, en una buena condición de salud y con relativa seguridad. Al mismo tiempo, es un momento donde se ha dejado atrás la juventud y en la que la madurez impone la visión de un horizonte de finitud, sin por ello considerarnos personas mayores. Ya se han vivido algunas pérdidas, ya ha cambiado el propio registro que tenemos de nuestras capacidades físicas, y el peso de la calidad de la vida comienza a ser más significativo que otros elementos, como la importancia de un sueldo y la carga horaria laboral frente al disfrute, el ocio y la posibilidad de un tiempo libre para uno, la familia o los amigos. Digamos que es un momento en que la pregunta del adolescente sobre qué hare con mi vida se transforma, en la madurez, en qué he hecho con mi vida.

Esto puede llevar a lo que conocemos como la "crisis de la mediana edad". Esta situación parecería ser algo bastante antiguo, pero al mismo tiempo novedoso. Un profesor de la Universidad de Pittsburgh, Kieran Setiya, recogió datos que muestran que, en la décima segunda dinastía egipcia, cerca del año 2000 a. C. ya había descripciones que hablaban de esta etapa del curso de vida. Por otro lado, sugiere que el Dante podría haber vivido la propia cuando tenía cerca de 35 años. Sin embargo, a pesar de ello, el término recién fue acuñado en 1965, cuando el psicólogo canadiense Elliott Jaques escribió el ensayo "Muerte y crisis de la mitad de la vida", que pone de manifiesto cómo las personas confrontamos este momento de la vida con las limitaciones de nuestra propia vida y la mortalidad.

Pero cuando se trata de ver en detalle lo que supone esta crisis de la mediana edad, es necesario aclarar que esta no es tan crisis como parece. Se estima que apenas cerca del 20% de las personas la han experimentado. Es un momento que se transita y se vive con turbulencias personales, muchas de ellas producto de un momento de transición en la vida personal. Lo curioso de esto es que menos del 10% de quienes participaron del proyecto de la MacArthur Foundation relacionó esta crisis al proceso de envejecer. Al mismo tiempo, este estudio mostró que el número de eventos estresantes, algo que los psicólogos estadounidenses suelen denominar *turning points*, tienden a aumentar durante la mediana edad. Sin embargo, no por ello necesariamente desencadenan una crisis. Si bien no hay grandes investigaciones sobre este tema, el estudio de Elaine Wethington, socióloga estadounidense de la Universidad de Cornell, es muy interesante, ya que encontró que este fenómeno está siendo levemente más común en las mujeres que en los hombres, cuando la crisis de la mediana edad siempre fue algo vinculado a los varones. Uno de los hallazgos de esta investigación es que, en el caso de las mujeres, el foco se suele colocar en aspectos relacionados a los cambios físicos y la salud, mientras que para los hombres está mayormente vinculado al desarrollo profesional y el trabajo.[27]

Resulta curioso ver cómo esta nueva longevidad ha cambiado puntos de referencia que hasta hace poco se veían de una manera

27 Wethington, E., "Expecting Stress: Americans and the 'Midlife Crisis'", *Motivation and Emotion*, vol. 24, nº 2, 2000.

mucho más dramática. Tal es el caso de la menopausia en la mujer. Este periodo, que marca el final de los ciclos menstruales, suele estar caracterizado, a pesar de ser un proceso biológico natural, por ser un tiempo de inestabilidad emocional y cambios físicos. En promedio, ocurre cerca de los 50 o los 52 años. Si bien se caracteriza por cambios de humor, sudoraciones, problemas para dormir o aumento de peso, son muchas las mujeres que refieren un alivio en el cese del periodo menstrual. Si observamos en perspectiva y dada la expectativa actual de vida, hoy las mujeres prácticamente viven cerca del 40% de su vida con total plenitud ¡y en menopausia! A la luz de las investigaciones, es claro que las mujeres no solo suelen padecer la crisis de la mediana edad, sino que también lo hacen, por lo común, de manera más temprana que los hombres. Además, los disparadores tienden a ser diferentes, pero en general están relacionados con el miedo a perder la salud, no alcanzar las metas que alguna vez se propusieron, ser menos atractivo o envejecer.

La mediana edad, con sus cambios, suele reflejar un periodo de reflexión personal y de realización de cambios o mejoras en algunos aspectos de la vida, como pueden ser la familia, el trabajo o las relaciones. El hecho de considerar este momento como en donde comienza el declive parecería ser una concepción occidental, según la opinión del antropólogo de la Universidad de Chicago, Richard Shweder, quien sostiene que culturas como la india o las de África muestran un comportamiento social más cercano a la veneración de la mediana edad. La evidencia nos muestra que las personas en la mediana edad viven un momento de reflexión personal y análisis retrospectivo, en el que se plantean preguntas como: "¿Vale la pena seguir trabajando la cantidad de horas que lo hago?"; "¿Tuve tiempo para hacer el curso de cocina o escribir el libro que siempre quise hacer?"; "¿Pude dedicarme a aprender a tocar el instrumento musical que siempre me interesó?". En general, es común encontrar una imagen de una etapa de vida confortable, donde se observa un mayor control de situaciones laborales, una cierta estabilidad económica y también, por qué no decirlo, una mayor claridad de sentimientos, ya sea si estamos casados, en pareja o hemos decidido vivir en soledad.

Las crisis, que se definen por ser episodios inesperados, repentinos y que afectan todas las dimensiones de la vida de la persona, no son inevitables. En este caso, son parte de la vida. Las personas tenemos crisis en otras etapas de nuestras vidas, pero la de la mediana edad puede ser un momento de ventaja que nos obliga a un ejercicio de reflexión sobre qué está haciendo uno con su vida. La posibilidad con la que contamos hoy de una segunda mitad de la vida que puede ser llenada de cambios, nuevos proyectos y, con ellos, lograr mayor satisfacción vital es una realidad. Así como la crisis de la mediana edad puede tomar la forma de un momento en que la vida se detiene mientras buscamos resolverla, la segunda mitad se nos presenta como un camino para recorrer, donde las posibilidades solo dependen de nosotros mismos; después de todo, la crisis podría ser el comienzo de lo mejor del resto de nuestras vidas. ¡Eso es la segunda mitad!

¿Son los 65 de ahora los 55 de antes?

Muchas veces hemos leído y hasta nos hemos preguntado si efectivamente los 65 de ahora son los 55 de antes. Pregunta que encierra más de un interrogante, ya que intervienen cuestiones objetivas y también mucho de lo subjetivo. Un cuestionamiento más amplio, pero al mismo tiempo estudiado con mayor rigurosidad, buscaron contestar investigadores del Instituto para la Métrica y Evaluación de la Salud de la Universidad de Washington, en Estados Unidos. La investigación, publicada en marzo de 2019, fue una de las derivaciones del estudio de Carga Global de Enfermedad, en su componente de medición para factores asociados al envejecimiento. Partieron de la base de que los estudios de envejecimiento poblacional clásicos no diferencian entre expectativa de vida y años de vida saludable adquiridos; variables que reflejan no solo longevidad sino estado de salud. De esta manera, los investigadores decidieron incorporar y valorar una serie suficientemente amplia de enfermedades que afectan a las personas, lo que permitió que se pueda comparar entre países en el mismo periodo de tiempo, para así poder entender el proceso de envejecimiento.

Así fue como se preguntaron a qué edad una persona se siente como si tuviera 65 años, partiendo de la base de relacionar noventa y dos tipos de enfermedades —de las cuales cinco correspondían a enfermedades comunicables o transmisibles, ochenta y una no transmisibles y seis a otros tipos de lesión—, que afectan en promedio y de manera global a una persona de 65 años. Luego, compararon y estimaron a qué edad se presentan las mismas condiciones, en los 195 países que evaluaron. Los hallazgos, publicados en *The Lancet Public Health*,[28] mostraron que, para los japoneses, recién a los 76 se presentan las condiciones de salud que, en promedio, tienen las personas a los 65 en el nivel mundial; mientras que en el otro

28 Chang, A.; Skirbekk, V. F.; Tyrovolas, S.; Kassebaum, N. y Dieleman, J., "Measuring population ageing: an analysis of the Global Burden of Disease Study 2017", *The Lancet Public Health*, vol. 4, núm. 3, 2019.

extremo, estaban los habitantes de Papúa Nueva Guinea, con 46. En Iberoamérica, países como España se ubicaron en el puesto siete con 75 años; Perú, en el diez con 74,3; Colombia en el doce con 73,7; Chile en el treinta y cinco con 71,1; México en el cuarenta y ocho con 70,3; Uruguay en el cincuenta y tres con 68,5 y Argentina en el cincuenta y ocho con 66,4 años; mostrando, en especial para América Latina, la amplitud del resultado obtenido, reflejo de las desigualdades de una región, donde la pregunta de si los 65 de ahora son los 55 de antes es muy difícil de contestar, aunque contemos con evidencia de buena calidad como la de este reciente estudio.

Camino se hace al andar

Los médicos de familia tenemos una máxima que llevamos grabada como seña de nuestra propia identidad: “Salud es mucho más que vivir hasta los cien años o evitar la muerte”. Para los médicos de familia, conocidos como médicos especialistas en tratar a personas y que, al mismo tiempo, forman parte de un ecosistema, el concepto de *bienestar y calidad de vida* es tan importante como la edad, la constitución de la familia o la identidad sexual. Nuestra mirada es integral, en toda la expresión de la palabra. Le damos mucha importancia a los llamados *factores de riesgo*, que son conductas que pueden aumentar la probabilidad de que cierto evento ocurra. Son elementos que predisponen para que suceda algún problema de salud o enfermedad, como el hecho de que un piso de baño mojado hace que las probabilidades de una caída o accidente aumenten. Un hito en la concepción de los factores de riesgo fue la publicación de los estudios que relacionaron el consumo de tabaco con el cáncer de pulmón en Estados Unidos.[29] Este reporte produjo un antes y un después en la salud pública. Modificar los factores de riesgo de una persona para lograr una mejor calidad de vida es algo que está relativamente al alcance de la mano, desde las decisiones y negociaciones que puede hacer un profesional de la salud con su paciente. De aquí, la importancia en la buena comunicación con el médico de cabecera. Sin embargo, cuando se trata de analizarlos y modificarlos en el nivel comunitario del paciente, la cuestión no suele ser tan sencilla. De hecho, el estudio de las condiciones sociales y cómo influyen y determinan el estado de salud de la comunidad y de uno mismo ha sido siempre un tema de interés para la medicina, aunque hoy sabemos que la mayor parte de las decisiones que se toman en este nivel provienen desde otros sectores relacionados a la salud. Normas, regulaciones o medidas que emanan de ministerios o secretarías de comercio, industria, trabajo, medio ambiente o seguridad influyen sobre la salud de las personas de manera directa o indirecta. Por si fuera poco, también hoy conocemos que la suma de signos y síntomas que definen una enfermedad o problema de salud para una persona es mucho más que lo que implica esa enfermedad. Esto lleva a que el vínculo con la diada salud-enfermedad sea diferente para cada uno de nosotros.

Los estilos de vida empiezan, en forma muy temprana, a jugar un rol importante en la vida de las personas. La familia, los maestros y educadores, las políticas de salud y los servicios son elementos clave en el comienzo y el desarrollo de ambientes saludables. Los distintos profesionales de la salud, en especial los

29 United States. Surgeon General's Advisory Committee on Smoking and Health, and United States. Public Health Service. Office of the Surgeon General. "Smoking and Health", United States. Public Health Service. Office of the Surgeon General, Official Report, 1964.

médicos de familia, cuidamos a nuestros pacientes por muchos años y somos testigos de cómo operan los cambios que producen las condiciones de salud y enfermedad, los ciclos económicos propios y de sus sociedades y los lugares donde viven y se desarrollan. En este sentido, la perspectiva de curso de vida no se limita a la salud individual de las personas, sino que considera la transmisión entre generaciones de la misma familia con sus valores, tradiciones, ¡y con sus recetas también! Es como un microscopio al que le cambiamos las lentes de resolución y nos permite ver una dimensión personal, una familiar y otra colectiva. Poder vincular factores ambientales, sociales o conductuales podría ayudar a instrumentar respuestas sobre cómo se desarrollan las funciones vitales y cómo las personas viven un devenir caracterizado por etapas de vida flexibles, que se alternan y que cada vez responden menos a los cánones en que fueron pensadas muchas décadas atrás.

Considerar la perspectiva de curso de vida sirve para analizar la manera en que las experiencias y la exposición a determinados factores, en diferentes fases de la vida, se acumulan y generan desigualdades sociales, que se ven reflejadas en cómo las personas nos enfermamos, sufrimos y morimos. Esta aproximación mixta, que significa considerar los factores de riesgo bajo la perspectiva de curso de vida, permite valorar los efectos a largo plazo y la posibilidad de desarrollar enfermedades crónicas a partir de exposiciones a agresiones físicas y sociales durante la gestación, la niñez, la adolescencia, la adultez y la vejez. Asimismo la perspectiva de curso de vida ofrece un marco de guía para la investigación en envejecimiento, desarrollo humano y salud. Los psicólogos, sociólogos, demógrafos, antropólogos y biólogos han utilizado esta perspectiva desde hace muchos años, y, más recientemente, los epidemiólogos —que estudian las causas y la distribución de las enfermedades y otros problemas de salud— se han "convertido" al curso de vida. Todo esto cobra relevancia por la situación de mayor convergencia que existe entre las sociedades de países pobres y ricos con respecto al tipo de problemas de salud que hay que resolver.

Esta concepción del desarrollo de las condiciones de salud fue el modelo predominante de la salud pública en la primera mitad del siglo XX. Aún a pesar de esto, el "modelo occidental" de desarrollo de enfermedades se ha basado en la idea de que los primeros años de vida necesaria y particularmente tienen un efecto crucial en el posterior desarrollo y características de la adultez, algo que, como se ve, resulta definitivo para lograr una longevidad exitosa.

Algo más sobre el curso de vida

Se calcula que solo alrededor del 25% de la capacidad intrínseca con la que llegamos las personas a mayores se explica en los factores genéticos que heredamos. El otro 75% de esta diversidad se debe, en gran parte, al resultado de la acumulación de efectos de nuestro estilo de vida. De allí la importancia de la aproximación al estudio del curso de vida.

Esta aproximación nos ofrece, antes que nada, un marco interdisciplinario para el estudio e investigación de la salud, el desarrollo humano y la longevidad. Esta teoría, que cobró relevancia a partir de 1990 en Reino Unido, estudia los efectos a largo plazo de las diferentes exposiciones a riesgos para la salud que pueden o pudieron afectar a la persona durante la gestación, la niñez, la adolescencia y la adultez. Su objetivo es poder dilucidar cómo operan los procesos biológicos, conductuales y psicológicos a lo largo de la vida para el desarrollo de las enfermedades o problemas de salud. Al mismo tiempo se constituye en una fresca mirada para poder incluir aspectos como el género, el origen racial o étnico y las desigualdades sociales.

En este sentido, cobra vital importancia una serie de factores como el aspecto socioeconómico que da lugar al modelo de *acumulación de riesgo* vía cadenas sociales que podrían favorecer la exposición a determinados factores, como una familia con miembros fumadores en el hogar; cadenas de riesgo biológico, como vivir en cercanías de fuentes de contaminación de suelo o agua; o cadenas de riesgo psicológicas. En este modelo resulta determinante la severidad del riesgo, la frecuencia y la duración de la exposición. También resulta relevante el *contexto* de tiempo y espacio en que ocurre la exposición. De allí que si el riesgo ocurre en alguno de los llamados *periodos críticos*, que son una ventana de tiempo en el que los sistemas fisiológicos cambian y se adaptan a una mayor complejidad en busca de una optimización funcional, la posibilidad de daño será mayor. Estas alteraciones extrínsecas a lo largo de la vida van siendo incorporadas (conocido como *embodiment* en inglés) a las funciones o estructuras corporales, a través del desarrollo de procesos de habituación, reparación, aprendizaje o por la misma *resiliencia*, entendida como el proceso de adaptación positiva frente a la adversidad.

Las causas de las causas

Los especialistas en salud pública decimos frecuentemente: "Para gozar de una buena salud es más importante elegir el código postal de donde se nacerá que a los propios padres". Esta frase expresa la importancia del entorno y cómo este influye de manera positiva o negativa en nuestra propia salud, fundamentalmente a partir de las conductas que desarrollemos a lo largo de la vida. Es una frase que a simple vista guarda poco de inocente, y que se escuchó reiteradas veces durante junio de 2008 en la University College London, donde tiene la base el profesor sir Michael Marmot y su equipo. Esta ciudad europea fue la gran cuna de la civilización occidental contemporánea, y en ello va mucho de la salud pública vigente. En ese año, bajo la dirección de este profesor de aspecto seco e instrospecto, pero de gentiles modos, se dictó el primer curso de verano sobre determinantes sociales de la salud; hoy un clásico en la formación de salubristas europeos y del mundo. Uno de los créditos que le han valido reconocimiento mundial a Marmot proviene de sus estudios sobre los funcionarios públicos de Gran Bretaña, los "Estudios de Whitehall". Estas investigaciones fueron las primeras en Europa en dar seguimiento a un grupo de más de 18.000 personas en el caso del Whitehall I y otras 10.000 en el Whitehall II para observar sus problemas de salud y mortalidad —principalmente enfermedades cardiovasculares— en relación con su posición en la jerarquía laboral. En una nación tan estructurada desde lo social como Gran Bretaña, hablar de jerarquía laboral implica un determinado estatus socioeconómico para el trabajador, una posición establecida en la escala social. El gran aporte de esta investigación fue poner de manifiesto que la salud tiene un "gradiente social": a mejor estatus socioeconómico de la persona, mayor longevidad.

A cincuenta años de comenzado el primero de los "Estudios de Whitehall", la evidencia nos deja en claro que las condiciones socioeconómicas a lo largo de la vida determinan la enfermedad. Por eso se las conocen como "las causas de las causas". Lo mismo ocurre con las condiciones que ayudan a fortalecer o beneficiar nuestra salud, condiciones que están establecidas tanto por el entorno como por nosotros mismos, donde la posibilidad de modificar los efectos de una exposición pasada y el riesgo de exposiciones futuras están fuertemente determinadas por nuestras experiencias sociales y económicas. Un ejemplo de ello es un famoso estudio publicado en el *New England Journal of Medicine* en 2007, que sostenía la idea de la obesidad como algo contagioso. El estudio demostró que un grupo de amistades o relaciones sociales con obesidad favorecen la obesidad del sujeto estudiado. Lo mismo ocurre con el caso de un hogar donde padres fumadores predisponen a que sus hijos tengan una mayor probabilidad de consumir de tabaco.[30] Pero volviendo a los estudios de Marmot, su primer gran aporte fue demostrar cómo aquellos trabajadores británicos de jerarquía más baja, que implicaba menor salario en la escala salarial, un nivel más bajo de educación y menor autonomía en las decisiones laborales con una mayor exposición a tensión laboral, no solo ocupaban el nivel más bajo socioeconómico, sino que, además, sufrían mayor mortalidad cardiovascular y tenían menor expectativa de vida.

¿Cómo interviene el estatus socioeconómico?

El estatus socioeconómico está condicionado por la repartición desigual de ingresos, poder, bienes y servicios en nuestra sociedad. Esta desigualdad crea una distribución de la salud que no es uniforme entre quienes integran esa comunidad, y esto no solo

30 Vuolo, M. y Staff, J. "Parent and Child Cigarette Use: A Longitudinal, Multigenerational Study", *Pediatrics*, vol. 132, septiembre de 2013, pp. 568-577.

ocurre entre los diferentes países por las características propias de sus culturas, formas de gobiernos e historia, sino que ocurre aun dentro de un mismo país. Esto que parece una verdad de Perogrullo, muchos profesionales de la salud no lo asumen y mucho menos las personas de a pie que no tienen por qué saberlo: la salud no solo se distribuye de manera desigual, sino que lo hace siguiendo un *gradiente social.*[31] Esta desigual distribución de factores que afectan el proceso salud-enfermedad junto con las condiciones de vida de las personas constituye lo que hoy denominamos los determinantes sociales de la salud. Este concepto se impuso como una vuelta de tuerca al informe que el economista estadounidense Jeffrey Sachs elaboró en 2001 para la OMS en Ginebra sobre la necesidad de invertir en salud para mejorar el desarrollo. La salud ha dejado de ser un tema estrictamente sanitario para estar ligado a una idea de desarrollo. Las desigualdades en la salud son un reflejo de las desigualdades de la sociedad y, por lo tanto, los aspectos y efectos sobre la salud de las personas pueden considerarse como uno de los ejes centrales que abordan las sociedades contemporáneas. La salud se constituye como el fundamento mismo de la productividad y la prosperidad económica; el buen estado de salud de la población contribuye a su cohesión y estabilidad social; no solo es un beneficio del desarrollo, sino que es necesaria para que ese desarrollo ocurra. Así lo entendió en 2005 el malogrado director general de

31 Fenómeno que suele observarse en la mayoría de los países, que consiste en que, en general, cuanto más baja es la situación socioeconómica de una persona, peor salud tiene. De esta manera, existe un gradiente social de la salud que discurre desde la cúspide hasta la base del espectro socioeconómico, desde el sector más favorecido al más desfavorable. Se trata de un fenómeno mundial, observable en los países de ingresos altos, medianos y bajos. La existencia de este gradiente social de la salud implica que las inequidades sanitarias afectan a todos los habitantes, pero en especial a quienes se encuentran en condición de vulnerabilidad y pobreza.

la OMS, Lee Jong-wook,, quien decidió establecer la Comisión sobre Determinantes Sociales de la Salud, una red global constituida por investigadores y referentes sociales, cuyo objetivo fue la elaboración de un documento basado en evidencia que propusiera directivas que sirvieran para disminuir la brecha en las desigualdades sociales que afectaban la salud. Cuando en 2008 se presentó el informe final de la comisión, la frase más difundida y escuchada a modo de síntesis fue: "Las condiciones en las cuales las personas nacen, crecen, trabajan y envejecen están determinadas por fuerzas políticas, sociales y económicas".[32] Esta frase la pronunció el profesor Michel Marmot, que lideró dicha comisión y que asimismo constituyó, paradójicamente, el legado de un director general que había apostado por la línea de enfermedades transmisibles e infectocontagiosas como estrategia para la OMS, pero que, al mismo tiempo, confió en este profesor londinense de aspecto áspero una tarea que es hoy piedra angular de la salud pública del siglo XXI. Por si fuera poco, este fue el segundo gran aporte que consolidó al profesor Marmot como un Robin Hood moderno.

La fuente de la eternidad

La búsqueda de la juventud eterna fue una constante en la historia de la humanidad. El primer registro de esta búsqueda data del siglo IV a. C., cuando los embajadores del rey persa Cambises II se entrevistaron con el rey de Etiopía, según relata Herodoto en sus escritos. En la actualidad, cada vez vemos más personas que, a edades

32 "Closing the gap in a generation: Health equity through action on the social determinants of health", Organización Mundial de la Salud, 2008.

avanzadas, mantienen su vigencia y se convierten en verdaderos referentes sociales. La televisión, el medio por excelencia del siglo XX, nos convierte en testigos de cómo opera el tiempo en los protagonistas (ya sea para bien o para mal). Por ejemplo, en México, el programa conducido por Chabelo, un clásico que, a pesar de haber sido discontinuado hace poco tiempo, estuvo más de cuarenta y cinco años al aire. Otro caso es el de David Letterman, en Estados Unidos, que condujo su famoso programa *Late Night* por treinta y tres años. En Argentina, la actriz y conductora Mirtha Legrand con más de 90, cumplió cincuenta años al frente de su programa, y no son pocos los que se preguntan cómo hace para mantenerse tan vigente y lúcida conduciendo dos emisiones semanales.

Siglos más tarde al reinado de Cambises II, la evidencia nos muestra que hay tres elementos que son determinantes para una vida larga y satisfactoria: la carga genética, el entorno en el que nos educaremos, creceremos, viviremos y nos desarrollaremos, y el sistema de salud al que tendremos acceso. Estos elementos influyen en la salud de manera sinérgica, pero con distinto peso e importancia. La genética es muy importante, pero solo explica cerca del 10% al 15% de la longevidad de las personas. El resto depende, como hemos visto, en un 80% del entorno de vida que tengamos, con sus amenazas y oportunidades, y otro 10% se relaciona a un sistema de salud que nos brinde acceso a cuidados de calidad, efectivos y eficientes. Dentro del 80% que hace al cómo vivimos, está la educación que recibamos, la dieta que consumamos o el nivel de sedentarismo que tengamos, entre otros factores. Sin embargo, a medida que nos hacemos mayores, hay un hecho que es fundamental y merece ser remarcado: el proyecto de vida.

Las personas mayores hablan de ello como "el motor que me mantiene vivo". Esta expresión puede tener muy variadas formas, pero en definitiva es lo que hace que nuestro envejecimiento se vuelva activo: gozar de una buena salud; poder disponer de una cierta seguridad económica, como brinda una pensión; continuar aprendiendo o capacitándonos en alguna tarea o tema determinado, y ser partícipes y protagonistas de la sociedad, hacen de esta nueva etapa del curso de vida un mundo de nuevas posibilidades. La señora Mirtha Legrand es muestra de ello. De alguna manera no solo lidera una audición televisiva, sino que con su inteligencia y desenfado conduce uno de los programas de mayor impacto político de la televisión argentina. Esas características son algunas de las muchas ganancias que nos brinda ir acumulando años: libertad para disponer y desenfado para decir "no"; Mirtha nos lo enseña en cada programa y cada vez son más las personas mayores que descubren que este momento de vida les permite elegir.

Las personas mayores son cada vez más. Ser mayor está de moda. Los mayores definen elecciones, condicionan mercados de consumo y modelan las *smart cities*.[33] Somos testigos de un cambio de proporciones mundiales, una revolución de personas mayores. Una nueva longevidad. Algo que seguramente los embajadores persas imaginaron siglos atrás en sus ansias por el secreto de la fuente de la eternidad, aunque fuera en Etiopía y la televisión no existiese.

33 Según Wikipedia, una ciudad se puede definir como "inteligente" o como "inteligentemente eficiente", cuando la inversión social, el capital humano, las comunicaciones y las infraestructuras conviven de forma armónica con el desarrollo económico sostenible, apoyándose en el uso y la modernización de nuevas tecnologías (TIC), y dando como resultado una mejor calidad de vida y una gestión prudente de los recursos naturales, a través de la acción participativa y el compromiso de todos los ciudadanos.

Como un Rolling Stone

¡El mundo sigue de parabienes! Los Rolling Stones siguen en ruta y tocando. La vigencia es una constante en sus giras, y si bien ya no los acompaña el fallecido Charlie Watts, ¡los Rolling vienen de gira desde 1962! En su momento los 4 juntos sumaban casi 300 años de vida. En el camino quedaron varios colegas muertos e infinidad de admiradores y *groupies* que no han podido seguir sus pasos.

¿Cómo es que lograron sobrevivir? ¿Por qué pudiendo estar retirados disfrutando de las bondades de una isla privada no lo hacen? La respuesta podría estar en el cambio que hoy existe en relación con el concepto de longevidad. Ellos con su imagen y forma de vida están ayudando a redefinir el envejecer. De alguna manera, Jagger y sus amigos representan el ideal que muchos quisieran tener para sí mismos, vitalidad en la postrimería y redención de exabruptos juveniles. Son supervivientes. Además, nos hacen replantear el principio de "perro viejo no cambia", porque si hay algo que caracteriza esta época de nueva longevidad es que nunca es tarde para el cambio.

El desenfreno y lo infame de sus años juveniles, en los que mezclaron droga, alcohol y *rock and roll*, quedaron atrás. Esto explica que hoy en día Mick Jagger tenga un peso corporal de algo más de 73 kilogramos y pueda correr un promedio de 15 kilómetros por concierto, según cita el tabloide ingles *Daily Express*. Por si fuera poco, se desplaza sobre el antepié, como un esprínter, lo cual implica mayor sobrecarga musculoesquelética y, por tanto, mayor gasto energético. Su entrenamiento incluye sesiones de carrera, natación y gimnasio; yoga y pilates son la razón de su buena postura y equilibrio; los "cambios de ritmo" o "entrenamientos de intervalo", los responsables que no le falte el aire sobre el escenario por su resistencia anaeróbica. Además, en tiempos de gira, su dieta tiene un alto contenido en granos y cereales y es baja en grasas. Este cambio lo acompaña con una *troupe* de masajistas, médico geriatra, entrenador y nutricionista; cambio que, según él, comenzó hace más de quince años. Sus genes lo ayudan. El padre falleció a los 93 años, pero además era profesor de educación física, lo que hizo que el joven Mick esté muy familiarizado con el entrenamiento y la condición física desde joven. Se dice que su padre es el responsable de su fuerte ética de trabajo duro. Está claro que hoy Jagger lleva una conducta más parecida a la de un atleta de elite que lo que uno podría imaginar.

¿Qué hay del resto de la banda? Keith Richards confesó haberse alejado de la heroína en la década de 1970. Ron Wood dice haber comenzado a tocar sobrio en los conciertos hace pocos años y en gran parte gracias a su amor a la banda y la pintura —una de ellas se vendió en cerca de un millón de dólares—. De Charlie Watts, el mayor de todos, no se sabe mucho, salvo que ha tenido un episodio coronario felizmente resuelto. Se calcula que en los *tours* la banda emplea alrededor de doscientas personas, muchas de ellas para el cuidado de su propia salud. Asistir a un concierto de los Stones es ver un despliegue de lo más avanzado en la tecnología, pero, por sobre todo, de ganas, voluntad y energía de estos cuatro septuagenarios. Son la confirmación de algo que cada día cobra mayor robustez científica: estar activo a lo largo de la vida se acompaña de una mejor salud física y mental. La llave para un envejecimiento satisfactorio es estar comprometido y activo. En esto, estos *rockers* no están solos. Carlos Santana (71 años), Patti Smith (72 años), Eric Clapton (74 años), Rod Steward

(74 años), Bob Dylan (78 años), Paul McCartney (76 años) son otros ejemplos. Ninguno de ellos necesita del dinero tanto como de la actividad.

Las investigaciones sugieren que, a pesar de haber llevado estilos de vida contraproducentes para la salud y sin llegar a un límite donde las consecuencias sean irreversibles, el futuro puede ser muy promisorio si los hábitos tóxicos se abandonan y se favorece un cambio saludable. Recuerdo un paciente que se lamentaba de haber descubierto los beneficios de la prescripción de actividad física regular a sus 65 años, luego de retirado de un alto cargo gerencial, al que solía decirle: "Usted lo ha descubierto, tarde, pero al fin; muchos otros nunca lo descubrirán".

Hace una o dos generaciones atrás en el tiempo, una persona de 60 o 70 años era vista como un jubilado, muchos hoy los llaman la clase pasiva, alguien con poco para aportar. Cada día son y serán más las personas que lleguen a vivir y sobrepasar esa edad. En la actualidad, gracias al avance en la modificación del estilo de vida —no fumar, actividad física regular y dieta equilibrada—, las cosas son diferentes. Por si fuera poco, los mayores de hoy tienen a favor ser más educados que esas generaciones previas, lo que ayuda a informarse, conocer, comprender y modificar hábitos. En especial, si no se tiene tanto dinero como para estar rodeado de un equipo de profesionales como ocurre con los integrantes de los Rolling Stones y como puede ser que sea el caso de la mayoría de nosotros, aunque todos llevemos un Stone dentro. Por cierto, ¿pensó usted qué clase de Stone le gustaría ser?

¿Viejos adolescentes?

"Mis desplazamientos son sin pelota. Mi posición siempre ha sido la de 10. El que disipa la jugada. Entrego y voy a la descarga. Vuelvo a entregar y voy a la descarga, y me muevo en todos los espacios, rotando, rotando, rotando... Así juega el Barcelona, ¿vio? Yo estoy en esa línea del fútbol, siempre he jugado así. Pasa que como la paso bien, es como que no siento el agotamiento físico y mental, porque tiro horas ahí y luego en el billar. Ahora ando jugando al fútbol martes, jueves y sábados". Cualquiera que escuchara estas palabras podría decir que se trata de un joven. Sin embargo, se trata de Luis, un tucumano de jóvenes 75 años que pude conocer hace un tiempo.

Luis es un ejemplo de la nueva longevidad. Una forma de llenar de vida y vitalidad el regalo que significa el aumento de los años por vivir. Hoy las personas no solo viven más, sino que lo hacen más saludables y activas; y Luis como muchas otras personas mayores es un ejemplo de ello con su forma de vida. Una nueva forma de vivir que implica nuevos desafíos y oportunidades por enfrentar.

Como ya dijimos, sabemos que nuevas etapas traen consigo profundos cambios sociales e institucionales. Las etapas como la nueva longevidad son construcciones sociales, pero acarrean consecuencias que son reales. Lo hemos visto a principios del siglo XX con la aparición de los derechos, leyes y necesidades —como la escolarización primaria— alrededor de la niñez y, más tarde, en la posguerra, con el surgimiento de la adolescencia. Hoy estamos viviendo la aparición de una nueva etapa: la nueva longevidad. Sin embargo, pensar esta nueva etapa como una nueva adolescencia o *gerontolescencia* es un error. Veámoslo desde este punto de vista. La adolescencia suele ser vista como un tiempo de plenitud y felicidad y, sin embargo, es un momento de vida donde no todo es color de rosa como parece. A los adolescentes se los suele etiquetar de perezosos, irresponsables o rebeldes. Ni tan cierto ni tan falso. Los estereotipos afectan profundamente la vida de las personas, sean adolescentes o mayores. Cada uno de nosotros suele mantener nuestros rasgos de personalidad a lo largo de la vida, por eso envejecemos como hemos vivido. Así como el rol de los adolescentes es desafiar para evolucionar, las personas mayores hoy también están desafiando todos los cánones establecidos como miembros plenos de una sociedad que cada vez los tiene más como protagonistas. Han sido generaciones de jóvenes combativos durante sus años mozos y lo serán de mayores. No le queden dudas, pelearán por sus derechos y por lo que ellos consideran un mundo mejor para las personas mayores, o sea, ellos mismos.

El adolescente suele padecer los cambios que implica la incertidumbre por el futuro, la inseguridad personal y el control que ejercen muchas veces los padres, las transformaciones y conflictos emocionales, el acné y los amores de verano con sus decepciones, la frecuente dependencia económica y la problemática construcción de la propia identidad. La adolescencia para el joven es la unión del enigma según muchos psicoanalistas. Freud fue aún más tajante cuando aseveró que lo puberal somete al sujeto adolescente al ardor de las llamas. En este punto, la pregunta se impone: ¿qué tiene en común ese universo con el universo del adulto mayor? ¡Poco y nada! ¡Adivinó! La síntesis de la diferencia podría ser el hecho de que mientras el adolescente se pregunta: "¿Qué hare con mi vida?", la persona mayor —y particularmente en la segunda mitad de la vida—, se pregunta: "¿Qué he hecho con mi vida?". Sutil y gran diferencia.

La persona mayor suele ser una persona refinada en términos de gustos, de consumo y de influencia que los ubica en el otro extremo del confundido adolescente. Son consumidores muy difíciles de influenciar por las técnicas de *marketing* y, por lo general, son trabajadores comprometidos y con alta fidelidad. ¿Entonces porque llamar "nuevos adolescentes" a personas que ya saben qué quieren? Suelen tener una cierta estabilidad socioeconómica porque sus necesidades básicas están satisfechas. Ya educaron a sus hijos, ya sufrieron de tristezas y triunfos. Están de vuelta, en el buen sentido de la palabra. Además, solo en Estados Unidos, dominan más del 50% de la economía doméstica y, en Argentina, ocho de cada diez son propietarios de su vivienda, según la Encuesta de Salud y Calidad de Vida. Asimismo su influencia en tiempos electorales es cada vez mayor y el sector privado ve en ellos un mercado que aún no vieron ni los gobiernos ni otros sectores.

Desde que se definió y posicionó a los adolescentes, este grupo ha sido un dilema para los adultos. Pero hoy somos testigos de cómo la sociedad comienza a posicionar como un nuevo grupo a las personas mayores, verdaderas protagonistas. Para ello es necesario repensar el orden social. Las normas y los paradigmas del siglo XX al que pertenece la adolescencia no son los que impone el siglo XXI, el de la nueva longevidad, que poco o nada tiene de nueva adolescencia. Es el siglo de todos los que seremos mayores. Aunque aún veamos lejos ese horizonte, es seguro que envejeceremos distinto a nuestros padres y abuelos. Somos los protagonistas de este siglo, de la nueva longevidad. Es el siglo de Luis que no solo se mueve en todos los espacios del campo de fútbol, rotando y rotando, sino que da color a su vida sin sentirse un adolescente.

Nuevo paradigma, viejos principios

En su segunda acepción, el *Diccionario* de la Real Academia Española sostiene que un paradigma es una teoría o un conjunto de teorías cuyo núcleo central se acepta sin cuestionar y que suministra la base y el modelo para resolver problemas y avanzar en el conocimiento. Es un concepto que alude aquellos aspectos relevantes de una situación que pueden ser tomados como un ejemplo. Suele ser utilizado para explicar procesos y ayuda a establecer lo que es "normal o legítimo" como conocimiento e intervención, mientras sean coherentes con el paradigma vigente.

Mirando hacia atrás en la historia, vemos que el siglo XIX fue el de la Revolución Industrial, una época en que el paradigma vigente se apoyaba en el poderío del capital físico. En ese siglo, los cambios sociales fueron de una magnitud impensada hasta ese momento. La transformación económica, social y tecnológica, que se había iniciado en la segunda mitad del siglo XVIII en Gran Bretaña, continuó durante décadas y se extendió a Europa y Estados Unidos, para concluir entre 1820 y 1840. En esa época también aparecieron las primeras manifestaciones por los derechos de los niños. En 1870, en Reino Unido, se dispuso la obligatoriedad de la educación primaria para los niños, y en 1852, Massachusetts fue el primer estado estadounidense en disponer de este derecho obligatorio. Esto fue una reacción a las consecuencias que trajo la Revolución Industrial sobre el trabajo infantil y la necesidad de regularlo. Luego vino el siglo XX, el de la educación y la ventaja de haber podido acceder a ella como una forma de crear capital humano. Eso marcó la diferencia y estratificó gran parte de la sociedad. Más tarde, en 1924, la fundadora de Save the Children y activista social Eglantyne Jebb redactó en Ginebra la primera declaración por los derechos de los niños, que dio lugar a la Declaración de los Derechos del Niño de 1959 en el marco de las Naciones Unidas. Como se ve, las construcciones sociales llevan a cambios reales, cambios que por otro lado requieren de mucho tiempo, porque para ello es necesario un consenso. Otro fenómeno que se dio en este siglo fue la aparición de la etapa de la adolescencia a partir de la Segunda Guerra Mundial. Un grupo social que creó nuevas necesidades, demandas, corpus de estudio y mucho más. También el siglo XX fue el de los "jubilados" o "retirados". En muchos países, se creó el sistema de protección social que dio lugar a este derecho que ganaban las personas luego de una vida de trabajo. También a esta época pertenecen derechos como el pago por enfermedad o desempleo y el *paternity leave* o la posibilidad de que el padre se tome un periodo de tiempo laboral para el cuidado de su hijo.

El siglo XX finalizó. Hoy miramos hacia atrás y pensamos cuando se escuchaban frases como: "En el año 2000…". Ya hemos vivido casi el 20% del nuevo siglo, en el que vuelve a aparecer, como en el pasado, un nuevo grupo social, una nueva etapa en la vida de las personas, con la fuerza de un nuevo paradigma: la nueva longevidad. Una etapa entre el fin de la etapa convencional de la edad laboral y el comienzo de la adultez mayor. Estos "nuevos longevos" están cambiando sus actitudes, pero además nos cambian las propias. Modifican los vínculos sociales, las campañas de *marketing* y el consumo, las prestaciones sociales y mucho más. Frente a esto, chocan con esquemas sociales rígidos, mercados laborales que obligan al retiro y una sociedad que los transforma de una posición de contribuyentes y personas productivas a receptores pasivos de asistencia. La aparición de esta "nueva longevidad" es un fenómeno social que se da en todo el mundo. Algunos países ya lo han asumido y lo tienen como un desafío de su agenda de política central, como son los países europeos y Estados Unidos, donde la institucionalidad es fuerte y existe, por lo menos en el caso europeo, un desarrollado Estado de bienestar.

La nueva longevidad está derribando principios como los de un curso de vida hecho de etapas fijas y ordenadas según se pensó hace más de cien años. Una etapa de educación, otra laboral y una etapa final de retiro. En síntesis, tres etapas, dos transiciones. Hoy la educación se extendió, las personas deciden formalizar su pareja o compañía a edades más avanzadas, con ello quienes deciden tener hijos lo hacen más tardíamente. La segunda mitad de la vida, con crisis o no, nos lleva a replantearnos un proyecto de vida donde ya hubo pérdidas y se vislumbra un horizonte. Hoy vemos cómo el curso de vida se construye de múltiples etapas, con múltiples comienzos y más transiciones. Donde nunca es tarde para la reinvención personal.

Esto último viene a cuestionar otro viejo principio, el del retiro o la jubilación tal como se entiende hoy. Cada vez es mayor el cuerpo de conocimiento que admite que vivir de una jubilación en las generaciones futuras, como viven muchos de los mayores hoy, será una utopía. Los expertos admiten que para las generaciones futuras el retiro existirá por muy poco tiempo. Deberemos reinventarnos con estrategias como esquemas de trabajo o empleo flexible, las que hoy se conocen como *economía de demanda* y que trataremos más adelante. Pero también nos ayudará a vivir los bienes y aquella riqueza que hayamos podido acumular durante nuestros años más productivos, así como lo que podría llegar a quedar como ayuda del Estado a modo de una transferencia básica o pensión mínima. Como se ve, todo un cambio, aunque sea muy realístico de cara a lo que se ve en cuanto a las movilizaciones que se suceden en Europa en los últimos meses.

La visión y los tabúes que tenemos sobre la sexualidad de las personas mayores son otros de los viejos principios que, de la mano de la ayuda farmacológica en el caso de los varones y de las actitudes en muchas mujeres, comienzan a replantearse. Desafíos tales como parejas que luego de una vida deciden terminar o enamoramientos octogenarios ponen en jaque no solo a las familias, sino a muchas instituciones que no saben cómo tratar con ello. Una sexualidad que se dice menos genital que la de la juventud parecería ser que comienza a ser cuestionada cada vez más. A esto dedicaremos otro apartado más adelante.

La capacidad de cuidado, algo que fundamentalmente está basado en las relaciones primarias y familiares, y en especial en las mujeres de la familia, es otro aspecto que aún debe ser considerado y normatizado en la mayoría de los países, para brindar el apoyo estatal necesario. Todo se reduce al hogar y es allí donde las nuevas estrategias deben poner foco. En eso va otro de los viejos principios que la política pública (y todos nosotros) debemos modificar. Ya no es realista seguir hablando de pirámide poblacional. Los perfiles que hoy vemos en muchos países no se condicen con lo que entendemos y nos han enseñado sobre una pirámide de población. Solo hace falta ver en la actualidad a España y Japón o el caso de Argentina hoy y lo que será en 2050.

"Pirámides" poblacionales de países seleccionados

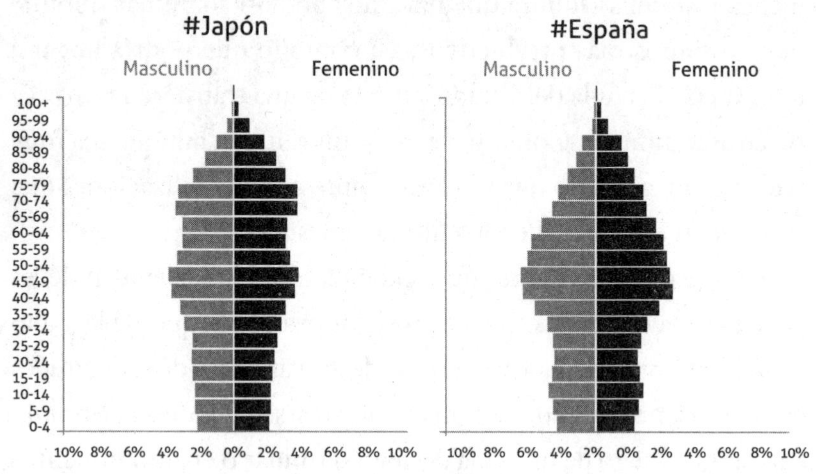

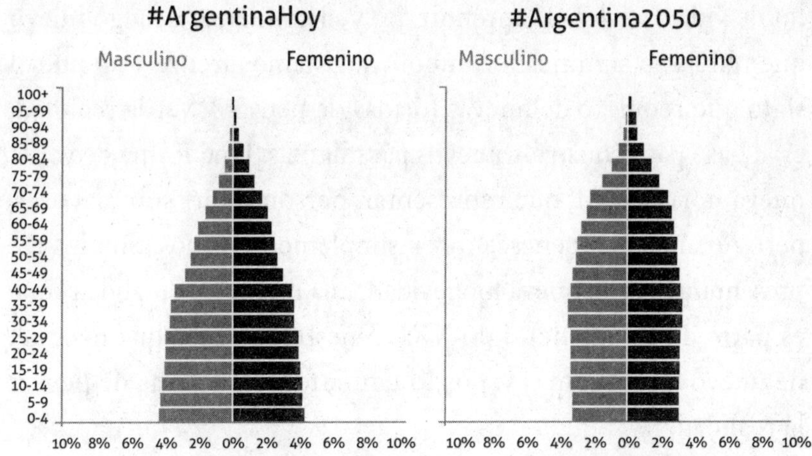

Sin embargo, este fenómeno de la nueva longevidad y cómo modificará nuestra sociedad es aún un tema complejo de entender. La vida se prolonga y el tiempo pasa a ser una variable que debe ser repensada y reconfigurada. Una dimensión vital que importa desde lo personal pero también de lo colectivo. Particularmente cuando nuestra sociedad aún se piensa y gestiona de acuerdo con la edad como su ordenador. Para la enseñanza primaria y secundaria hay una edad. Otra edad para la licencia de conducir y el voto, otra para el retiro laboral. Posiciones laborales que son para *juniors* o para *seniors* y así podríamos seguir etiquetando a la vida y las personas. Todo sobre la base de la edad. Necesitamos pensar de manera más flexible y acorde a los nuevos tiempos.

El siglo XXI es el siglo de las ideas y la innovación que pueden ser valoradas y replicadas por otros. Un siglo moldeado por la conectividad, que permite vivir en tiempo real en todo el planeta y, al mismo tiempo, vincularnos con el fin de crear un capital social humano como nunca antes se vio. Un siglo donde la nueva longevidad impone un desafío en la continuidad trabajo-aprendizaje. Una confrontación entre lo que significa el "retiro" como etapa de fin de vida social y el "aprendizaje" y el comienzo de algo nuevo que refleja su significado simbólico. Estamos frente a un nuevo siglo que requiere de nuevas formas de pensar y ver la realidad, es la base para construir nuevos paradigmas. Una forma de ver la nueva normalidad, que representan personas que son mayores, pero no ancianos, senescentes o simplemente viejos. Son los representantes de la nueva longevidad, una nueva "normalidad" que es parte de la vida del siglo XXI. Nuestro siglo, el que necesita de nuevos paradigmas y, por lo tanto, formas nuevas de pensar la realidad.

¿Transformación o revolución?

Las megatendencias marcan importantes cambios en la evolución de la sociedad. En general, persisten a lo largo de un periodo de tiempo y suelen provocar cambios que no siempre son evidentes de forma inmediata. Algunas son reversibles y otras no. Son interactivas. Todas actúan en el marco de la globalización. Algunas provienen desde la misma Revolución Industrial y otras desde el fin de la Guerra Fría. Muchas de ellas son lentas, pero las megatendencias pueden ser positivas, como la reducción de la pobreza y la eliminación de los conflictos armados o la prolongación de la expectativa de vida de las personas. Esto lo explicaba el francés Pascal Lamy, exdirector general de la Organización Mundial del Comercio (OMC), mientras presentaba el reporte de la Comisión Oxford para las Futuras Generaciones, en el Brookings Institution, otro de los *think tanks* más importantes y prestigiosos de Washington. El grafico más significativo de su presentación, que se realizó a salón completo, fue uno en el que la sociedad del futuro se hallaba en el centro rodeada por seis elementos que constituían las megatendencias que este grupo de expertos internacionales, reunidos en la Universidad de Oxford en Reino Unido, habían identificado como las que moldearían e impactarían en nuestra sociedad en las siguientes décadas. Las seis tendencias eran la salud, la demografía, el desarrollo tecnológico, la geopolítica, las migraciones y la sustentabilidad. Todas ellas están atravesadas por un elemento determinante.

Mi amiga brasileña Marcia Tavares, que investiga el vínculo laboral y el impacto en el mercado de trabajo de las personas mayores, gusta de llamar a la influencia, el impacto y los efectos que tendrán en el mundo las personas mayores el *game changer* más importante del siglo XXI.

Pero vamos por partes y volvamos al esquema de pensamiento de la Comisión Oxford y consideremos por separado cada una de estas seis megatendencias. La demografía muestra una única tendencia en el mundo y es la transición demográfica del envejecimiento de la población. En 1980, la edad media del mundo era de 22,6 años. En 2015, fue de 29,6 años. Para 2030, se espera que sea de 33 y para 2050, de 36. Este hecho se explica en que las personas viven cada vez más y tienen menos hijos. En este marco de situación, también hoy sabemos que a medida que las personas acumulamos años, le damos mayor importancia al estado de salud. Es una variable que en su percepción personal muestra una curva en "U" muy similar al que se ve con la felicidad. La salud es muy importante para las personas en la primera infancia, luego vuelve a cobrar relevancia en las décadas finales de la vida, donde salud se correlaciona con longevidad, pero por sobre todo con autonomía. La tecnología cada día es más determinante en nuestras actividades. Una gran parte de su desarrollo futuro va a facilitar las tareas y acompañar nuestras vidas mediante la robotización y el monitoreo de sus actividades o cuidados en salud en sus domicilios entre otros. Países como Japón, China y Corea del Sur están mostrando de manera más protagónica cómo las tareas de cuidado, asistencia y monitoreo de las personas mayores se ven beneficiadas con la tecnología. La situación geopolítica también comienza a acumular evidencia y mostrar la influencia del cambio demográfico en cuestiones como intención de voto y gobernabilidad, cada vez más moduladas por el peso de los mayores.

Otro de los aspectos son las migraciones, ya sea del medio rural a las ciudades o entre países. Es una situación que plantea grandes desafíos. China ha necesitado modificar sus leyes para evitar el abandono de las personas mayores que quedan en los pueblos rurales ante la migración de sus hijos a las ciudades. En la actualidad, en el fenómeno migratorio desde el norte de África hacia Europa, vemos cómo cerca del 10% de los migrantes son adultos mayores, habiéndose registrado casos de personas de casi 100 años a bordo de las embarcaciones que cruzan el mar Mediterráneo. Por último, está la sustentabilidad que abre una ventana de oportunidad en la que los mayores son un recurso para la transmisión de conocimiento y experiencias para las generaciones más jóvenes en un mundo de rápido cambio. Todas estas megatendencias están atravesadas por las personas mayores. De allí que Marcia Tavares, que además es investigadora de la Universidad de Río de Janeiro, los llame el principal *game changer*.[34]

---

34 Tavares Fernandes, M., *Trabalho e longevidade*, Río de Janeiro, QualityMark, 2015.

¿Pero qué es un *game changer*?

Hay ciertos eventos que actúan como "cambiadores de las reglas de juego". Son eventos que alteran el curso de la historia y se entrelazan finalmente con nuestra conciencia. Es una palabra que comenzó a sonar en la década de 1960 y el diccionario *Merriam-Webster* lo define como "un nuevo factor o elemento que cambia una situación existente o actividad de una manera significativa". Lo que es claro es que hay un cambio en las reglas de juego del momento. En el caso de las personas mayores, sabemos que su aumento será continuo hasta cerca de la mitad de este siglo, o sea, hasta 2050. Luego, por el efecto de la baja tasa de recambio natal y si todo continúa como hasta ahora, el número de personas mayores comenzará a descender, así como el número de habitantes de muchos países, entre ellos Japón.[35] El país del sol naciente, como se lo suele llamar, es en la actualidad el país más envejecido del mundo y ya ha comenzado a perder población. Solo en 2016 perdió más de 300.000 habitantes, lo que constituye para este país la caída anual más dramática desde 1968.

A nivel global, y de acuerdo con las Naciones Unidas, cerca del 48% de la población mundial vive en países donde las tasas de nacimiento no son suficientes para mantener la población existente. Entre ellos están toda Europa (excepto Islandia) y países como Brasil, Rusia y China. Esto también ocurre en países emergentes como Vietnam, que hoy cuenta con una población

35 "Japan's population is falling faster than it ever has before", *Business Insider*, 5 de julio de 2017.

total de 92 millones de habitantes. De una manera u otra, estos cambios modificarán la forma en que las sociedades están pensadas, sus modelos, valores e instituciones, así como el modo en el que nos relacionamos. Es una verdadera trasformación la que está ocurriendo con el fenómeno de la nueva longevidad; se da con el tiempo, de manera silenciosa, pero incontenible. Los números son por demás elocuentes y esas cifras esconden comportamientos, actitudes y un protagonismo que estas generaciones de mayores hará sentir. No olvidemos que los mayores de hoy fueron los jóvenes de la reconstrucción del mundo, luego de la Segunda Guerra Mundial. Son los jóvenes que han vivido los derechos de las minorías, el fenómeno de la píldora anticonceptiva, la caída del muro de Berlín, el apartheid y la llegada del hombre a la Luna. No esperemos generaciones de mayores silenciosos. Una transformación muy diferente y en nada parecida a una revolución, un concepto íntimamente tenido por una idea bélica, una palabra asociada a cambios bruscos, rápidos y profundos y, como dijimos a menudo, con un trasfondo violento y radical. Ya lo dijo Kafka: "Toda revolución finalmente se evapora solo deja tras de sí el barro de una nueva burocracia". Muy diferente a lo que quieren y buscan las personas mayores, que es construir y transformar un mundo que hoy aún no está preparado para ellos, pero que los tendrá como protagonistas. No hace falta más que ver el esquema de Oxford y sus megastendencias. El resto lo harán ellos mismos.

2

Salud, bienestar y longevidad

¿Cuál es el límite?

"El cuerpo habla" dice un clásico de la epidemiología social. Decir que el cuerpo habla y, por lo tanto, se manifiesta es mucho más de lo que encierra esa frase. El cuerpo se expresa por la altura de la persona, su peso o sus cicatrices. También la postura y sus deformidades o asimetrías. Todo ello nos provee información que literalmente fue incorporada desde el mundo en el que se vive. Esto incluye sus estilos de vida, algunos relacionados a la salud y otros a la enfermedad, a la discapacidad y la muerte. Partiendo de este postulado, este segundo capítulo trata sobre aspectos básicos de la salud y el bienestar. Se toma como punto de partida que "el cuerpo habla", pero que, además, el pasado no siempre tiene que ser predictor del futuro. Por eso es necesario entender qué es en sí mismo el envejecimiento y, sobre este principio, comprender la salud a medida que se acumulan los años, en los que la funcionalidad es determinante de la independencia o autonomía. La filosofía que subyace en las recomendaciones que siguen es saber que en medicina más no siempre es lo mejor para la persona.

En el último siglo, se progresó como nunca antes en la búsqueda de la salud. En Estados Unidos,[36] a comienzos del siglo XX, los

36 *National Vital Statistics Reports*, vol. 50, nº 6; *Life Expectancy at Birth, by Race and Sex*, Selected Years 1929-1998; *National Vital Statistics Reports*, vol. 49, nº 12;

habitantes de raza blanca al nacer tenían una expectativa de vida de 47 años frente a los 33 de aquellos que pertenecían al grupo afroamericano. Un siglo después, en el año 2000, era de 75 y 68 años, respectivamente. Un fenómeno que, en mayor o menor medida, se dio en todo el mundo. Las disparidades en la salud, pero también el aumento de la expectativa de vida. Esto llevó a que muchos se preguntaran cuánto llegaremos a vivir. ¿Cuál es el límite de la vida? Por un lado, está la expectativa o esperanza de vida que es la media de la cantidad de años que vive una determinada población en un cierto periodo. Por ejemplo, en 2018, en Argentina era de 77 años; en Australia, de 83; en Dinamarca y Finlandia, de 81; en España, de 83, y en Sierra Leona, de 53, como el extremo más bajo comparado con el más alto que era Japón con casi 84 años. Por otro lado, está el término *life span*, cuya traducción del diccionario *Oxford* es "el tiempo que una persona, animal o cosa existe", a lo que otras fuentes, en el caso de las personas, suelen agregar: "En condiciones de ausencia de enfermedad o accidente". Como principio básico, la expectativa de vida nunca puede superar al *life span*. El envejecimiento es un proceso de deterioro progresivo que lleva a la imposibilidad de adaptarnos a los distintos estímulos, agresiones y desafíos que nos impone el entorno que nos rodea.

Por si fuera poco, la salud en las personas, a medida que envejecemos, se expresa de diferente forma en sus distintas capacidades físicas y mentales. Esa suma constituye lo que hoy conocemos como *capacidad intrínseca*. La salud en algún o algunos momentos de nuestra vida puede verse afectada. Por eso, si nos

---

Deaths, Preliminary Data for 2000; U.S. Census Bureau. P23-190 Current Population Reports: Special Studies. 65+ in the United States.

preguntáramos de qué enfermaremos y moriremos, la respuesta más aproximada sería que, en sociedades como las nuestras, la mayor parte de nosotros enfermaremos, sufriremos y moriremos de las llamadas enfermedades crónicas degenerativas, o también, enfermedades no transmisibles. Seguramente usted ya escuchó de ellas: artrosis, diabetes, hipertensión arterial, accidente cerebrovascular y cáncer son algunas de ellas. Pero hay más. Estos problemas de salud están relacionados a nuestros estilos de vida. ¿Los más importantes? La dieta y el nivel de actividad física o sedentarismo. Además, tienen la característica de ir agregándose, superponiéndose, a medida que pasa el tiempo. En Alemania, cerca del 24% de las personas entre 70 y 85 años presentan cinco enfermedades o más al mismo tiempo. Esta situación agrega un gran desafío en la consideración de la dimensión de salud y bienestar: la *comorbilidad*, que es la suma de problemas de salud; y también la posibilidad de que se superpongan en el tiempo, que se llama *multimorbilidad*. Es el caso, por ejemplo, de una persona que está diagnosticada con diabetes de tipo II,[37] hipertensión arterial y un grado de deformación artrítica en sus articulaciones, que lo obliga a tomar medicación para todo ello. Esa persona tiene al menos, en ese caso, tres problemas de salud evidentes al mismo tiempo y que interactúan entre sí, al que se puede agregar el hecho de que la respectiva medicación provoca o podría provocar efectos indeseados por sus interacciones. Un cuadro difícil, pero que cada día se vuelve más habitual.

37 La diabetes es una enfermedad que se caracteriza por estar alterado el metabolismo de la glucosa y la enzima que la regula: la insulina. Existen dos tipos principales de diabetes, el tipo I que es de origen genético y suele afectar a personas jóvenes; y el tipo II que se relaciona a la obesidad, el sedentarismo y el síndrome metabólico, y que afecta fundamentalmente a adultos y adultos mayores.

Los cambios que se producen en el organismo por el paso del tiempo son complejos, no son lineales ni uniformes. Motivo por el cual es necesario pensar, desde la base, la importancia de la salud como un capital propio, que puede sufrir una depreciación si no se toman las precauciones adecuadas como ocurriría con un capital económico, pero sobre el que, al mismo tiempo, se puede invertir. Este es el capítulo donde se describen y dan recomendaciones sobre distintas formas de apreciar nuestro capital de salud; también sobre aspectos más recientes o intangibles, como son la importancia de reírse, de la espiritualidad o de no quedarse quieto en un sofá mirando televisión, una conducta o factor de riesgo independiente de los ejercicios que podamos realizar a diario. Por eso, esperamos que luego de su lectura usted pueda identificar y modificar algunos hábitos que no solo lleven a que disfrute más su vida, sino que pueda hacerlo por más tiempo. De eso trata la nueva longevidad.

El capital más valioso

Cuando Richard Wilkinson cruzó el portal de la sala de conferencias en el edificio de la OMS en Washington, pocos se imaginaban lo significativo de los gráficos que presentaría. El científico inglés debe su reputación a ser uno de los que mejor ha dejado asentada la relación entre desigualdad, capital social y salud. Sin embargo, Wilkinson va más allá de lo que se entiende por el vínculo de la salud con el desarrollo, y deja en claro que una no es sinónimo del otro. Después de todo, sería razonable pensar que, así como el desarrollo debería traer condiciones más saludables para la población, una comunidad saludable es condición para que un país pueda desarrollarse. En otras palabras, para Wilkinson no alcanza el desarrollo para tener salud. El concepto de riqueza excede así la dimensión netamente económica y permea, entre otras, a la salud, aunque no siempre en un sentido causa-efecto.

Retomemos la idea de *capital de salud.* Muchas veces leemos o escuchamos en la prensa, los libros y también a las personas hablar de "capital". Suele hacerse en relación con un bien preciado, algo valorado. Este elemento que cobra valor tiende a ser producto de un proceso de acumulación. Un capital por definición encierra valor. Puede ser un capital físico o financiero, hay capital humano y también un capital de riesgo, así como hay un capital social y también un capital propio. Pero también existe otro tipo de capital del que poco se habla: el capital de salud. Como es de imaginar, este concepto proviene de la economía y fue introducido en 1972.[38]

El concepto de capital de salud es parte del llamado capital social, que es una serie de recursos estructurales y sociales que constituyen un activo para la persona y, de esta forma, facilitan acciones comunes de todos los integrantes de una determinada estructura como la propia comunidad. A diferencia del capital de salud, el capital social es una propiedad intangible del grupo social y no de la persona. Sin embargo, a pesar de que las investigaciones que relacionan capital social con capital de salud son recientes, el vínculo entre factores socioeconómicos y salud está muy bien establecido; así, u n capital social pobre redunda en un entorno mucho más hostil para las condiciones de salud y viceversa. El científico estadounidense Robert Putnam fue uno de los primeros en acuñar el concepto de capital social. Este politólogo nacido en Rochester construyó un *índice de salud* a partir de un grupo de

38 Grossman, M., "On the Concept of Health Capital and the Demand for Health", *The Journal of Political Economy*, 80, 1972, pp. 223-255.

indicadores, como la tasa de inmunización, el uso de cinturones de seguridad en el vehículo, la prevalencia de homicidio o la tasa de infección por VIH, entre otros, y así puso en evidencia la estrecha relación entre capital social y salud.

A pesar de proceder de las ciencias económicas, el concepto de capital de salud es considerado una de las formas o componentes del capital humano. Sin embargo, a diferencia de otros "capitales", poder invertir en salud tiene impacto en muchas otras dimensiones de la persona. Una de ellas es la permanencia en el "mercado", en la que la salud se convierte en un recuso de inclusión, porque le permite a la persona seguir participando de la comunidad, produciendo bienes, brindando servicios o simplemente viviendo de manera activa y saludable. La salud se convierte así en una condición para la vigencia personal. En otros términos, podemos decir que una inversión en salud determina fuertemente cuánto tiempo estaremos en actividad dentro de la comunidad o fuera de ella. Sin embargo, al igual que un capital financiero está sujeto a riesgos y oportunidades de los mercados, el capital de salud también depende de ciertos riesgos. Veamos este punto en detalle.

Las personas nacemos con un determinado *stock* de salud (un activo) que se puede incrementar a través de medidas de salud preventivas propias o que nos ofrezca el entorno, por ejemplo, las vacunas o la utilización del cinturón de seguridad en un vehículo. Este *stock* o reserva tienen fundamentalmente dos orígenes: el primero es genético o biológico y nos viene condicionado por nuestra herencia. Se estima que esta información genética que recibimos de nuestros padres y que, al mismo tiempo, representa la información de las generaciones que nos precedieron es responsable entre un 25% y un 30% de los que será el desempeño de nuestra salud a lo largo de la vida.[39] La razón de ello está en que esta carga genética que nos viene de familia puede ser determinante para que se expresen enfermedades en distintas etapas del curso de vida. Sin embargo, en la actualidad, a causa del aumento en la expectativa de vida, son mucho más frecuentes problemas de salud que antes no se veían, simplemente porque la gente no vivía tanto tiempo para ello. Un ejemplo es el deterioro cognitivo y algunas formas de cáncer; además, es importante mencionar que el componente genético también influye para que se desencadenen problemas de salud mental, así como conductas de riesgo o determinadas características de la personalidad.

El segundo origen o fuente de nuestro "*stock* de salud" es el que nos ofrecerá el ecosistema en el que creceremos y nos desarrollaremos. Esto incluye la familia, con su estructura y grado de cohesión, su educación y sus valores o tradiciones. También las condiciones socioeconómicas de nuestro núcleo primario. Estos elementos, el estatus socioeconómico y el entorno, condicionan nuestra exposición a factores que pueden ser nocivos para nuestra salud o que se pueden transformar en elementos protectores fortaleciéndola. Así es como en la vida adulta, cuando las personas son capaces de modificar estos factores, debemos siempre considerar que estos cambios están influenciados por sus experiencias sociales y económicas pasadas.[40] De este modo, vamos construyendo nuestro curso de vida, nuestro propio transcurrir.

En este existen los riesgos, que no son más que la probabilidad de que un determinado evento suceda. Por ejemplo, si salimos de la

39 Govindaraju, D. *et al.* "Genetics, lifestyle and longevity: Lessons from centenarians", *Applied & Translational Genomics*, 2015, pp. 23-32.

40 Blane, D.; Netuveli, G. y Stone, J. "The development of life course epidemiology", *Revue d'Epidemiology et Sante Publique*, vol. 55, 2007, pp. 31-38.

bañera con el piso mojado y sin sujetarnos, es mucho más probable que suframos un incidente, que si el piso está seco y logramos un buen apoyo o de dónde sostenernos. Por otro lado, los riesgos a los que nos expone el vivir pueden ser positivos o negativos, o lo que es lo mismo: pueden constituir ventajas y desventajas, y ambas cobran mayor o menor importancia según nuestro momento vital. Es casi seguro que una enfermedad infectocontagiosa en la primera infancia —una etapa de gran importancia en el desarrollo de las personas y donde la madurez del sistema inmune aún no es completa— tendrá consecuencias diferentes que un problema de salud del mismo origen (como una infección respiratoria o de la sangre) en la vida adulta —donde las defensas del organismo suelen estar en plenitud—. Una lesión osteomuscular en la adultez joven, como la fractura de un hueso, puede provocar secuelas distintas que si ocurre en la vejez, momento en el que las capacidades funcionales y de regeneración están disminuidas. Estos riesgos o conductas de riesgo que se presentan en el "mercado de la vida" sin duda alguna son, en gran parte, los llamados "estilos de vida". Hoy en día ocho de cada diez personas adultas de nuestra sociedad padecemos problemas de salud vinculados a las enfermedades crónicas no transmisibles, que en su mayoría se originan fundamentalmente en nuestros estilos de vida, en nuestra forma de vivir.

Así como hablamos de cómo el capital de salud puede verse alterado por los riesgos, es justo que ahora veamos cómo invirtiendo en este capital no solo podríamos mantenerlo, sino aumentarlo. ¡Sí! Como en la economía, en la salud existen inversiones y pueden ser a corto o largo plazo. Son nuestra oportunidad para beneficiar la condición de salud presente o futura. Invertir en salud, ante todo, es mirar a largo plazo, pero también, y a diferencia de los mercados económicos, disfrutar en lo inmediato. Estamos viviendo una vida con tantos años como nunca antes se había visto en la historia de la humanidad, pero, además, estos años en su mayoría son tiempo de calidad y de autonomía. Vivimos en medio de un proceso conocido como "compresión de la morbilidad" y fue acuñado por el profesor James Fries de la Universidad de Stanford, en Estados Unidos. En su investigación, publicada en 1980,[41] presentó su hipótesis que sostenía que si la edad de comienzo de los problemas de salud o enfermedades crónicas podía posponerse hasta lo más tarde posible, el periodo de enfermedad incapacitante quedaría comprimido en un corto periodo cerca de la edad de muerte de la persona. Para entender su posición de una manera más simple, piense en dos puntos del curso de vida de una persona típica, con el primer punto situado en el momento en que aparece un temprano signo de enfermedad crónica como un dolor de rodilla, producto de un proceso artrítico. Con el tiempo, este podría volverse más importante por su carácter inflamatorio y degenerativo, y traer mucho dolor, inflamación y alteraciones en la marcha, que podrían desencadenar una posible cirugía o un cuadro de inmovilidad. El segundo punto ubíquelo el día de muerte de esa persona. En el momento en que Fries publicó su investigación, el periodo comprendido entre esos dos puntos era de aproximadamente veinte años. La idea tras su hipótesis era comprimir, apretar ese tiempo de manera que sea lo más corto posible. Y la forma de hacerlo era mediante mejoras en la medicina preventiva y las medidas potenciales de la promoción y prevención de la salud. En países como Argentina, México o Colombia, un adulto que cumple 60 años tiene, en promedio, unos veintidós años más de vida, de los que alrededor de diecisiete serán

41 Fries, J. F., "Aging, natural death, and the compression of morbidity", *The New England Journal of Medicine*, vol. 303, 1980, pp. 130-135.

en condiciones aceptables de salud o autonomía. Es la muestra de la compresión de la morbilidad.

La teoría de la compresión de la morbilidad de James Fries es una de las tres líneas que hoy se sostienen para tratar este tema: la recién descripta, según la cual la gente vive más años con un periodo de enfermedad que se acorta. También existe el punto de vista opuesto, donde lo que se espera es que haya más años de vida, pero también más años de enfermedad. Se la conoce como teoría de la expansión de la morbilidad. Por último, la tercera es una especie de equilibrio entre ambas y se la conoce como teoría del equilibrio dinámico, donde se atrasa la muerte y también la morbilidad, por lo que el balance no varía entre años de vida y tiempo de enfermedad. Ahora bien, todavía no hay acuerdo sobre cuál de estas tres teorías es más determinante y, como se suele decir muchas veces, es necesaria una mayor investigación sobre este tema.

Hoy la vida está planteada para ser vivida más como una maratón que como una carrera de velocidad, y para completar una maratón es necesario pensar a largo plazo. Lo mismo ocurre con la salud. El beneficio que lograremos con nuestra inversión dependerá del momento en que la realicemos. Para el caso de las vacunas existe en todos los países un calendario obligatorio y recomendaciones basadas en el momento adecuado para lograr el mayor beneficio. La vacuna antisarampión o contra el haemophilus tendrán impacto en la infancia temprana y esto constituye un beneficio de corto plazo; mientras que invertir en estudiantes y en programas escolares de promoción de la salud, educación sexual o educación vial son otras formas de inversión a mediano y largo plazo. Sin embargo, a contraposición de estas inversiones, existe también la depreciación del estado de salud. Esto depende muchas veces de la ausencia de cuidados en las distintas etapas de la vida: desde una nutrición deficiente o desbalanceada hasta sustancias nocivas a las que se puede someter el feto como el abuso de alcohol por parte de la madre, pasando por la falta de cohesión o desestructuración familiar, una escolarización de mala calidad o incompleta, hábitos nocivos durante la adolescencia o conductas de riesgo en la adultez, como el tabaco o la vida dentro de un ambiente contaminado.

Parecido pero diferente

La *morbilidad* está constituida por la proporción de personas que se enferman en un sitio y tiempo determinado.

En el caso de la *mortalidad*, esta representa el número de defunciones en un determinado lugar, en un intervalo de tiempo determinado y por una causa específica. Los datos de mortalidad de la OMS reflejan las defunciones recogidas en los sistemas nacionales de registro civil, con las causas básicas de defunción codificadas por las autoridades de cada país.

La *comorbilidad* es un término médico, acuñado por A. R. Feinstein en 1970, y se refiere a dos conceptos: a) la presencia de uno o más trastornos (o enfermedades) además de la enfermedad o trastorno primario; b) el efecto de estos trastornos o enfermedades adicionales.

La *multimorbilidad* fue definida por la OMS como "la presencia de dos o más condiciones de salud". La amplitud de esta definición permitió considerar todas las "condiciones" que pudieran afectar el estado de salud de una persona, ya que el término "condición" permite incluir no solo las enfermedades, sino otros aspectos clínicos y no clínicos, aunque no es explícita la inclusión de la esfera psicosocial.

Hemos ido mencionando parte por parte los distintos componentes del capital de salud, que fueron expresados en la fórmula que Michael Grossman expuso en su tesis doctoral de 1972 de la siguiente manera:

Capital de salud = *Stock* de salud - depreciación + inversión en salud

Para una persona preocupada y consciente de su propia salud, cuidar sus estilos de vida es fundamental. Por ejemplo, en un problema como la diabetes, esto no tiene discusión: todos sabemos que la característica de esta enfermedad es ser una afección "silenciosa" y tiene consecuencias en el largo plazo. Retomando el ejemplo de la carrera de maratón, los kilómetros iniciales deben ser bien pensados y regulados, de manera de poder llegar a nuestra vejez en las mejores condiciones posibles y así completar exitosamente la maratón de la vida. Es a lo que se refiere James Fries con su compresión de la morbilidad, vivir lo mejor que se pueda hasta los últimos días. Hablamos de gestionar nuestra propia salud, la mejor forma de poder considerar el capital frente a las posibilidades de depreciación, las opciones de inversión y el resultado final. Tener salud es tener independencia, es libertad y, como ella, solo se aprecia cuando se la pierde. Invertir en salud debe hacernos reflexionar que invertimos en nuestra vida, en el corto y el largo plazo. Plazos que permitirán imaginar, y posiblemente vivir, un transcurrir de salud y autonomía, pero, por sobre todo, un goce inmediato que significa el vivir cada día. Eso es la salud, una inversión que elegimos en general libremente, porque ser libres es tener salud y eso se logra solo cuidando lo que se tiene: un capital de salud.

Capital social: está comprobado que cuando los ciudadanos de un país son activos en sus cuestiones políticas, instituciones u organizaciones, poseen confianza en el prójimo y muestran alta participación en sus elecciones, ese país cuenta con un alto capital social. También es sabido que el capital social refuerza el sentido de pertenencia y bienestar de las personas a nivel individual y ello tiene impacto en su salud. Por ejemplo, los ciudadanos de la Unión Europea suelen tener un alto nivel de confianza social respecto de los países en vías de desarrollo. Al mismo tiempo, se ha visto que la confianza social tiene relación con las condiciones de vida, el progreso individual y la cohesión social; mientras que por el contrario, la desigualdad es considerada la gran destructora de capital.

Capital humano: este capital hace referencia al conjunto de habilidades que poseen un grupo de personas o trabajadores. El valor de estas habilidades es óptimo cuando el retorno a la inversión excede el costo (tanto directo e indirecto). Sin embargo, esta forma de capital es pasible de ser incrementada cuando existen ciertas características del entorno como el que produce el capital social. Sus principales componentes fueron mencionados por Adam Smith en 1776 y en su cuarta definición, donde refiere a la educación y talentos de una persona, siendo esos talentos parte de su fortuna personal y de la sociedad a la que pertenece.

La salud a través del tiempo

A la médica psiquiatra y psicoanalista Lía Ricón la conocí hace mucho tiempo. Fue mi profesora de Psiquiatría en mi tiempo de estudiante y más de veinte años después, retomamos el contacto. La última vez que nos vimos me confesó: "Acabo de descubrir algo, si descanso más, me canso menos...". Lía hoy tiene 86 años. Escuchándola, uno podría recordar la teoría que prevalecía en el siglo XVIII, que sostenía que la vida era y transcurría mientras tuviéramos esa energía vital y que una vez agotada, como si se tratara de un motor mecánico, haría que sobreviniera la muerte. Sin embargo, no es el caso de Lía, que se mantiene activa en el ejercicio de su profesión, sigue realizando origami y asistiendo a las actividades de la organización profesional a la que pertenece. Además, participa de un coro vocal. Ser consciente de la necesidad de una pausa mayor para recuperarse o del cambio de velocidad e intensidad no le quita mérito por todas las actividades que realiza.

Cuando habitualmente les pregunto a las personas mayores cuál es la diferencia entre tener 60 años y haber pasado la barrera de los 70, o si hay cambios entre los 70 y los 80, suelen responderme que hay una leve disminución en la energía disponible para las actividades diarias que realizan, pero que el verdadero cambio, por así decirlo, está luego de los 80. Allí es cuando, me dicen, comienza el verdadero cambio. La modificación en la percepción de la salud tiene que ver con el hecho de que existe una relación entre edad y funcionalidad, donde a mayor edad suele disminuir la capacidad funcional y aumenta el número de personas que para valerse requieren de la ayuda de un tercero. Pongámoslo en estas palabras, el envejecimiento como sinónimo del paso del tiempo es un factor de riesgo que aumenta las posibilidades de que aparezcan problemas de salud o enfermedades. Por eso, la autopercepción de la salud es un dato muy confiable sobre el estado de salud, ya que se vio que guarda una estrecha relación con lo que sucederá con esa persona en el mediano plazo. Aquellas personas con pobre o mala percepción de salud constituyen el grupo de la población sobre el que se debe estar alerta. La autopercepción de la salud en el adulto mayor resume un cúmulo de información sobre salud que traduce la necesidad de intervenciones médicas, psicológicas y socioeconómicas. Significa, además, una demanda de servicios de asistencia. Más de veintisiete estudios en Estados Unidos y otros lugares, han establecido que la autopercepción de salud es predictiva de mortalidad independientemente de otros factores. En Argentina, una de cada tres personas en el grupo de 60 a 74 años dicen que su salud es mala o regular, mientras que luego de los 75 pasan a ser casi una de cada dos. En México, el 20% de los mayores de 60 percibe su salud como negativa. Lo interesante de este estudio es que se correlaciona con el número de otros problemas de salud agregados y con la situación de pobreza: a mayor número de enfermedades o mayor grado de pobreza, la salud tiende a percibirse negativamente. Sin embargo, estas diferencias no solo cambian según la edad o estrato socioeconómico, sino que también cambian entre países. Es el caso de Europa, donde se ha visto que los alemanes tienden a valorar su salud peor que los daneses y holandeses. Lo mismo aplica a los españoles e italianos respecto de los franceses y griegos.

Una de las preguntas clave en salud pública, como vimos en el apartado previo, es si el aumento en la longevidad se acompaña efectivamente de más salud, mejor funcionalidad y, por ende, una calidad de vida más satisfactoria. Lamentablemente, aún no hay un consenso claro sobre esto. Algunas investigaciones muestran un declive en la prevalencia de discapacidad en cuanto aumenta la expectativa de vida. Otros investigadores consideran que el comienzo de las condiciones de discapacidad o dependencia irá disminuyendo con el tiempo y otros, por el contrario, sostienen que hay un aumento en las condiciones de dependencia o deterioro funcional conforme aumenta la expectativa de vida. Las preguntas clave en salud pública son apenas orientadoras cuando se extrapolan a la dimensión personal. El tiempo provoca cambios en el organismo y para la persona eso es todo. La salud es algo variable, tiene modulaciones con altos, bajos y extremos. Así es como la salud en la longevidad se puede ir viendo modificada según pasa el tiempo. Los cambios fundamentales se observan en el movimiento y la función que nos permite el organismo a través de sus diferentes cualidades, que trataremos en detalle más adelante, y que son la resistencia, la fuerza y la flexibilidad. Estos cambios están muy relacionados a la pérdida de masa muscular, un indicador de la fuerza que la persona puede desarrollar. También hay cambios en las funciones sensoriales, en las capacidades cognitivas, la sexualidad, el sistema inmune y todo lo que hace a nuestro organismo. Sin embargo, la clave está en cómo podemos hacer para adaptarnos al cambio que genera el paso del tiempo en nuestras vidas. Después de todo, así como los médicos modernos no han sido formados para comprender la dolencia como experiencia humana, a las personas nos cuesta darnos cuenta que si descansamos más nos cansamos menos. Como le pasó a Lía.

En 1983, George Kaplan, conocido por sus estudios en epidemiología social, escribió que una pobre o mala percepción en la salud puede ser una característica común de varios estados psicosociales que se relacionan con el aislamiento, la soledad, la depresión, el estrés laboral y otros eventos negativos o razones sociales negativas. A partir de sus hallazgos, este autor sugirió que este estado de salud autopercibida podría ser la llave para comprender cómo los estados psicosociales influyen en la salud de las personas. De esta manera, la autopercepción de la salud provee una vía directa, simple y, al mismo tiempo, global para comprender percepciones sobre la salud, utilizando criterios suficientemente amplios e inclusivos. Representan así la punta de un iceberg mucho más complejo y abarcativo que no suelen estar evaluados y valorados por la atención medica clásica o convencional.
Las preguntas que forman parte del interrogatorio que realizamos los médicos de familia para valorar estos aspectos en los pacientes son tres:

- ¿Diría que su estado de salud en estos momentos es malo, regular, bueno, muy bueno o excelente?
- ¿Diría que su estado de salud actual respecto a un año atrás es mejor, igual o peor?
- ¿Diría que se ve y se siente en mejor condición, igual o en peor estado que personas o amigos de su misma edad?

La interpretación de estas respuestas por el profesional de la salud suele ser una aproximación muy confiable de lo que será el desempeño de esa persona y su estado de salud. Hay que prestar mucha atención a aquellos que se perciben mal o regular, en peor condición que hace un año atrás y que sus pares.

Cuestión de uso: la funcionalidad

Darle de comer al gato, sacar el perro a la calle, acomodar la alacena o planchar la ropa. Tocar el piano, reír a carcajadas, estrechar una mano y dar un abrazo. Todo ello es producto de una refinada coordinación entre órganos sensoriales, sistema nervioso y músculos, entre algunos otros sistemas. No es necesario ser un fisicoculturista para darse cuenta de la importancia de los músculos. Tenemos más de seiscientos músculos que representan aproximadamente el 40% de nuestro peso corporal. Estos músculos son considerados "voluntarios", porque se encuentran bajo nuestro control consciente. Son los responsables del movimiento y de la estabilidad en la marcha y la bipedestación. También de que cada uno de nosotros podamos realizar las denominadas "actividades básicas de la vida diaria", que consisten en tener la capacidad de asearnos, alimentarnos, controlar nuestros esfínteres e ir al baño, vestirnos, poder descansar y tener un cierto grado de autonomía de movimiento. Estas actividades constituyen funciones esenciales, ya que están ligadas a la vida autónoma, relacionadas a la supervivencia y se realizan de manera diaria y automática. No poder llevarlas a cabo por uno mismo nos condiciona a una dependencia de la ayuda o asistencia de otras personas, y de allí su verdadera importancia. Distintas causas pueden alterar nuestra capacidad de realizar estas actividades: problemas de la memoria, lesiones que alteren la amplitud de los movimientos, temblor, pérdida de fuerza o problemas de sensibilidad. También cuestiones como la apatía o la impulsividad. Todas ellas atentan contra la funcionalidad y de eso trata este apartado.

La funcionalidad no solo es un indicador de vida autónoma e independiente, sino que es un ordenador para la calidad de vida de las personas. Cuando a una persona mayor se le pregunta sobre su calidad de vida y bienestar, suele indicar que lo más preciado es valerse por sí misma. Por eso, variables como la edad, los valores de tensión arterial, el colesterol o el peso son solo orientadores frente a la funcionalidad, cuando los médicos que tratamos y cuidamos a las personas mayores evaluamos su estado de salud. Por otro lado, la capacidad de poder movilizarnos y valernos por nosotros mismos suele guardar una relación en las personas más mayores con el estado del sistema muscular, más precisamente con los valores de fuerza muscular. Esta área es una de las que mayor desarrollo ha tenido dentro de la investigación del envejecimiento. Nos referimos a la *sarcopenia*. Esto es la pérdida gradual de tejido muscular como parte del proceso natural de envejecer, que se convierte en una condición que aumenta la vulnerabilidad de la persona para desarrollar dependencia, por la dificultad de adaptación a los distintos estímulos que nos plantea el entorno. Cuando vemos una persona que presenta este cuadro de vulnerabilildad, se dice que es una persona frágil, lo cual hace al cuadro clínico que llamamos *fragilidad*. En otras palabras, la sarcopenia es una condición de la fragilidad. Es un concepto que aún no logra un consenso internacional en cuanto a su definición, pero que lleva implícito un aumento de riesgo a la dependencia y su evolución a la discapacidad.

La fragilidad está considerada un síndrome, un estado al que se puede llegar por distintas vías o causas. Se vuelve más frecuente a medida que las personas nos ponemos más mayores y aumenta el riesgo de consecuencias adversas para la salud, como el ingreso hospitalario, las caídas o la institucionalización.[42] Por ello es que

42 Fried, L. P.; Tangen, C. M.; Walston, J. *et al.*, "Frailty in older adults: Evidence for a phenotype", *The Journals of Gerontology: Series A*, vol. 3, 2001, pp. 146-157.

se la suele relacionar con un mal pronóstico. La fragilidad no solo es un problema para los pacientes y sus familias, sino que también lo es para el sistema de salud en su conjunto, pues demanda la disponibilidad de servicios complejos e integrados con prestaciones sociales.

En una oportunidad, fui invitado a compartir un almuerzo con tres amigos, todos ellos adultos mayores. Todavía no había llegado el más mayor de los tres, Horacio, al que, los que estábamos sentados a la mesa, vimos pasar por una ventana. Su andar era lento, casi que arrastraba las piernas, algo inestable y pareció desorientado. Para un hombre del tango y estirpe como él fue algo que nos llamó la atención. Su avanzada edad no había sido causa de preocupación hasta ese momento. De hecho, tuve que salir a buscarlo porque no nos había visto y siguió de largo. En la semana previa, se había encontrado algo delicado de salud. Luego de compartir la charla y algo liviano para comer, Horacio decidió retirarse. Fue cuando sus colegas me expresaron su preocupación, que, admito, fue compartida. Les hablé sobre la fragilidad, lo que representa y su significado como indicador de un pronóstico de salud no favorable. Les comenté del valor pronóstico de un caminar lento, un elemento —la velocidad de la marcha— que hoy sabemos es una aproximación muy confiable de la autonomía personal; y no solo eso: predice la supervivencia de la persona. Supieron entenderme puesto que conocían a su amigo desde mucho más tiempo que yo. Pasaron cuatro meses hasta que supe que Horacio tuvo que ser internado por una de sus afecciones. Falleció unas semanas más tarde.

Si usted hace memoria seguramente conocerá casos similares o algo parecidos a la situación que acabo de describir. El caso de Horacio es uno muy típico con el que lidiamos los médicos en pacientes de edades avanzadas y en el que se superponen elementos que conllevan a la fragilidad y que suelen ser el resultado de otras enfermedades o problemas de salud que, al mismo tiempo, impactan sobre una persona con una pobre *capacidad funcional*. Así es como se altera la funcionalidad, nuestra capacidad de movernos en un entorno que nos plantea desafíos continuos. El deterioro funcional suele ser el cauce habitual donde confluyen las consecuencias de las enfermedades y el estado de fragilidad de la persona. La evidencia nos muestra una clara y fuerte correlación entre la prevalencia de situaciones de dependencia y la edad. El aumento de las diferentes formas de discapacidad es continuo según avanza la edad. Sin embargo, es importante recalcar que la dependencia puede no aparecer, aunque la persona haya alcanzado una edad muy avanzada. Existe una serie de variables de tipo social y ambiental que condicionan muy fuertemente la aparición y el desarrollo de los desencadenantes de la dependencia. Esto quiere decir que es posible prevenir la dependencia promoviendo hábitos saludables, mejorando la eficacia y eficiencia de los sistemas de salud y asegurando el tratamiento precoz de las enfermedades no transmisibles. Cuando analizamos la esperanza de vida ajustada, según el estado de salud, observamos que el proceso de aparición de los problemas sigue una determinada pauta temporal. Como norma general, primero suele aparecer una enfermedad crónica, que conlleva a la autopercepción de un mal estado de salud general. Luego, aparecen las limitaciones en la realización de actividades, es decir, la discapacidad en sí misma y, luego, con el paso del tiempo, el agravamiento de estas determina la necesidad de asistencia en el cuidado personal y las tareas domésticas. Esta pauta de temporalidad en la aparición de problemas de la salud no debe ser subestimada. Muchas veces los profesionales de la salud que no están familiarizados con el cuidado de los adultos y las personas mayores consideran estos aspectos una cuestión de sentido común y su promoción suele ser considerada como innecesaria. La relación dependencia/edad constituye una nueva dimensión de análisis del estado de salud de las personas mayores, un escenario que es preciso observar desde sus planos cuantitativo y cualitativo. Los médicos que cuidamos y atendemos a nuestros pacientes por muchos años somos testigos de cómo operan en ellos los cambios que producen las condiciones de salud y enfermedad, los ciclos económicos propios y de sus sociedades y los lugares donde viven y se desarrollan. La perspectiva de curso de vida no se limita a la salud individual de las personas, sino que considera la transmisión entre generaciones. Vincular factores ambientales, sociales o conductuales podría ayudar a instrumentar respuestas sobre cómo se desarrollan las funciones y cómo las personas envejecemos. Por ello, cuando usted levanta la bolsa de frutas y verduras del supermercado, cuando baila con su pareja o juega con sus compañeros o nietos al fútbol, está activando y fortaleciendo sus músculos. El movimiento es vida y si no, lea lo que me dijo Luis, un tucumano de 75 años.

> ¿Usted sabe que es algo inconcebible, en el sentido de lo que dice la medicina? Pasa que, como la paso bien, es como que no siento el agotamiento físico y mental, porque tiro horas ahí en el billar. Ahora ando jugando al fútbol martes, jueves y sábados; y le digo que la medicina dice que, a determinada edad, después de los 70, ya uno pasa a tener un cerebro senil y yo ando con 75. Uno está en un estado de involución donde ya se olvida de las cosas, los reflejos no son los mismos, las reacciones a cualquier situación no son lo mismo, pero mire lo que hace el ejercicio, el ejercicio a uno lo mantiene bien.

El término *fragilidad* ha evolucionado a lo largo del tiempo, conceptualizado como "riesgo" de morir, de perder funciones, de enfermar; asociado a debilidad, caídas, desnutrición. Distintas definiciones han incluido aspectos físicos, cognitivos y psicosociales. El debate acerca de la definición se centra en si deben o no asociarse factores psicosociales. La mayoría concuerda en que es un estado asociado al envejecimiento y en que, a pesar de la claridad del concepto, el mayor desafío radica en encontrar factores causales. Linda Fried definió la fragilidad como la presencia de tres de los siguientes cinco criterios: fatiga crónica autorreferida, debilidad, inactividad, disminución de la velocidad de marcha y pérdida de peso.
La funcionalidad expresa muchas veces un desafío importante. Es la enorme diversidad de los estados de salud y estados funcionales que presentan las personas mayores. Esta diversidad refleja los cambios fisiológicos sutiles que se producen con el tiempo, pero que solo se asocian vagamente con la edad cronológica. La dinámica de la salud en la vejez es compleja.

Adaptarnos o desaparecer

Una famosa frase dice: "Lo único constante es el cambio". Se le atribuye a Heráclito, un filósofo griego que vivió alrededor del 500 a. C., que sostenía que el fundamento de todo está en el cambio constante. Entre esa época y 1859, año en que Charles Darwin público su obra *El origen de las especies*, pasaron más de dos mil años y la idea del cambio seguía como un interrogante presente en la mente del hombre: ¿cómo es que no hay una precisa igualdad entre dos miembros de la misma especie? La búsqueda de respuestas del naturalista inglés lo llevó a deducir que las variaciones se producen por la adaptación del organismo a su medio, aunque, en esos años, no supo explicar qué principio era el que regía esta diferenciación. Solo los organismos más aptos acababan por sobrevivir en la lucha de la vida y las especies menos aptas perecían por su dificultad de adaptación a las circunstancias cambiantes.

Mientras compartíamos una caminata por la Plaza Mayor de Salamanca, el doctor Roberto Kaplan —que se formó en Escocia con el profesor Bernard Isaac, un médico general considerado uno de los padres de la geriatría moderna— me contó:

> Isaac hablaba de la supervivencia de los inaptos. Los inaptos se morían treinta años antes. Ahora, en cambio, siguen de largo. El conocimiento humano ha permitido que los que dos o tres generaciones atrás partían, hoy sigan vivos y eso es un cambio en la incorporación a la condición humana. Está empezando a llegar el pelotón de los inaptos para seguir vivos, con la intención de incorporarse a la condición humana. Ese es un nuevo fenómeno. Personas longevas ha habido siempre. El tema es que ahora son millones. El pelotón. Los *unfittest* están llegando, los discapacitados están llegando. Este es el momento en que la sociedad está empezando a descubrir esa *new race*.

El término general de *adaptación* hace referencia a la capacidad de los seres vivos de adecuarnos al medio ambiente. Se suele distinguir una adaptación genotípica y otra fenotípica. La primera tiene su base en la evolución y se conforma como un proceso donde intervienen las condiciones del medio de población, o sea, el conjunto de individuos de un mismo tipo, las transformaciones hereditarias que se transmiten de generación en generación y la selección natural al estilo darwiniano. En cambio, la adaptación fenotípica es el proceso que se desarrolla en la persona durante su vida, como una respuesta a la acción de los distintos factores del medio exterior. Esta última se entendió al principio como un concepto biológico y médico,[43] pero el progreso y las complejidades de las relaciones humanas hicieron que pudiera ser abordado por estudiosos de áreas como la sociología, la antropología, por los psicólogos, los ingenieros y hasta los pedagogos. En el proceso de adaptación hay dos conceptos que deben ser tenidos en cuenta: el proceso y el resultado.

- En el caso de la adaptación refiere a un proceso por el cual el organismo se adapta tanto a factores propios como externos. Nos habla de un cambio o cambios permanentes.
- En el caso del resultado, relaciona la adaptación misma como un condicionante del resultado, al que se llega por medio del proceso adaptativo.

Mucho de esto está presente en lo que llamamos *zona de confort*, un espacio donde las actividades y conductas se vuelven rutinarias, a tal punto que minimizan riesgos y no tiene sentido el estrés; un lugar o espacio que podría ser descripto como familiar, de poca incertidumbre y alta seguridad. Salir de esta zona implica enfrentarnos con incertidumbres, y con ello, a la ansiedad y, por qué no decirlo, un grado de tensión que puede provocar estrés. No sabemos qué sucederá y cómo reaccionaremos frente a los nuevos estímulos. Allí es donde interviene el proceso propio de adaptación

43 Platonov, V. N., *La adaptación en el deporte*, Editorial Paidotribo, 1991.

frente a un resultado incierto. La percepción de la palabra estrés suele ser algo negativa. Sin embargo, un poco de estrés es bueno para la salud y será discutido en el apartado siguiente. Mientras tanto, es bueno saber que un poco de estrés o corrernos de la zona de confort puede ser una buena razón para crecer y una gran motivación para actuar. Por definición, en nuestras áreas de confort, el nivel de estrés es mínimo. El término zona de confort se originó en referencia a la zona de temperatura entre 18 y 23 grados, donde nos sentimos más cómodos. Supuestamente no sentimos ni calor ni frío, estamos a gusto. Psicológicamente, nuestra zona de confort es el lugar donde nos sentimos más en casa, partiendo del supuesto que las personas somos criaturas que buscamos la comodidad. Salir de ella es algo importante y universal, es en gran medida lo que nos permitió prevalecer como especie. Desde la óptica del crecimiento personal, nunca se preguntó cómo podemos esperar evolucionar en nuestras vidas y carreras si solo nos atenemos al hábito y la rutina. ¿Acaso no dicen que fuera de la zona de confort es donde comienza la magia?

El concepto de *zona de confort* está ampliamente difundido en muchos campos de la literatura. Se basa en la idea o creencia que, cuando una persona es colocada en una situación o ambiente que representa un estrés, disconfort o situación desafiante, suele responder poniéndose a la altura de las circunstancias y superan su temor e incertidumbre logrando crecer como individuos.

Esta situación de confrontar un espacio de disconformidad o falta de comodidad provoca desde reacciones fisiológicas, como el aumento de la frecuencia cardiaca, sudoración o frecuencia respiratoria, hasta reacciones psicosociales, como miedo, pánico o excitación. A pesar de todo lo que se puede haber escuchado sobre *zona de confort*, no existe una teoría per se sobre ello. Como refiere Brown en su artículo de 2008, "Zona de confort: ¿Modelo o metáfora?",[44] luego de una búsqueda exhaustiva en distintas bases de datos no existe referencia alguna a *zona de confort* como teoría o modelo de estudio. El término aparece en todo caso como metáfora en numerosas publicaciones, pero no lo hace como teoría educacional, por ejemplo. Todos sabemos qué es una zona de confort, quedarnos en ella es ir en contra de la teoría de la adaptación de la que hablamos en este apartado. Poder salir de ella, de manera progresiva y gradual, alcanzando nuevos retos, hará que entremos en la llamada zona de aprendizaje, algo más emparentado con lo que proponen las ideas de Charles Darwin, el mismo que dijo que la especie que no se adapta desaparece.

¿Cuánto importa lo genético?

Un poco en serio, un poco en broma, lo cierto es que no son pocos los que se están preguntando qué mundo les dejaremos a personas como Keith Richards o Mick Jagger, a mujeres como Mirtha Legrand en Argentina o a Chabelo en México. Todas personas para las cuales el tiempo parece no pasar. Todas longevas y activas. Como muchos otros rasgos cuantitativos, la longevidad entraña factores genéticos, de desarrollo y de medio ambiente o influenciados por el

44 Brown, M., "Comfort zone: Model or metaphor?", *Australian Journal of Outdoor Education*, vol. 12, núm. 1, 2008, pp. 3-12

entorno; y, por cierto, aspectos que muestran una enorme cantidad o posibilidades de variación entre los seres humanos. Además, estas variaciones afectan los distintos niveles de la jerarquía biológica: las personas, las familias y las comunidades a través del tiempo, algo que a simple vista parece complejo pero que no lo es.

La primera pregunta que la mayoría de las personas suelen hacerse es si la longevidad es una condición genética. En parte lo es, pero tampoco es tan simple. Como dice el viejo chiste sobre Jack el destripador: vayamos por partes.

Lo primero es considerar el rol del tiempo como un elemento que condiciona el proceso de envejecimiento invariablemente y que afecta los sistemas orgánicos a diferente velocidad, desde el punto de vista fisiológico y anatómico. En los seres vivos, envejecer es un proceso con características específicas, que detallaremos al final de este apartado, y que llevan a una pérdida progresiva de la integridad fisiológica, que acarrea una pérdida de la funcionalidad, un aumento de la vulnerabilidad y cuyo fin es la muerte.[45]

Hay varios mecanismos que explican desde lo genético las alteraciones que ocurren en el nivel molecular, a través del tiempo, y que luego se expresan en el nivel de los órganos y tejidos. A esta área o espacio lo llamaremos *espacio genotípico* o *aspectos genéticos moleculares*. Hoy sabemos que, por un lado, tenemos genes que juegan un rol importante en las funciones metabólicas y celulares, como son el estrés oxidativo y la producción de radicales libres, así como ciertas vías relacionadas a la cognición, al metabolismo de los lípidos y la glucosa, incluyendo el mismo mantenimiento del genoma. Mientras que, por el otro, tenemos una serie de

45 López-Otín, C. M.; Blasco, M.; Partridge, L. y Serrano, M., "The Hallmarks of Ageing", *Cell*, 2013, pp. 1194-1217.

fenómenos que se producen dentro del mismo genoma y que también condicionan el proceso de envejecimiento. Dentro de estos fenómenos, está la *inestabilidad del ADN*, un equilibrio en la propia función de reparación y mantenimiento que existe a nivel genético en todos los seres vivos y que, alterando su equilibrio, puede dar lugar a procesos de envejecimiento acelerado o anticipado de determinados órganos. También se encuentra el llamado *acortamiento o desgaste de los telómeros*, que son estructuras que protegen nuestros cromosomas donde se encuentran nuestros genes con el ADN. De ello, hablaremos en el próximo apartado.

La herencia es un parámetro relevante cuando se trata de medir la longevidad. La genética en sí es la porción de información que, como especie, recibimos de nuestros padres en relación con determinados rasgos de una población y en determinado tiempo. De todos los estudios que han buscado cuantificar y determinar cuánto le corresponde a la genética respecto de la longevidad, aquellos sobre gemelos y poblaciones cerradas, como el caso de los *amish* en Estados Unidos o los daneses, son los que arrojan mayor claridad. El estudio sobre los mellizos daneses[46] determinó que la herencia es responsable del 23% de la longevidad en los varones y del 26% en las mujeres, mientras que el estudio sobre las personas mayores de la comunidad *amish* arrojó un 25%.[47] Este tipo de investigaciones son consideradas como parte del segundo espacio o de aquellos aspectos relacionados al estudio sobre cómo la genética influye en la longevidad y hace al área de lo *fenotípico*, que es el área que estudia

46 Herskind, A. M.; McGue, M.; Holm, N. V.; Sørensen, T. I.; Harvald, B. y Vaupel, J. W., "The heritability of human longevity: a population-based study of 2872 Danish twin pairs born 1870-1900", *Hum Genet*, vol. 97, 1996, pp. 319-323.

47 Mitchell, B. D.; Hsueh, W.; King, T. M.; Pollin, T. I.; Sorkin, J.; Agarwala, R.; Schäffer, A. A. y Shuldiner, A. R., "Heritability of life span in the old order Amish", *American Journals of Medical Genetics*, vol. 102, 2001, pp. 346-352.

cómo se expresa en las personas esa carga genética que recibe de sus ancestros. Son estudios que, entre otras cosas, buscan explicar por qué entre hermanos mellizos se desarrollan cursos de vida con resultados en salud diferentes que condicionan una longevidad distinta, y seguramente una expectativa de vida distinta también. Esta dimensión fenotípica se halla íntimamente influenciada por los aspectos del entorno. De esta manera, cuando hablemos de los componentes genéticos de la longevidad, debemos considerar los aspectos genotípicos, los fenotípicos y el entorno; en conjunto estas tres áreas constituyen la *epigenética*. En resumen, podemos decir que la genética solo sería responsable de cerca del 25% de nuestra longevidad, y que en ella también influyen los genes que recibimos de nuestros padres, cómo se expresan en el tiempo en nuestro organismo y el papel que cumple el medio ambiente en el que crecemos y nos desarrollamos. Personas como los integrantes de los Rolling Stones, Mirtha Legrand o Chabelo son expertas en la longevidad, por lo que no está tan equivocado aquel que piensa qué mundo les dejaremos, aunque suene a broma.

El proceso de envejecimiento es:

- Intrínseco, porque es propio, individual, cada persona tiene su propio proceso de envejecimiento.
- Progresivo, porque nada lo detiene, así como avanza el tiempo de vida, avanza el proceso de envejecer.
- Universal, porque es un proceso que incumbe por definición a todos los seres vivos.
- Irreversible, porque no hay forma de volver hacia atrás.
- Multifactorial, porque los motivos que lo producen y lo modulan son muy variados, desde las causas raciales y hereditarias hasta las ambientales o las causas higiénico-dietéticas.

- Heterogéneo, porque todos los seres vivos tienen un propio proceso de envejecimiento.
- Asincrónico, es decir, no todo el organismo envejece armónicamente.

¿Y qué hay de los telómeros y la telomerasa?

La investigación sobre envejecimiento viene aumentando de manera sostenida en todo el mundo. ¿El objetivo? Buscar vivir más y mejor. En 2015, la investigación sobre los diferentes aspectos relacionados al envejecimiento representó el 2,4% de la producción mundial. Según el informe de la Fundación General del Consejo Superior de Investigaciones Científicas (FGCSIC) de España, "Investigación sobre envejecimiento" de 2016,[48] el crecimiento relativo de los artículos científicos sobre envejecimiento en el periodo 2009-2015 fue tres veces superior al del conjunto del resto de artículos en todos los ámbitos de la investigación. De estos, el 70% de todo lo publicado se origina entre Estados Unidos y la Unión Europea. Dentro de las diferentes áreas de publicación, una de las que más se desarrolló es la de la biología celular y molecular y, dentro de ella, la que concierne a los telómeros concentro gran parte del interés. Veamos por qué.

Es imposible hablar de los telómeros sin hablar de la telomerasa, una proteína que fue identificada en 1985 y que le valió el Premio Nobel a su descubridora, la científica australiana Elizabeth Blackburn. Pero la historia nace mucho antes, más precisamente en 1961, en los

48 FCSIC, "Investigación sobre envejecimiento", informe 2016.

laboratorios de la Universidad de Pennsylvania. Allí se encontraba un joven investigador de 34 años llamado Leonard Hayflick, quien se dedicaba a la investigación en biología celular. Su descubrimiento más importante fue comprobar que las células se reproducen un número finito de veces por un mecanismo llamado mitosis, para luego detenerse. Desde ese momento, a este fenómeno se lo conoce como límite de Hayflick. Prácticamente todas estas células tienen este límite, salvo aquellas que conocemos como células madre, cuya división es indefinida y pueden dar lugar a múltiples líneas celulares que por diferenciación renovarán diferentes tejidos y órganos. El límite de Hayflick marca el punto o momento en el que la célula disminuye su tasa de reproducción y entra en un periodo de senescencia, que se traduce en un envejecimiento de nuestro propio organismo. Ahora bien, dentro de nuestras células se hallan los cromosomas, que son los componentes que contienen la información genética. En los extremos de los cromosomas, se encuentra una estructura a modo de terminación, algo parecido a lo que podría ser un capuchón protector, que se conoce como telómero. Los telómeros están implicados en la serie temporal de divisiones celulares, por lo que se los considera como un reloj de la propia célula. Allí es donde entra la telomerasa, su ausencia o deficiencia por su rol en la replicación del ADN de los telómeros, está asociada al desarrollo prematuro de enfermedades y la pérdida de capacidad de regeneración de diferentes tejidos. Si bien existen varias vías o caminos en el estudio e investigación del envejecimiento molecular, actualmente el acortamiento de los telómeros es uno de los más relevantes. A medida que la célula se va reproduciendo, el telómero se va acortando. Lo interesante del caso es que existe una correlación entre el acortamiento de los telómeros y el envejecimiento. O sea que a mayor número de reproducciones celulares, más cortos son los telómeros y más vieja la célula (y nosotros).

Es aquí donde usted seguramente se preguntará si no existe algo que detenga ese proceso de acortamiento o lo revierta. La respuesta, deberíamos decir, encierra una parte buena y otra no tanto. ¡Lo bueno es que sí!: se ha identificado quién podría influir en este mecanismo y es la ya mencionada telomerasa descubierta por Blackburn, que es una proteína que tiene la capacidad de alargar o restituir el telómero, actuando así como un *stop* al proceso de envejecimiento. La parte no tan buena de la respuesta es que aún no existe una pastilla de venta al público que sea efectiva, aunque sí se puede conseguir por Internet y con resultados que aún son precarios y muy preliminares como para ser considerados de utilidad, tal como señalan Maria Blasco y Mónica Salomone en su libro *Morir joven, a los 140*. Por lo visto, aún deberemos esperar.

Volviendo a Blackburn y su investigación sobre la telomerasa, lo interesante es que esta investigadora, que viene de una rama del conocimiento e investigación básica y dura, se permitió permear su trabajo con otras áreas que podrían ser muy cuestionadas por la comunidad científica. Lo hizo de la mano de la psicóloga Elissa Epel, con quien escribió el libro *The Telomere Effect*,[49] que reúne gran parte de su producción intelectual y dentro del que pudieron demostrar cómo estas estructuras tan básicas y de magnitud molecular, como son los telómeros, pueden verse afectadas por cuestiones tan subjetivas como el estrés. Las conclusiones del trabajo conjunto fue que aquellas personas sometidas a estímulos estresantes durante un periodo prolongado de tiempo aumentaron la concentración de radicales libres, sustancias que medían el estrés oxidativo y, con ello, una disminución de la actividad de la enzima telomerasa y un

49 Blackburn, E. y Epel, E., *The Telomere Effect: A Revolutionary Approach to Living Younger, Healthier, Longer*, Nueva York, Hachette, 2017.

mayor acortamiento de los telómeros.[50] Es interesante mencionar que es indiferente el origen del estímulo de estrés. La evidencia es robusta para situaciones tan diferentes como pacientes con cáncer de próstata de bajo riesgo que fueron sometidos a un programa de cambio de estilos de vida, o un grupo de personas con alto estrés que fueron incluidas en un programa de actividad física; también se hizo una experiencia con pacientes a los que se les ofreció un retiro espiritual comparado con aquellos que permanecieron en listas de espera antes de una cirugía, o un grupo de personas a las que se sometió a una dieta con alto grado de ácidos grasos Omega 3. Todos ellos pudieron prolongar la longitud telomérica respecto del grupo no intervenido.[51] Como se ve, a pesar del aumento sostenido de la investigación en temas de longevidad, aún quedan muchas preguntas por resolver, aunque los caminos parecen estar cada vez más allanados de la mano de investigadoras como Blackburn y Blasco, una trabajando en Estados Unidos, la otra en España; dos regiones donde más se produce en materia de conocimiento y de donde seguramente provengan las futuras respuestas.

Estrés es control

Si hay un fenómeno ligado al mecanismo de adaptación, en el que Darwin basó sus principios de selección natural, es el estrés. Este término fue utilizado por primera vez en 1936, por el investigador

50 Epel, E. S., Blackburn, E. H., Lin, J., Dhabhar, F. S., Adler, N. E., Morrow, J. D. y Cawthon, R. M., "Accelerated telomere shortening in response to life stress", *Proceedings of the National Academy of Sciences*, vol. 101, 2004.

51 Norris, J., "Aging, chronic disease and telomeres are linked in recent studies", *UCSF News Center*, 3 de febrero de 2011.

canadiense Hans Selye, quien lo formuló como un síndrome general de adaptación, cuyo significado entraña una respuesta no específica del cuerpo a cualquier demanda de cambio. Por ejemplo, el frío o el calor, las cargas físicas de las máquinas de pesos en un gimnasio o el cambio esperado o no que significa una mudanza o el desafío de un trabajo nuevo. Ni hablar de una jubilación o un retiro, que nos confronta con un cambio de vida tan radical... para bien o para mal. Todo se manifiesta como una carga emocional o física que trasciende ambos dominios para expresarse de una manera sistémica. Sin embargo, las opciones no son mucho más que dos: si el estímulo es demasiado fuerte o se mantiene durante un tiempo prolongado, fisiológicamente se convierte en estrés y provoca agotamiento. Lo que en la salud de las personas significa signos y síntomas clínicos, algunos de los cuales pueden dar lugar a enfermedades. En cambio, si el estímulo no supera un determinado límite o umbral de adaptación, el organismo generará una movilización y distribución de recursos fisiológicos, por los cuales lograremos que nuestro organismo se adapte sin manifestación clínica. El mismo Selye habló en una oportunidad del estrés como "la tasa de desgaste del cuerpo". Esta es una idea bastante aproximada al envejecimiento biológico, aunque aún resulta muy difícil conceptualizarlo. De hecho, en una oportunidad el investigador dijo que "todo el mundo sabe lo que es el estrés, pero nadie lo conoce realmente", en gran parte porque el estrés se puede manifestar de una manera muy diferente en cada uno de nosotros.

Las personas solemos dividirnos en aquellos que hacen que las cosas sucedan y las personas que creen que las cosas les suceden a ellos. A diferencia de este segundo grupo, el primero piensa que el control de sus vidas está, en gran parte, en sus propias manos. Veámoslo con un clásico ejemplo. Imagínese una montaña rusa, todos nosotros nos hemos parado frente a una o nos hemos subido a vivenciar en primera persona la adrenalina que nos provoca la velocidad de un recorrido que desafía la fuerza de la gravedad. A bordo de ella están quienes van agarrados con toda la fuerza de sus brazos y con los ojos cerrados. Suelen ser quienes van sentados en los asientos posteriores. En los del frente, por el contrario, van quienes suelen ser los primeros en levantar los brazos y gritar de emoción con los ojos bien abiertos, buscando adivinar dónde finaliza la caída casi al vacío, que significa una pendiente desde lo más alto. Lo que es estrés para una persona, es estímulo para otra. Este ejemplo es muy útil para ver cómo un mismo estímulo como la montaña rusa difiere en la respuesta que provoca en un mismo grupo de personas, a pesar de que todas ellas tenían poco control sobre la situación. Allí es donde suele estar la clave, en la percepción del control. Aunque todos no pueden ponerse de acuerdo sobre una definición de estrés, las investigaciones experimentales y clínicas confirman que la sensación de tener poco o ningún control siempre es angustiante, y de eso se trata el estrés.

Durante la primera guerra del Golfo, la ciudad de Tel Aviv fue bombardeada por misiles iraquíes que fueron neutralizados gracias a la ayuda de Estados Unidos. Sin embargo, no pudo evitarse que sus habitantes sufrieran una sobrecarga de estrés y ansiedad que llevó a un aumento significativo de episodios de infarto agudo de miocardio y/o muerte súbita entre sus habitantes, comparado con cinco periodos de control previos.[52] Posteriormente, y a medida que la población se adaptó al conflicto y a la amenaza latente de bombardeo,

52 Meisel, S. R.; Kutz, I.; Dayan, K. I.; Pauzner, H.; Chetboun, I.; Arbel, Y. y David, D., "Effect of Iraqi missile war on incidence of acute myocardial infarction and sudden death in Israeli civilians", *The Lancet Public Health*, vol. 338, 1991, pp. 660-661.

las cifras volvieron a bajar y ubicarse en los rangos de normalidad. Algo similar había ocurrido en Atenas, la capital de Grecia, cuando el 24 de febrero de 1981 se vio sacudida por un terremoto, en el que, a pesar de haberse producido pocas víctimas, en los siguientes días se observó que las muertes por eventos cardiovasculares aumentaron el 50%, en especial entre aquellas personas que tenían enfermedad preexistente.[53] El estrés sostenido crónicamente, esto es, durante un largo periodo de tiempo, suele denotar una falta de control sobre algunas circunstancias de la vida. Gran parte de ello está vinculado con la posición económica y el tipo de ocupación o trabajo que se tenga. De esto habla Michael Marmot en su libro *Status Syndrome*, donde no solo desarrolla la idea de cómo la posición socioeconómica cumple un papel importante en la producción y distribución de la enfermedad y la salud, sino que analiza cómo la jerarquía en el ambiente de trabajo se relaciona con la percepción del autocontrol y esto, con la expectativa de vida. En su estudio sobre los empleados públicos del Reino Unido, deja en claro que el sistema público es generoso en muchos aspectos. Sin embargo, peca de ser extremadamente rígido en la descripción y práctica laboral, según la jerarquía de la posición. La naturaleza de la jerarquía impone que cuanto más bajo se está en la escala, menos control sobre las propias decisiones se tiene. De hecho, en el sistema de empleados públicos inglés, la jerarquía laboral tiene una robusta correlación con los problemas de salud cardiovasculares y el grado de problemas de salud mental.[54] En pocas palabras, los trabajadores con menor

53 Trichopoulos, D.; Katsouyanni, K.; Zavitsanos, X.; Tzonou, A. y Dalla-Vorgia, P., "Psychological stress and fatal heart attack: the Athens (1981) earthquake natural experiment", *The Lancet Public Health*, 1983, pp. 441-444.

54 Marmot, M. G.; Bosma, H.; Hemingway, H.; Brunner, E. y Stansfeld, S., "Contribution of job control and other risk factors to social variations in coronary heart disease incidence", *The Lancet Public Health*, vol. 350, 1997, pp. 235-239.

jerarquía en la escala laboral suelen vivir menos que aquellos que ocupan funciones de supervisores o gerentes.

En una oportunidad, el físico y filósofo argentino Mario Bunge me contaba en su casa de Montreal que cuando sus colegas, por recelo, forzaron su retiro de la universidad de esa ciudad canadiense, para él había significado un alivio porque había ganado libertad, y esa disponibilidad le permitía hacer lo que quisiera con su tiempo. Tener control de su propio tiempo le había permitido ser más productivo. Mientras me hablaba de ello, notaba que en su rostro se dibujaba una sonrisa de satisfacción por haberle encontrado la vuelta a algo que para más de una persona seguramente hubiera supuesto momentos de angustia y crisis personal. Fue entonces cuando le pregunté si era verdad que la gente que se ríe más suele vivir más. Su respuesta fue que era verdad.

> Es completamente cierto, porque al reírse uno se relaja, y una de las peores enfermedades es el estrés como usted sabe, que va acompañado por una acumulación de corticoides. Entonces, es completamente cierto. Un amigo mío estudiaba el estrés en animales domésticos y medía el grado de estrés al que estaban sometidas las gallinas domésticas y descubrió algo muy importante. Las gallinas que están hacinadas están muy estresadas, ala con ala, y ponen huevos llenos de corticoides, ponen menos huevos, son menos rendidoras que las gallinas a las que se les permite corretear por el campo.

De la risa y su efecto sobre la salud trata el próximo apartado, pero mientras tanto le propongo que cierre el libro un momento. Estire sus piernas y muévase un rato. El movimiento, como verá más adelante, es salud, y usted ya pasó un rato quieto leyendo. ¡Es tiempo de moverse!

A reírse que es gratis (y hace bien)

Seguramente recordará la película de Robin Williams interpretando el personaje del doctor Patch Adams. Un médico poco común que se hizo famoso por su forma de afrontar el vínculo y el trato con el paciente durante el proceso de curación. Costumbres y métodos que iban en contra de lo establecido o esperado para la época. Era la década de 1970 y comienzos de la de 1980. El fenómeno Patch Adams, que nació cuestionado y combatido por el *establishment* médico, hoy es un movimiento mundial que encuentra adeptos en prácticamente todos lados: profesionales de la salud que, a través del humor y la risa, buscan el alivio del paciente.

¿Qué hay de cierto sobre los efectos terapéuticos de la risa?

Para empezar, sus efectos son tan beneficiosos como el ejercicio o una buena dieta. La risa es el yin de un yang constituido por el estrés, la otra cara de la moneda. Uno de los primeros en hablar sobre el efecto beneficioso de la risa fue el filósofo y psicólogo William James, quien a finales del siglo XIX observó que "no reímos porque somos felices, sino que somos felices porque reímos".

Gran parte de lo que sabemos respecto de la fisiología sobre los efectos beneficiosos de la risa radica en la estimulación de la producción y la liberación de endorfinas y óxido nítrico. Estas son sustancias naturales que se sintetizan en células ubicadas en el hipotálamo y la glándula pituitaria. Su acción es sistémica sobre el conjunto del organismo y se dan en el lugar donde se encuentren los receptores químicos para estos elementos. De esto se desprende que parte de la liberación de endorfinas tendría una consecuencia particular sobre el endotelio vascular, provocando un efecto antiinflamatorio e inhibiendo la agregación plaquetaria. Hipótesis que además está fuertemente apoyada por el hecho de que, luego de episodios de risa, la percepción del dolor se modifica. Sin llegar a este grado de detalle, la risa provoca cambios fisiológicos mucho más fáciles de percibir. Al reírnos, los músculos de nuestra cara (y los del cuerpo) se estiran y contraen haciendo que la sangre y la presión aumente, la respiración sea más rápida y con ello, llegue más oxígeno a los tejidos. De allí que los efectos de la risa y el ejercicio guarden mucha similitud entre ellos. A pesar de esto, la gran dificultad que hoy observamos con la risa y lo que provoca es poder determinar su causalidad. Lo que sí sabemos es que reírnos es un acto social y que está relacionado a situaciones compartidas con amigos o familia. Sobre este hecho existía poca evidencia empírica, en especial, de aquella proveniente de la neurociencia. Pero, recientemente, se han publicado dos investigaciones que traen mucha más claridad sobre la risa como fenómeno social.

El primer estudio, proveniente de Finlandia, identificó que la risa social conduce a la liberación de endorfinas en regiones cerebrales específicas.[55] Cuantos más receptores opioides tenían los participantes en estas regiones de su cerebro, más propensos eran a la risa contagiosa. Así, con esta investigación, se vio que los efectos agradables y calmantes de la liberación de endorfinas podrían indicar seguridad y promover sentimientos de unión. Además, la relación entre la densidad del receptor de opiáceos y la tasa de risa sugiere que el sistema

55 Manninen, S.; Tuominen, L.; Dunbar, R.; Karjalainen, T. y Hirvonen, J., "Social laughter triggers endogenous opioid release in humans", *Journal of Neuroscience*, vol. 37, 2017, pp. 6125-6131.

opioide puede ser la base de las diferencias individuales en la sociabilidad. El otro estudio, proveniente de Londres, concluyó que la risa humana involucra áreas cerebrales que facilitan la reciprocidad social y la resonancia emocional, en consonancia con su papel establecido en la promoción de la afiliación y la cohesión social.[56]

La risa no solo es importante como tal, sino que es una metáfora de emociones positivas como el amor, el deseo, la esperanza, la fe, el propósito y la determinación. Reírse puede servir para evocar triunfos personales, sorpresas o también reírse por cosquillas, y aunque sabemos que es más común en algunas personas que en otras, tiene un efecto contagioso. La risa es tan primitiva que hasta Charles Darwin escribió sobre ella en 1872. Además, es una terapia muy económica, pero que lleva tiempo desarrollarla en algunas personas. Su práctica debe comenzar con uno mismo: luego de reírnos nos sentimos mejor, más sociables y más relajados. No es poco. ¡Así que recuerde: a reírse que es gratis y hace bien!

Zonas azules: un ecosistema ideal

El aeropuerto Juan Santamaría en San José de Costa Rica es chico, así que no tardé demasiado tiempo en ganar la salida a la calle, una vez que el vuelo había aterrizado. Allí me esperaban un grupo de personas, que de paso aprovechaban para estirar sus piernas, como antesala a un viaje por ruta que demoraría unas cuatro horas hasta nuestro destino en la península de Nicoya. Las sonrisas y los saludos anticiparon un ambiente de entendimiento mutuo. Al grupo

56 O'Nions, E.; Lima, C. F.; Scott, S. K.; Roberts, R.; McCrory, E. J. y Viding, E., "Reduced laughter contagion in boys at risk for psychopathy", *Current Biology*, vol. 27, 2017, pp. 3049-3055.

lo conformaban personas del Ministerio de Salud de Costa Rica e investigadores extranjeros que, como yo, habían sido invitados al evento que, por primera vez, reuniría a los referentes de las llamadas zonas azules del mundo. Aclaro que en mi caso era el único que no investigaba este tema en particular. Paolo Francalacci fue el primero en acercarse y con quien estrechamos la mano. Paolo es un genetista evolutivo de renombre internacional, además de un gran fotógrafo. Nació en la Toscana y, como luego me explicó, se encarga de rastrear genéticamente los antepasados de nuestra especie. Es un hombre de laboratorio, y entre sus mayores logros, se encuentra haber publicado, con su grupo de trabajo, la decodificación del gen de Adán en la prestigiosa *Science*, y que luego le significó ser portada de *The New York Times Magazine*. Lo acompañaba la doctora Christina Chysohoou, una médica cardióloga y epidemióloga que lidera las investigaciones de la isla de Icaria en Grecia, otra de las zonas azules. Por última, me saludé con el doctor y profesor Gianni Pes, quien fue el primero, junto con el belga Michael Poulen, en identificar y estudiar el fenómeno *zona azul* en Europa. Formábamos parte del grupo de investigadores que asistiríamos al Primer Encuentro Mundial de Zonas Azules, lugares donde "las personas se olvidan de morir" como tituló en una oportunidad un artículo sobre estos escenarios tan particulares, lugares donde las personas han mostrado gestionar su capital de salud de una forma óptima.

Las zonas azules son regiones del mundo donde la proporción de personas que alcanzan los 100 años es curiosamente mucho más elevada que en el resto del globo. Hoy en día se identificaron cinco lugares con estas características: la isla de Okinawa en Japón, la isla de Icaria en Grecia, la isla de Cerdeña en Italia, la comunidad adventista de Loma Linda en California, en Estados Unidos, y la península de Nicoya en la región de Guanacaste, Costa Rica.

Son lugares donde además de vivir hasta edades muy avanzadas, las personas lo hacen sosteniendo niveles de funcionalidad y, por lo tanto, de independencia muy elevados.

Una vez comenzado el viaje, y mientras nuestro minibús se adentraba por las rutas *ticas*, Gianni y Paolo contaban al grupo que cuando comenzaron a señalar y marcar los domicilios de la isla de Cerdeña con personas centenarias, lo hicieron sobre un mapa en la pared donde con "puntas o tachas" de color azul dejaban registro de sus domicilios. Una vez terminada esa etapa, se dieron cuenta de que habían quedado delimitadas sobre el mapa las zonas de la isla donde vivían las personas más longevas como núcleos homogéneos de color azul. Algo que solo pudieron observar en perspectiva al alejarse del mapa que colgaba en la pared. Este fue el origen de lo que hoy se conoce como "zonas azules". Esos vecindarios coincidían con los lugares de la isla de Cerdeña donde habitaban los pastores de los rebaños, quienes, en su tarea diaria, no dejaban de moverse desde una punta a la otra de los diferentes y escarpados territorios en busca de buenas pasturas para el ganado. Ya comenzaba a adivinarse, al menos, una de las razones de una longevidad exitosa: la actividad física regular.

Si bien las primeras investigaciones sobre estos grupos de edad avanzada existen desde muchos años atrás, el surgimiento a nivel masivo del fenómeno azul con sus dietas, estilos de vida, recetas y fórmulas de longevidad tuvo más que ver con el *business* que con lo académico, aunque claro, no es posible una cosa sin la otra. En mucho de eso influyeron Dan Buettner, periodista de National Geographic, y el demógrafo belga Michael Poulen, a quienes encontraríamos más tarde en Nicoya.

Con el apoyo de la National Geographic, Dan Buettner y sus escritos se encargaron de que el fenómeno azul se transformara en un producto de consumo masivo. Sus tres *best sellers* así lo atestiguan. Esta sinergia entre *business* y academia se encuentra en plena ebullición y desarrollo, y muestra lo beneficioso que puede resultar la intersectorialidad, cuando cada uno pone lo mejor de sí. Pero volviendo al grupo de personas centenarias y el porqué de semejante curiosidad que despiertan en el mundo, gran parte de las razones podríamos encontrarlas en el hecho de que este grupo tan extremo de personas podría convertirse en un camino para poder identificar, estudiar y analizar las razones de por qué viven tanto tiempo estos verdaderos campeones de la longevidad. Estas personas no solo expresan extrema longevidad, sino que constituyen el extremo superior de la pirámide demográfica. Representan lo más exitoso de la supervivencia humana. Vale también decir que las personas centenarias son un grupo de la población que ha crecido exponencialmente en las últimas décadas. En el Reino Unido, su número se cuadruplicó en las últimas dos décadas. Solo en los últimos diez años, aumentó un 65% y llegaron a ser más de 5.700 las personas con más de 100 años de vida; incluso más curioso resulta el incremento de los mayores de 105, que ya eran 850 en septiembre de 2016. El caso de Japón es aún más significativo. Este país es el de mayor longevidad y grado de envejecimiento del mundo. Allí los centenarios sobrepasaban las 70.000 personas en 2018. En Estados Unidos, la tasa de centenarios ha aumentado un 44% en los años más recientes: pasaron de ser 50.000 a ser más de 72.000 personas entre 2000 y 2014.[57] En España, en el censo de 1900, eran 394 los centenarios, mientras que, según el Instituto Nacional de Estadística, al 1 de enero de 2018 eran más de 15.700 y los mayores de 90, más de medio millón. En la Ciudad de México,

57 Storrs, C., "The centenarian tide is on the rise", *CNN*, 2016.

los centenarios son cerca de 1.100 personas; en Colombia, se estima que hay unos 5.500, de los que aproximadamente 1.200 viven en su capital Bogotá, y en la Ciudad Autónoma de Buenos Aires, son algo más de 750 personas del total de las alrededor de 5.500 que hay en el país.

A simple vista, está claro que las zonas azules también tienen limitaciones. El caso de Okinawa, Icaria y Cerdeña es obvio: las tres son islas, comunidades aisladas. Con un contacto que, para quienes tienen hoy más de 90 o 100 años, es difícil de imaginar en su juventud, considerando el grado de hipercomunicación que existe hoy. El caso de Loma Linda, en Estados Unidos, también lo es de cierta manera. La comunidad californiana forma parte del culto de la Iglesia adventista, caracterizada por normas de vida con un concepto de bienestar y de fuerte fe espiritual, que los convierte en una población cultural y relativamente aislada. En cambio, en Guanacaste, a donde nos dirigíamos con el grupo, resultaba diferente. Por un lado, si bien es una región en forma de península no deja de estar integrado al resto del país; es un territorio que ocupa cinco cantones o provincias: Nicoya, Santa Cruz, Nandayure, Carrillo y Hojancha. Territorialmente es la más grande de todas las zonas azules. Por si fuera poco, cuenta con más de 900 personas mayores de 90 años y cerca de 4.300 personas mayores de 80 años. En esta región, lo interesante del fenómeno es que traduce otra magnitud y, por lo tanto, otra sostenibilidad en el tiempo. En Costa Rica, a diferencia de las otras ciudades, hay zona azul garantizada por varias décadas más.

Los días que siguieron, y durante los que se prolongó nuestro encuentro, hicieron que, a medida que analizábamos e intercambiábamos información entre desayunos de café, *gallopinto* y el resto de la agenda, cobrara más peso la aproximación a la idea de un *ecosistema o modelo de epidemiología social*, cada una de ellos con sus características. En Okinawa, los rasgos sobresalientes eran la dieta, la cohesión social con ceremonias de encuentro tradicional entre las mujeres, un vínculo que llaman *Moai*, y un profundo sentimiento hacia el propio *Ikigai* (ver más adelante). En Grecia, la característica común era la dieta y el bajo nivel de estrés. En Cerdeña, la actividad física casi continua y de baja intensidad, una dieta natural, que incluye una copa diaria de un vino tradicional y de manufactura casera de la isla llamado *Cannonau*, y un dato poco común: era la única zona azul donde el equilibrio entre hombres y mujeres se mantenía. En el resto, predominaban las mujeres en mayor proporción. En Loma Linda, lo notable era el aislamiento del resto de la población, pero una alta cohesión social, alimentada por la religiosidad que la Iglesia adventista profesa, que, al mismo tiempo, se acompañaba de una dieta muy natural donde no había tabaco ni alcohol. El caso de Nicoya era curioso en el sentido de que había una dieta con muchas legumbres, una profunda fe religiosa y también un componente de actividad física regular a lo largo de la vida; lo llamativo de esta zona era que la mayoría de los centenarios se hallaban en una condición muy cercana a la pobreza.

La observación y el intercambio nos llevaba a pensar que estas personas centenarias no hacían más que reproducir un modelo de vida o tradición de hace cincuenta años atrás o más, con la diferencia de que ahora contaban con adelantos médicos y tecnológicos que antes no existían. Ellos seguían manteniéndose activos, alimentándose con la misma dieta natural, sosteniendo una red de contactos sociales y, por si fuera poco, con una profunda fe espiritual. Por esto, el gran interrogante que nos asaltaba a medida que nuestras charlas se continuaban era si las generaciones siguientes de Okinawa, Grecia, Cerdeña o Costa Rica serían capaces de mantener esa tradicional forma de vida, que tan buenos resultados les había dado. La respuesta que flotaba en el aire era que sería muy poco probable.

Eso lo pude comprobar con don Cecilio Díaz Briceño, que a sus 80 años me recibió en su casa en medio de los cerros que se levantan en las afueras de Nicoya. Cuando estrechamos nuestras manos, don Cecilio acababa de bajar de sus terrenos en la ladera y aún conservaba el olor de la tierra recién removida, fruto de preparar el terreno para el cultivo de su propio maíz. También cultivaba frijoles y café. El caso de la carne era diferente: son épocas donde ya no se realiza la clásica matanza y preparación del cerdo, así que la carne hoy se compra en el supermercado. Todo esto me lo iba contado, mientras ascendíamos una cuesta de más de doscientos metros y, al tiempo que yo hacía equilibrio en esa subida irregular llena de piedras y raíces que sobresalían del suelo, él me hablaba sin que se le cortara el aliento. Seguramente parte de esa condición también se sostenía con el fútbol que, según me contó, jugaba todos los días como parte de la diversión, una diversión que apuntalaba su salud. Don Cecilio vivía prácticamente solo en esa casa. A unos quinientos metros, vivía su hermana con su marido, mientras que el resto de la familia se había trasladado a la ciudad. No había signos que delataran que la familia extendida fuera a regresar. Ellos ya pertenecían a la ciudad, con sus costumbres urbanas: más habituados a ver el fútbol por televisión que a jugarlo como don Cecilio al costado de su plantío. Mientras tanto, junto a Paolo, Gianni y Christina, observábamos el arco que nos mostraba, al cual pateaba la pelota a pocos metros de su maíz, sus frijoles y sus tradiciones. Un ecosistema exitoso para una longevidad saludable, que es referencia en el mundo. Estábamos el corazón de la zona azul de Costa Rica.

Las claves de la zona azul

La *actividad física* es parte de sus vidas, pero como medio de vida. Los habitantes de las diferentes zonas azules tienen en común que deben moverse para proveerse de alimentos o por sus propias ocupaciones. Se trata de una actividad física que, además, es de baja intensidad, pero de alta duración en tiempo. Además, es continua a lo largo de sus días, como el caso de don Cecilio, que lo hace para trasladarse o para cultivar su propia tierra, o como los pastores de Cerdeña, en busca de buenas pasturas.
Los hábitos de *nutrición* tienen en común su origen natural, ya que suelen ser productos de propia manufactura o producción, pero también una composición de la dieta basada fundamentalmente en granos y cereales, con algo de lácteos y una ingesta de productos cárnicos reducida.
El *soporte social* es fundamental y esto se ve en las estrechas relaciones familiares que existen en Costa Rica o en el particular vínculo de las mujeres de la isla de Okinawa en Japón, que se reúnen periódicamente como parte de una dinámica de apoyo mutuo donde, entre otras cosas, dialogan y se acompañan ante la adversidad.
La *espiritualidad* es fundamental. En Japón entre las personas mayores se da la confluencia de aspectos religiosos y filosóficos que provienen del confucionismo, el sintoísmo y el budismo. Además, los ritos están relacionados a la mística del pasado, se lo relaciona con el poder y la jerarquía social, así como con el propio autocontrol y la disciplina. En Costa Rica, en cambio, la fe católica tiene una fuerte impronta entre la población, aspecto que se aprecia no solo en su vida, sino en los propios domicilios donde nunca faltan las imágenes.

De centenarios, supercentenarios e inmortales

> Mas yo sostengo que una materia de estudio, o las clasificaciones que hacemos de las cosas, no constituyen una base para distinguir las disciplinas. Las disciplinas se distinguen en parte por razones históricas y de conveniencia administrativa, y en parte porque las teorías que formulamos para solucionar nuestros problemas tienden a desarrollarse dentro de sistemas unificados. Pero toda esta clasificación y distinción es una cuestión relativamente superficial. No somos estudiantes de materias, sino estudiantes de problemas, y los problemas pueden traspasar los límites de cualquier materia de estudios o disciplina.

Son palabras del gran filósofo de la ciencia Karl Popper, que resumen la necesidad que los hombres tenemos por clasificar, etiquetar, dividir, fraccionar, catalogar. Podríamos seguir con la lista de sinónimos. Nuestra sociedad está organizada sobre la base de divisiones, como si fueran compartimentos estancos (o una sucesión de estos en el mejor de los casos), y donde la edad suele funcionar como una variable de ajuste. Una edad para la escuela primaria, luego para la secundaria, otra para obtener la licencia de conducir y otra para votar. Una edad donde, en algunas sociedades, si la mujer no se casó, puede que sea mal vista o un hombre que, si no tuvo hijos, puede ser rotulado de algo que no es. Edades para jubilarse y edades para asistir a ciertos lugares. Una edad para pagar menos por un boleto de avión y otra para el descuento en el museo o en el transporte público. Una fecha para ser *millennial*, otra para ser de la generación X y otra para ser un *baby boomer*. Siempre recuerdo a Popper cuando doy clases en la facultad, porque a los médicos suelen enseñarnos como si la medicina se tratara (y el paciente también) de un conjunto de compartimentos estancos o sistemas y aparatos que al finalizar la carrera se corporizan y toman forma de un ser humano. Algo así como si el buen repostero metiera en un molde todos los ingredientes necesarios para una torta de chocolate, y así como queda todo dentro del molde, se lo mete en el horno para luego de un tiempo obtener como por arte de magia una regia torta. Hoy sabemos que tanto los elementos de ese pastel como el conocimiento, las habilidades y las destrezas que debería tener un profesional deben seguir una línea de integración, si se quiere obtener un buen resultado, sea este un médico o un pastel.

Las diferentes edades —y las etiquetas que les corresponden— traspasan las disciplinas y permean la sociedad. La longevidad es una de las víctimas predilectas de este clasificar. Hace más de veinte años, cuando comencé a involucrarme asistencial y académicamente con las personas mayores y buscaba imágenes y material para mis clases y conferencias, ocurrió que el semanario *Newsweek* publicó su tapa de agosto de 1997 con el título principal de "Cómo vivir 100 años". Estaba ilustrada con la imagen de una pareja de personas mayores sobre una moto, con expresión y rostro de velocidad. No dudé en incorporarla a mis presentaciones. Para mi sorpresa, poco tiempo después la tapa de la revista *Noticias* de Argentina titulaba "Vivir hasta los 130 años"; y más tarde, en enero de 2000, la tapa de *The New York Times Magazine* presentaba un adulto mayor sobre un monopatín y el encabezado "Carrera hacia la inmortalidad (o al menos hasta el cumpleaños 150)". Eran títulos que, por un lado, comenzaban a plantear la posibilidad de una vida sin fin —pasaban de 100 a 150 años en apenas nueve años entre la primera y la tercera portada—, pero que, además, insistían en una aproximación y un análisis cuantitativo de la vida, donde el éxito parecía estar en el solo hecho de sumar años. Para mi tranquilidad y el enriquecimiento de mis clases, en mayo de 2005, la revista del diario español *El País* presentó su tapa con un adulto mayor que tenía dos elementos que, discutidos o no, hacían referencia a su calidad de vida. El hombre vestía de traje y corbata, pero posaba con un paracaídas dentro de su mochila, donde al fondo de la imagen se veía una avioneta, y en su mano (además) sostenía un puro. Era la imagen de un hombre activo en su trabajo y en su tiempo libre y que también se daba un gusto y al hábito poco saludable que representaba su habano. El título de la tapa era "Jóvenes a los 80", y fue la visión cualitativa que faltaba a la serie de imágenes para mis tareas docentes.

En la actualidad, existe una gran cantidad de personas que trabajan en busca de revertir el proceso de envejecimiento, algo así como una carrera hacia la inmortalidad. Por si fuera poco, medios no les faltan. Muestra de ello es la compañía Calico, una división de Google fundada en 2013, que se presenta como una compañía de desarrollo e investigación cuya misión es la búsqueda de tecnología de avanzada que permita comprender los mecanismos biológicos que controla la expectativa de vida. Su fortaleza está en integrar un nivel sin precedentes de esfuerzos interdisciplinarios, entre los que se cuentan científicos del campo de la medicina, el desarrollo farmacológico, la biología molecular y la genética, que están focalizados en objetivos de largo plazo. Está claro que la financiación no es problema. Se estima que cuenta con más de 1.400 millones de dólares de presupuesto. También están aquellos considerados por la ciencia como charlatanes, que auguran que en el futuro conseguirán dar marcha atrás al reloj del envejecimiento, o quienes, con una perspectiva más orientada a los negocios, afirman que en un futuro podrían ofrecer la criopreservación, algo así como esperar en el banco de suplentes o en los boxes de un autódromo para, en algún momento, volver a salir a las pistas. La realidad hoy en día es que por más que se diga que Matusalén vivió 969 años, quienes están empujando el límite de la vida más concretamente son el grupo de los llamados centenarios y supercentenarios. Este grupo de personas son la expresión excepcional de la longevidad y pueden ser considerados desde dos ópticas diferentes. Una de ellas es la individual, donde su presencia existió desde tiempos inmemorables en la historia humana, como en Bélgica donde en enero de 1831, en momentos en que la expectativa de vida allí era de 33 años, se registró la existencia de dieciséis centenarios, de los cuales el mayor tenía 111 años. La otra perspectiva es una aproximación colectiva, donde la longevidad que se manifiesta como un fenómeno de población concentrado, como es el caso de las zonas azules, en las que este grupo supera en promedio unos veinticinco años la expectativa de vida global, algo que en términos estadísticos se ubica a tres desvíos estándar de la media.[58] Asumiendo que una generación se da cada veinticinco años, el grupo de centenarios gozaría de una generación más de vida, comparado con el resto de los mortales. Pero más allá de ello, estos campeones de la supervivencia han demostrado tener mejores condiciones de salud que las personas con una expectativa de vida promedio, lo que atrajo la atención de demógrafos, investigadores de la salud y hasta público en general, para poder entender las razones de su longevidad. Sin embargo, todo ello no implica pensar que algún día los humanos seremos inmortales. Como seres vivos que somos nos toca la mortalidad. Para los que sostienen que la inmortalidad

---

58 Pes, G. y Poulain, M. (eds.), *Longevità e identità in Sardegna. L'identificazione della "Zona Blu" dei centenari in Ogliastra*, Roma, Franco Agnelli, 2014.

es posible, como académico la ubico más cerca de la charlatanería que de la ciencia. Recuerdo el día en que me entrevistó un reconocido periodista, que estaba encaprichado con que le dijera cuál era el límite de la vida humana. A la gente le gusta tener un número, le gustan las clasificaciones, como decía Karl Popper. Quizás tenga razón el personaje encarnado por Clint Eastwood en su última película, *La mula*, cuando dice que el único interesado en llegar a cumplir 100 años es el que tiene 99. A pesar de ello, ¡qué mejor que morir lo más tarde y saludable posible! Pero de allí a la inmortalidad hay un largo trecho. Mi abuela Elsa, que pasó los 100 años en pleno uso de sus facultades y con buena salud, ya en sus 94 un día me dijo: "Dieguito, de los míos ya no queda nadie...". Mi abuela cumplió con un rasgo que también caracteriza a los centenarios: se mueren casi de un día para el otro sin desarrollar enfermedades. Por eso, si es con salud bienvenidos los años y con ellos los centenarios y supercentenarios que para inmortales tenemos a *Highlander* y hasta ahí nomás. Que la inmortalidad no nos haga perder la cabeza.

Cinco claves para una nueva longevidad

No hay recetas mágicas, pero sí hechos comprobados que nos ayudan a vivir mejor. Pero si de recetas o recomendaciones se trata, en la búsqueda de estar y sentirse mejor, siempre es bueno considerar el tipo de vida que realizamos y que, seguramente, nos gustaría seguir haciendo hasta nuestros últimos días. La mayoría de nosotros vive inmersa en una comunidad. También lo normal es que vivamos de alguna ocupación, empleo o profesión, y que acudamos a controles periódicos de salud con nuestro médico de cabecera. Con esa idea, aquí les comparto cinco breves recomendaciones generales para transitar de forma plena y activa nuestra nueva longevidad.

1. Estar "conectado" y ser protagonista de la comunidad es fundamental. Para ello, pensar en la necesidad de un aprendizaje continuo a lo largo de la vida nos permitirá adaptarnos y actualizarnos sobre los nuevos roles, las necesidades y las capacidades que la vida moderna, con su acelerado ritmo, impone. Será, al mismo tiempo, una forma de alejar el momento de la jubilación o retiro formal, como medida administrativa que mayoritariamente se vive como una crisis personal y social. Un estudio del Departamento de Psicología de la Universidad Brigham Young (Estados Unidos) demostró que el aislamiento social real y subjetivo se asocia con un aumento del riesgo de mortalidad temprana.[59] La soledad, el aislamiento social y vivir solo llevan a un promedio del 29%, el 26% y el 32% de mayor probabilidad de mortalidad, respectivamente.
2. Ser funcionalmente autónomo. Cuando los investigadores les preguntamos a las personas mayores en qué momento se han sentido "viejos", la respuesta es unánime: al no poder valerse por ellos mismos, en especial, en las actividades de la vida diaria. Por eso, programas de actividad física regular que combine resistencia cardiovascular, flexibilidad y equilibrio junto con fuerza muscular nos ayudan a mantenernos funcionalmente independientes.

---

59 Holt-Lunstad, J.; Smith, T.; Baker, M. y Harris, T., "Loneliness and social isolation as risk factors for mortality. A meta-analytic review", *Perspectives on Psychological Science*, vol. 10, 2015, pp. 227-237.

3. Poder vivir en nuestro propio hogar es el deseo de la mayoría de las personas mayores. Para ello, no solo se debe pensar en algún momento cómo ir adaptándolo a nuestras necesidades, sino también recordar siempre que tener una buena condición de salud suele ser el mayor determinante para permanecer en la propia casa.
4. Una buena condición de salud es fundamental para vivir activo e independiente. La consulta con el médico de cabecera o de familia y un examen periódico de salud suele ser un gran apoyo. No sea de aquellas personas que ante cualquier dificultad de salud concurre a un servicio de emergencias.
5. La independencia económica que implica una labor remunerada es el gran desafío. De allí la necesidad propia del aprendizaje continuo. ¡Nunca es tarde para comenzar algo nuevo! Valores intangibles como el conocimiento pocas veces se deprecian. El envejecimiento de la fuerza de trabajo es un desafío y una preocupación global frente a una vida laboral más prolongada y flexible, lo que ha vuelto a las personas mayores un recurso valioso. Por ello, se vislumbra próxima una redefinición del mercado laboral y económico bajo una perspectiva "amiga del adulto mayor".

Sabemos que las recetas universales no existen. Pero pensar en estos cinco principios básicos puede que hagan la diferencia. En especial, para aquellos que piensan vivir muchos años más, lo que estadísticamente nos incluye a todos tengamos la edad que tengamos.

3
Las segundas partes pueden ser aún mejores: la salud

Médicos sin pedestal

Seguramente usted es de las personas que elige la misma peluquería para su corte de cabello, donde saben cómo es su gusto o el estilo que usted prefiere. También si tiene vehículo, seguramente tiene alguna estación de servicio identificada donde se siente a gusto por el trato recibido y a la que suele volver cada vez que lo necesita. Incluso para sus compras, tiene su supermercado o comercio favorito, porque sabe de la calidad y presentación de sus productos o de su facilidad para encontrar lo que precisa o por su acceso, sea porque tiene ascensor, escaleras con agarraderas o un estacionamiento lo suficientemente cómodo. Entonces, ¿por qué no tener un médico que de alguna manera resuma estas características? Un profesional que lo conozca, que sepa identificar las formas que hacen a un buen trato y escucha, que tenga experiencia y conocimientos de calidad y que sea fácil contactar y acceder. A pesar de que parezca algo sencillo, le puedo asegurar que son muchas las personas que no tienen SU médico de referencia, de cabecera o de familia.

En la actualidad, el médico de familia es un *rara avis* en países de América Latina y muchas otras partes del mundo, incluso en Estados Unidos, donde el número de especialistas en esta rama de la medicina suele ser menor que en muchas otras especialidades médicas. En cambio, países como España, Inglaterra o Finlandia basan sus sistemas nacionales de salud en la figura de este especialista, sistemas que, además, están considerados de los más equitativos del mundo. Es muy frecuente que algunos pacientes o personas al escuchar sobre el médico de familia exclamen: "¡Ah, como los de antes!". Sin embargo, muchas cosas han cambiado para que este tipo de médico sea diferente a los de antaño y también a muchos especialistas de ahora. El "médico de familia" o "médico de cabecera" es una respuesta frente a la fragmentación del cuidado en salud que existe hoy, donde tenemos especialistas para todo tipo de cuestiones, pero solo uno para la "persona". Dado el desarrollo de las ciencias médicas y el conocimiento, hoy hay mucho por saber. De allí es que surgen las especialidades médicas. Un solo médico no puede saber todo decía mi maestro, Jorge Galperin. Por esto, la medicina familiar es una especialidad. Por eso, existe la residencia y los programas que acreditan en esta área a los médicos que la eligen.

Nuestro lugar de trabajo no suele ser, en general, el hospital. Nos desempeñamos en centros de salud y en los consultorios, porque constituimos el primer nivel de atención. Somos el primer punto de contacto entre el paciente y el sistema de salud; y si este sistema está bien organizado, debería tener su base en la atención primaria. Eso somos nosotros: especialistas en atención primaria, algo así como los hombros sobre los que se apoya el sistema de salud. No nos especializamos en un grupo de enfermedades, como el infectólogo que es el especialista en enfermedades infecciosas, ni en un sistema determinado como el gastroenterólogo, que se enfoca en el sistema digestivo, y tampoco en una determinada tecnología, como el diagnóstico por imágenes que incluye, por ejemplo, al ecografista que es el especialista en ultrasonidos.

Existen distintos tipos de problemas de salud en las personas. Están aquellos problemas o enfermedades que permiten que el paciente camine, que pueda acercarse al consultorio; también existen los problemas que hacen que el paciente requiera estar internado o ingresado en un hospital, y también aquellos que hacen que el paciente deba estar "superinternado", o sea, en un lugar de máxima complejidad, como es una sala de cuidados intensivos. Son tres niveles de atención en el mismo paciente y con distintos problemas. Los médicos de familia nos especializamos en el primer nivel de atención y ejercemos la función de médico de cabecera.

En nuestras manos está la resolución y gestión del 85% de los motivos de consulta de un paciente, y nuestra práctica clínica se fundamenta en una serie de características propias. Una de ellas es la *longitudinalidad*, que es la capacidad de hacer seguimiento de esa persona, familia o comunidad a lo largo del tiempo. Seguimos al paciente a través de los años y lo cuidamos integralmente, entendiéndolo como un todo, como una persona. Analizamos su curso de vida, integrando su entorno y su comunidad, con una visión de ecosistema. Observamos detalladamente el curso de vida y vemos a nuestro paciente como un integrante de un entorno: conocemos la comunidad en la que vive, así como su grupo familiar o de pertenencia, y hasta el domicilio, valiosa fuente de información. Y si no conocemos todo esto, al menos sabemos y reconocemos su importancia. Por eso también somos especialistas en integrar el dato "duro" o cuantitativo con la información "blanda" o cualitativa, porque sabemos que el paciente no es un conjunto de sistemas con una fisiología definida. Sabemos que las personas son más que un tratado de anatomía. Son un todo muy complejo. Al mismo tiempo, los médicos de familia solemos ser buenos escuchas y comunicadores, ya que reconocemos que el paciente no siempre entiende lo que los médicos decimos, y, además, no tiende a hacer caso a nuestras indicaciones; así que nos preparamos para saber escuchar lo explícito, pero también lo que a veces se quiere decir y al paciente no le sale de manera tan fácil. Pensar que un paciente nos entiende y que, además, sigue nuestras indicaciones está muy alejado de la realidad. Por eso, nos ocupamos fuertemente de la adherencia y del cumplimiento terapéutico; somos buenos negociadores y compartimos las decisiones que tomaremos junto con nuestros pacientes, porque sabemos que toda intervención, por mínima que parezca, entraña un riesgo. Eso nos permite no solo crear un vínculo con la persona, sino también integrar el privilegiado grupo de los especialistas que somos más felices con su trabajo dentro de la medicina.

Por si fuera poco, los médicos de familia somos expertos epidemiólogos: solemos atender "muy bien lo que más hay" en determinado momento y, como en ello va mucho de la prevención, somos reconocidos educadores, lo cual nos convierte de manera habitual en líderes comunitarios. Quienes hemos elegido la medicina familiar desafiamos el paradigma dominante y clásico de los cuidados, la atención y la educación médica. Somos los "progres" de la medicina, por así decirlo. Y, como si fuera poco, tenemos otro instrumento que nos hace casi únicos: el *emocionoscopio*, que nos permite reconocer al paciente como una persona en cuerpo y alma, y nos habilita a abrazarlo si es necesario: contenerlo en su llanto o simplemente tomarle la mano. Por eso somos diferentes. Por eso somos médicos de familia, aunque a veces hasta a nosotros mismos nos cueste definirnos.

De chefs y pilotos de avión

¿Por qué necesitamos un médico especializado en primer contacto con el paciente?
Responder esta pregunta puede ser más fácil si pensamos ¿el mejor chef francés, del mejor restaurant de París, necesariamente debería ser un buen maestro pizzero? ¿Debería este chef también cocinar los mejores tacos o saber preparar acaso un buen asado? Lo mismo si nos preguntamos ¿un piloto de un Boeing 747 debería por ello dominar con prestancia una bicicleta?
Realizar tareas de alta complejidad no garantiza de por sí ser bueno en aquellas que aparentemente parecen ser simples. De eso sabemos muy bien los médicos de familia o generalistas, ya que somos los especialistas en la atención primaria de la salud, lo que se llama el primer contacto con el sistema de salud y el paciente, algo que a vista de muchos parece simple y fácil… y no lo es.

La adherencia terapéutica

En el año 2003, la OMS definió el término *adherencia* como “el grado en el que la conducta de un paciente, en relación con la toma de medicación, el seguimiento de una dieta o la modificación de hábitos de vida se corresponde con las recomendaciones acordadas con el profesional sanitario”. La adherencia requiere el consentimiento del paciente con las recomendaciones recibidas, y expresa una colaboración activa entre el profesional sanitario y el paciente en la toma de decisiones que afectan a su propia salud.

El término *cumplimiento terapéutico* implica una conducta de sumisión y obediencia a una orden, propia de una relación paternalista entre los profesionales de la salud y el paciente. Esta falta de participación del paciente en la definición podría justificar el desuso del término cumplimiento en favor del de adherencia, pero en la práctica ambos términos continúan utilizándose. La Sociedad Internacional de Farmacoeconomía e Investigación de Resultados Sanitarios ha definido cumplimiento terapéutico como el grado en que un paciente actúa de acuerdo con la dosis, la pauta posológica y el plazo prescritos. Sin embargo, los resultados clínicos de un tratamiento se ven afectados no solo por cómo tomen los pacientes su medicación, sino por cuánto tiempo lo hagan. Por esa razón, en los últimos años se ha comenzado a utilizar el término *persistencia* para definir el tiempo durante el cual el paciente continúa con el tratamiento, es decir, la cantidad de tiempo que transcurre desde el inicio hasta la interrupción. La falta de cumplimiento con el régimen terapéutico conlleva múltiples consecuencias, tanto clínicas como económicas, derivadas del incremento de la mortalidad o la morbilidad observado en los pacientes no cumplidores.

Decisiones compartidas

Considerar un diálogo con nuestro médico donde se debatan las mejores opciones terapéuticas debería ser tan común como esperar que nos mida peso y altura. Lamentablemente, no es así. ¿Por qué ocurre eso?

A la hora de tomar decisiones del día a día no nos detenemos en analizarlas. Suceden de manera inconsciente, como un automatismo.

Cargarle combustible al vehículo, comprar los alimentos, o cortarnos el cabello son acciones que sabemos dónde y cómo hacerlas. No solemos darle mucho pensamiento, por así decirlo. Mucho de esto tiene que ver con que suele ser en la misma estación de servicio, en el comercio de confianza, o con el mismo peluquero. En la confianza se fundamentan muchas de nuestras decisiones. Pero antes que se hayan convertido en conductas automáticas requirieron de un grado de análisis consciente donde costos, riesgos y beneficios, aunque de manera somera, fueron considerados. ¿Hacemos lo mismo cuando vamos a la consulta médica?

Seguramente tenemos una estación de servicio preferida, el pan solemos comprarlo en la misma panadería, y quien nos corta el cabello suele ser siempre la misma persona. Más aún, si al vendedor de combustible alguna vez le preguntó sobre las ventajas y desventajas de la gasolina de 97 octanos versus 93 octanos, o si al peluquero se le confía el deseo de una variación o una nueva tintura, y en ello va el "¿cómo me quedará?", ¿por qué no discutir con nuestro médico las opciones sobre tratamiento, medicación o intervención más beneficiosos? ¿Acaso esas decisiones no acarrean algún riesgo implícito?

El hecho de dialogar con nuestro médico de cabecera, negociar y debatir las opciones terapéuticas más convenientes son parte del proceso de *toma de decisiones compartidas*, y es una habilidad que todo buen médico debería poseer, en especial, si se es médico de familia o generalista. Esta habilidad puede ser tanto o más importante que la interpretación de cualquier análisis clínico o estudio complementario. Esta instancia de decisiones compartidas equivale a consultar qué gasolina o tintura elegirá en otro ámbito. Dicha elección, como todas, contempla un objetivo que es lograr un buen resultado, pero también la preocupación que el paciente suele tener frente al hecho de tener que decidir. Toda decisión encierra una carga de estrés o tensión. El riesgo cero no existe. Además de todo esto, entender que, en última instancia, es el paciente quien decide forma parte del respeto al *principio de autonomía*, que forma parte de los principios de bioética que todo médico debe respetar.

Como profesionales, debemos ser los primeros en considerar que la mejor decisión para nosotros no tiene por qué ser la mejor para el paciente. ¿O es que nunca fuimos pacientes? En caso de que no, sugiero un simple ejercicio de humildad para ponernos del otro lado del escritorio, un poco de empatía. ¿Pensó que convertirnos en pacientes sea solo una cuestión de tiempo?

Frente a la posibilidad de decisiones consensuadas, una buena forma de ordenarnos y ordenar al paciente puede ser preguntarse: ¿qué opciones tengo? ¿Qué beneficios y riesgos entraña cada una de ellas? ¿Qué probabilidad tengo de que estos riesgos ocurran y malogren el resultado esperado? En este proceso de toma de decisiones compartidas, entran en juego factores como la gestión de la información, las técnicas de comunicación y las habilidades de negociación, entre otras cuestiones. Hablar y considerar con el paciente lo que es mejor para él tampoco es una ciencia cuántica. Es más, muchas veces obedece al sentido común, aunque este no sea el más común de los sentidos, y eso depende solo de nosotros, pacientes y médicos.

Felicidad

Corría noviembre de 1922 y un joven físico de 43 años acababa de ser notificado de que había ganado el Premio Nobel en Física.

Cuenta la historia que Albert Einstein, alojado en el hotel Imperial de Tokio, con el fin de dar una serie de conferencias, entregó a un mensajero dos notas, a modo de retribución ante una propina no aceptada, conducta acorde a las costumbres y usos del lugar.[60] Una de las notas escritas en alemán decía: "Una vida sencilla y tranquila aporta más alegría que la búsqueda del éxito en un desasosiego constante". Con esa breve frase, el genial científico expresaba algo desconocido hasta ese momento: su idea sobre la felicidad. Debieron pasar más de ochenta y cinco años de ese hecho, hasta que en 2008 países como Francia y Reino Unido se decidieron a considerar la felicidad dentro de sus estrategias para el desarrollo y la satisfacción de sus ciudadanos. Pocos habían prestado atención a que, en 1972, el rey de Butan, Jigme Wangchuck —ante las críticas sobre el grado de pobreza imperante y su contradicción con los valores que persigue el budismo y sobre cuyos principios se basaba el orden social del reino—, decidió que habría una nueva forma de medir el desarrollo, más allá del consensuado producto bruto interno (PBI), indicador por excelencia que aun se considera como referencia en el orden mundial. Desde ese momento, en este pequeño reino existiría el indicador "felicidad nacional bruta". Así, la felicidad pasó a ser un *intangible* que era necesario medir. Un fenómeno que resulta de interés tanto en lo personal como en lo colectivo. Un indicador que es parte del bienestar subjetivo de las personas, un concepto cualitativo en medio de duras variables macroeconómicas con las que se comparan desarrollo y satisfacción tanto de las personas como de las sociedades y, por lo tanto, entre los países. La felicidad, así planteada, alcanza

60 "Einstein scribbled his theory of happiness in place of a tip. It just sold for more than $1 million", *The Washington Post*, 24 de octubre de 2017.

dos dimensiones: la personal y la social. Las dos tienen un efecto sobre la salud. Hoy sabemos que las personas más felices suelen seguir en mayor medida conductas saludables y de autocuidado, como ejercitarse regularmente, alimentarse de forma más sana o respetar las horas de descanso. Un estudio publicado en julio de 2017, que se encargó de revisar la evidencia disponible sobre cómo el bienestar puede influenciar la salud, puso en evidencia el impacto de la emoción sobre el sistema cardiovascular, los mediadores químicos del sistema inmune, el sistema endocrino y hasta la acción de acortamiento sobre los telómeros.[61] La evidencia hoy en día no deja de acumularse y con ello algunas preguntas clásicas resurgen como si el dinero fuera el camino a la felicidad.

David Cameron, que en 2008 gobernaba en Reino Unido, afirmó: "Llegó la hora en que admitamos que hay más cosas en la vida que el dinero y ha llegado la hora de que nos centremos no solo en el PBI, sino en una felicidad general". Todos lo sabemos, el dinero puede que ayude mucho en la búsqueda de esa felicidad, pero también destroza los nervios. Hoy los diferentes estudios muestran que, una vez alcanzado un cierto nivel de aspectos materiales, las personas comienzan a preguntarse por otras cuestiones. Eso es lo que llevó a David Cameron, entre otros, a preocuparse en ese momento por el bienestar de la sociedad que le tocaba gobernar.

Lo social traduce lo personal y, cuando observamos y preguntamos a las personas, vemos que, en general, las respuestas dependen de su momento de vida. Hay cuatro elementos que a nivel personal determinan el grado de felicidad: el género, la personalidad,

61 Diener, E.; Pressman, S. D.; Hunter, J. y Delgadillo-Chase, D., "If, Why, and When Subjective Well-Being Influences Health, and Future Needed Research", *Applied Psychology Health Well Being*, vol. 9, núm. 2, julio de 2017, pp. 133-167.

las circunstancias externas y la edad. Las mujeres, por lo general, suelen ser más felices que los hombres, aunque son más proclives a la depresión que estos. Las personalidades neuróticas, que suelen sentirse culpables, angustiadas y ansiosas, han mostrado ser menos felices, y no solo son propensas a los sentimientos negativos, sino que también tienden a tener baja inteligencia emocional, lo que las hace malas para formar o manejar relaciones, y eso a su vez, las vuelve infelices. En cambio, la extroversión hace lo contrario. Aquellos a quienes les gusta trabajar en equipo y disfrutan de las fiestas tienden a ser más felices que los que cierran las puertas de sus oficinas durante el día y se esconden en sus casas por las noches. Por otro lado, si usted pudiera preguntarles a un grupo de jóvenes y a otro de personas mayores si son felices, podrá observar que las personas en sus 40 y 50 años son menos felices, como lo demostraron los investigadores de Stanford y Duke, alcanzando un pico mínimo a un promedio global de 46 años. Luego, el grado de felicidad comienza a ascender creando la llamada curva en U de la felicidad y el bienestar.[62]

Si bien los enfoques sobre la medición de la felicidad son aún cuestionables, existe consenso en que la equidad, al disminuir las desigualdades en una sociedad, no solo crea mayores oportunidades, sino que iguala a las personas. Al menos esto es lo que traduce el "Reporte Mundial de la Felicidad 2017", donde los países con mayor grado de felicidad entre sus habitantes son curiosamente los de mayor equidad social: Noruega, Dinamarca, Islandia, Suiza y Finlandia. Este reporte utiliza seis indicadores que traducen y, al mismo tiempo, vinculan la dimensión personal con la colectiva:

62 Blanchflower, D. G. y Oswald, A., "Psychological low in midlife? Two approaches (with and without controls) in seven data sets", documento de trabajo nº 23724, NBER, 2017.

libertad, generosidad, salud, sostén social, ingreso económico y confianza en el gobierno. En su edición de 2017, resulta curioso la caída de Estados Unidos, el país más rico del mundo, al puesto catorce en el *ranking*. Este descenso se produjo en las cuatro variables sociales: generosidad, sostén social, confianza en el gobierno y libertad; lo que se interpreta como que, para los estadounidenses, la felicidad radica más en cuestiones de orden social que económicas, a pesar de ser los campeones de la desigualdad. De esta manera, queda más expuesta la necesidad de construir una narrativa diferente en relación con la felicidad y, por lo tanto, el bienestar. Sin duda alguna, una tarea pendiente para el bien de nuestro futuro. Algo que quedó sintéticamente registrado en la segunda nota que el joven Einstein, en su viaje a Japón, entregó al mensajero: "Donde hay un deseo, hay un camino". En este caso, hacia la búsqueda de la felicidad.

Bienestar y salud

Sistema cardiovascular: existe consistente asociación entre el funcionamiento cardiovascular, la salud, los eventos cardiacos y la mortalidad. El vínculo es particularmente significativo con las emociones. Un estudio de 2008 en personas mayores de 60 años mostró que una disposición anímica positiva disminuye entre el 20% y el 30%, el estudio de Whitehall[63] asoció optimismo y vitalidad emocional con menor enfermedad coronaria.

63 Boehm, J. K.; Peterson, C.; Kivimaki, M. y Kubzansky, L., "A prospective study of positive psychological well-being and coronary heart disease", *Health Psychology*, vol. 30, núm. 3, 2011, pp. 259-267.

Sistema inmune: sabido es que el estrés modula la respuesta inflamatoria, expresión clave del buen funcionamiento inmunológico. Se ha visto que las emociones positivas disminuyen los niveles de mediadores de nuestro sistema de defensa, como son las interleucinas, interferones, así como de proteína C reactiva.[64]

Sistema endocrino: algunas hormonas son afectadas por el estado de ánimo, en especial sabemos que el optimismo disminuye el nivel de cortisol e influye sobre la respuesta de la insulina. Los cambios endocrinos, como los mediados por las catecolaminas, son relevantes porque influyen en mucho los dos sistemas que detallamos previamente: el cardiovascular y el inmune.[65]

El ADN y los telómeros: la degradación de los telómeros o su acortamiento está asociado al envejecimiento celular, la falta de telomerasa se asocia a la diabetes y una baja producción de insulina entre otras cuestiones. Además, tanto en niños como en adultos se relacionó este acortamiento de los telómeros con condiciones de estrés.[66]

---

64 Dockray, S. y Steptoe, A., "Positive affect and psychobiological processes", *Neuroscience and Biobehavioral Reviews*, septiembre de 2010, vol. 35, núm. 1, pp. 69-75.

65 Steptoe, A.; O'Donnell, K.; Badrick, E.; Kumari, M. y Marmot M., "Neuroendocrine and inflammatory factors associated with positive affect in healthy men and women: the Whitehall II study", American Journal of Epidemiology, vol. 167, núm. 1, 2008, pp. 96-102.

66 Epel, E. S.; Blackburn, E. H.; Lin, J.; Dhabhar, F. S.; Adler, N. E.; Morrow, J. D. y Cawthon, R. M., "Accelerated telomere shortening in response to life stress", *Proceedings of the National Academy of Sciences*, vol. 101, núm. 49, 2004, pp. 17312-17315.

La decrepitud también existe

"Odio la decrepitud. Son esos treinta años que la ciencia nos ha dado después de los 50. El ser humano tiene estos treinta años a costa de una cosa espantosa que para mí es la decrepitud" fueron las palabras de una estrella de rock que pronunció luego de la proyección en Argentina de un documental del que él mismo era protagonista. Al escucharlo se dispararon en mí una serie de sensaciones que tardaría algo de tiempo en asimilar. Muchas de ellas, ligadas a tiempos de universidad, cuando como privilegiados jóvenes asistíamos a conciertos donde el protagonista de ese documental era ídolo de masas. Parte de mi sorpresa al escuchar su sentir tenía que ver con que años después me encuentro trabajando con personas mayores que a menudo me comparten quejas de ese tipo, pero por sobre todas las cosas, por su idea sobre la vejez —decrepitud incluida— y la responsabilidad social de los ídolos.

Continuó diciendo el *rocker*: "Uno empieza a ver menos, a escuchar menos, un buen día se cagó encima. La decrepitud no es una sobrevida agradable, te duele todo, qué sé yo. Y yo debo estar entrando en eso, evidentemente". Es cierto: la decrepitud no es algo agradable ni para la persona ni para los afectos que lo rodean y acompañan. Es dramática, pero, quiérase o no, es una forma en la que las personas mayores transitan y muchos de nosotros podríamos transitar las últimas etapas de la vida. Digámoslo en otras palabras: es una de las formas en las que puede transcurrir nuestra propia vejez. Nadie está exento de ella y el ídolo de masas tiene motivo suficiente para sentir lo que siente. Está en su derecho.

"Yo soy un adorador de la juventud y es algo que se escapa de las manos. Hay gente que sirve para viejo y otra que no. Creo que el ser humano tiene 50 años de vida genética y de plenitud genética. Quiero vivir lo más que puedo, pero intelectualmente creo que la decrepitud es nefasta", siguió explicando el cantante. Así como hay muchas vejeces, discursos sociales sobre el devenir hay muy pocos. Hablar de la vejez y de los viejos no tiene lugar en la sociedad moderna (hasta ahora). El tema carece de un lugar, como lo tiene la niñez, la adolescencia y hasta la adultez. Pareciera ser muy incómodo para todos, incluyendo los propios viejos, que se sienten invisibilizados y estigmatizados frente al probablemente más fuerte discurso social de la idea de una juventud eterna, un pensamiento que se muestra hegemónico. Como ya dijimos, el hombre busca la fuente de la juventud desde tiempos inmemorables.

Soy un convencido de que es importante comprender que, cuando hablamos de personas mayores, debemos saber que vejeces hay muchas. Tantas como personas. El desarrollo nos regaló casi un tercio de sobrevida respecto de lo que, en promedio, en el mundo se vivía hace cincuenta años atrás, como comenta el cantante y como muestra la evidencia. Y eso no tiene que ver con la plenitud genética a la que él mismo se refiere. Para el caso, gran parte de la nueva longevidad que se ha ganado será un tiempo de vida autónoma. El resto, seguramente, y siempre hablando en términos estadísticos, será con algún grado de dependencia. Allí es donde está el gran desafío. Pero la mayoría de las personas en nuestros días suele envejecer con buena salud, más allá que un mayor de 70 no es lo mismo que uno de 85 años. Lo que es mejor aún es que, cuando se requiere de ayuda, el grado de institucionalización es variable según el país del que se trate, pero mucho más bajo que lo que se cree. En un país como México apenas el 2% o el 3% de las personas mayores vive en instituciones, en Argentina es algo más elevado, promediando el 4%.

Si le preguntásemos a cualquier persona en uso normal de sus facultades, es altamente probable que querría vivir lo más que se pueda. Es parte del instinto de supervivencia, pero también del amor a la vida. Algo importante que ya mencionamos es que, según muestra la evidencia científica, la longevidad responde solo en un 20% a un 30% a la carga genética, la cual además no condiciona la plenitud de la que habla el cantante. El resto tiene que ver con nuestra forma de vida y el entorno en el que vivimos. Es lo que hace al llamado curso de vida con sus oportunidades y desventajas. Todos lo tenemos, todos lo padecemos.

Este curso de vida, si bien tiene como dijimos un componente sobre el que poco podemos hacer como la genética, tiene otros sobre los que sí podemos hacer y mucho. Por ejemplo, una buena educación. Una vez más, la evidencia científica nos señala que personas más educadas obtienen mejores trabajos y, con ello, mejores salarios; suelen tener conductas más saludables, y así mejores resultados en salud. En definitiva, suelen vivir más. Pero si hay algo que tiene la medicina y sufrimos los médicos con nuestros pacientes es la incertidumbre. El ejercicio de la medicina es en gran parte incierto tanto como el destino. Ese que hoy mismo sufre el héroe cantautor y que nos plantea a los médicos el interrogante de cómo poder ayudar a una población que envejece a paso acelerado. Es lo que pasa en el mundo entero sea uno *rockstar* o no.

Cuestión de actitud

El proverbio dice "gente castellana, gente sana", y eso se ve en la expectativa de vida de esta región, que era de las más altas en toda España, uno de los países con mayor grado de longevidad en el mundo. Lo escuché al poco tiempo de llegar a tierras castizas en 2003. Por eso, cuando me preguntaban qué hacía un argentino en Salamanca, corazón de Castilla y León, solía contestar que para quien estudia a las personas mayores y el proceso de envejecer estaba en el lugar correcto y en el momento indicado. Salamanca, en esos años, era una de las tres regiones de España más envejecidas en números relativos y, además, era una de las regiones con mayor envejecimiento demográfico de toda Europa. Por si fuera poco, su universidad, una de las tres más antiguas de todo el continente, contaba con una larga tradición vinculada a programas y contenidos académicos referidos al cuidado y la atención de las personas mayores. Digamos que estaba donde debía estar. En total, fueron cinco años por esas tierras.

Durante ese periodo, la docencia ocupó un lugar preponderante entre mis actividades universitarias. Allí pude comprobar de primera mano las diferencias entre los estudiantes cuando hablábamos de las personas mayores. Era toda una cuestión de predisposición, un estado de ánimo, lo que se dice una actitud. Una sonrisa, una mirada o una posición corporal que reflejaban experiencias y valores personales. Recordemos que la actitud es un estado de ánimo, una predisposición psicológica. El médico psiquiatra suizo Carl Jung sostenía que la actitud era cierta disposición, inconsciente o no, que le daba a priori una determinada dirección a nuestras decisiones en busca de un fin preciso. En esta idea, Jung privilegiaba la presencia de lo subjetivo como resultado de una combinación de factores que predisponen a un hecho definido.

Como profesor universitario, siempre me preocupó la actitud de los estudiantes puesto que, en este caso, tratarían con personas que podríamos ser cada uno de nosotros en un futuro más o menos cercano. Quienes eligen carreras o estudios relacionados con la salud suelen hacerlo siguiendo una vocación, pero, en el proceso de profesionalización, parecería haber un cierto grado de deformación universitaria que luego se expresa de diferentes maneras en la atención y el cuidado de las personas. Sirva como reflejo de esto que, en los procesos de elección de las especialidades médicas, las de mayor demanda son aquellas que tienen mayor prestigio social o mayor grado de remuneración económica, como cirugía cardiovascular, oftalmología, cardiología. Sin embargo, la actitud, por ser un estado de ánimo, es pasible de intervención y, por lo tanto, de modificación. Por eso siempre me interesó valorar y mediar en las actitudes de mis estudiantes, ver que esto es posible siempre fue y es un aliento positivo.

Considerando esta situación y que las personas mayores serán un grupo de población y, por lo tanto, de pacientes cada vez mayor, me interesó investigar sobre las actitudes de los estudiantes de las diferentes carreras de la salud y los adultos mayores.[67] La Universidad de Salamanca nos ofrecía unas condiciones ideales para esta investigación. Decidimos por eso seleccionar siete carreras vinculadas al cuidado de las personas: Medicina, Enfermería, Fisioterapia, Odontología, Terapia Ocupacional, Psicología y Trabajo Social. Consideramos a los estudiantes del último año de cada una de las carreras, ya que en el corto o mediano plazo serían quienes estarían trabajando en la comunidad. En total, evaluamos las actitudes respecto de las personas mayores de más de 750 estudiantes. Lo hicimos con un cuestionario que contenía treinta y

67 Bernardini Zambrini, D. A.; Moraru, M.; Hanna, M.; Kalache, A. y Nuñez, J. F., "Attitudes toward the elderly among students of health care related studies at the University of Salamanca, Spain", *Journal of Continuing Education in the Health Professions*, primavera de 2008, vol. 28, núm. 2, pp. 86-90.

dos pares de adjetivos opuestos como feo-lindo, activo-pasivo o moderno-anticuado. Según la respuesta, se clasificó en actitudes más positivas o más negativas. Al finalizar el estudio, para nuestra sorpresa, quienes tenían actitudes más positivas hacia las personas mayores fueron los estudiantes de las carreras de Psicología y Trabajo Social, dos grupos muy sensibilizados con los factores personales, sociales y comunitarios de las personas mayores. ¿Podría usted adivinar cuáles fueron las carreras con actitudes menos positivas para con las personas mayores? Sí, puede que haya acertado: Medicina y Enfermería. Era claro que había que hacer algo.

Es sabido que no se busca lo que no se conoce. Nos preguntamos, además, si lo que no se conoce una vez conocido es capaz de gustar. ¿Habría algún cambio en aquellos estudiantes a los que se exponga y muestre qué es un adulto mayor? ¿Cuáles son sus necesidades y cuánto nos puede enseñar desde su experiencia?

Entonces nos focalizamos en investigar en nuestros propios estudiantes de Medicina que, además, eran quienes peor habían calificado en el estudio previo. En la Facultad de Medicina, nuestra asignatura llevaba el nombre de Geriatría y tenía una duración de cuatro meses.[68] Cada año recibíamos cerca de noventa estudiantes que, en ese momento, estaban en el anteúltimo año de la carrera. Utilizamos el mismo cuestionario que en el estudio previo, se lo presentamos en la segunda clase y luego, en la última clase del curso, unos meses después, volvimos a evaluarlos. ¿Qué imagina? Sí, la diferencia fue notable y el cambio de actitud significativo. La mayor parte del grupo había mejorado sus actitudes y lo que

68 Bernardini Zambrini, D. A.; Moraru, M. y Núñez, J. F., "¿Son modificables las actitudes hacia las personas mayores en estudiantes de medicina?: Experiencia en la Universidad de Salamanca", *Revista de la Fundación Educación Médica*, vol. 12, núm. 2, 2009.

pensaban sobre las personas mayores. Más recientemente, y como parte de otro estudio que acabamos de enviar para su publicación, junto con mi equipo docente de la Universidad Nacional de Mar del Plata en Argentina, les pedimos a casi 300 estudiantes de segundo año de la carrera de Medicina que colocaran el primer adjetivo calificativo positivo que les viniera a la mente cuando pensaban en una persona mayor. Minutos más tarde, y de la misma manera, les solicitamos que lo hicieran con el adjetivo calificativo negativo. Aquí les comparto la nube de palabras según sus respuestas más frecuentes.

Adjetivos negativos
en torno a personas mayores

entendimiento
necesitado
limitación
deteriorado
vulnerables
arrugado
olvidadizo
inflexible
cansancio
adolorido
cansado
adaptación
intenso
senilidad
cerrado
antiguo
padecimientos
solitarios
torpeza
insoportable
indefenso
maños
molestos
pesado
reiterativo
manías
resongón
pesadez
dolencias
perseguido
agreta
desgaste
lentos
moribundo
difícil
retrógrado
incapaz
viejo
lento
densos
enojo
deprimido
renegón
impaciencia
gruñón
cerrados
estructurado
soledad
enfermo
choto
porfiado
lentitud
necesidades
irritantes
verborrágico
ansioso
vejez
tercos
intolerancia
renegado
repetitivo
débil
triste
molesta
mortalidad
sensible
testarudos
hábitos
olvido
frontalizado
frágil
insistidores
mañero
vulnerable
depresión
déficit
intolerante
relajados
disfuncional
antiguedad
dependientes
sufrimiento
extremistas
descuidado
desgaste
gritón
decadencia
necedad
amargado
apariencia
terquedad
renegados
conservadores
caprichosos
dependiente
soberbia
sedentario
cascarrabias
desgastado
dependencia
aburrido

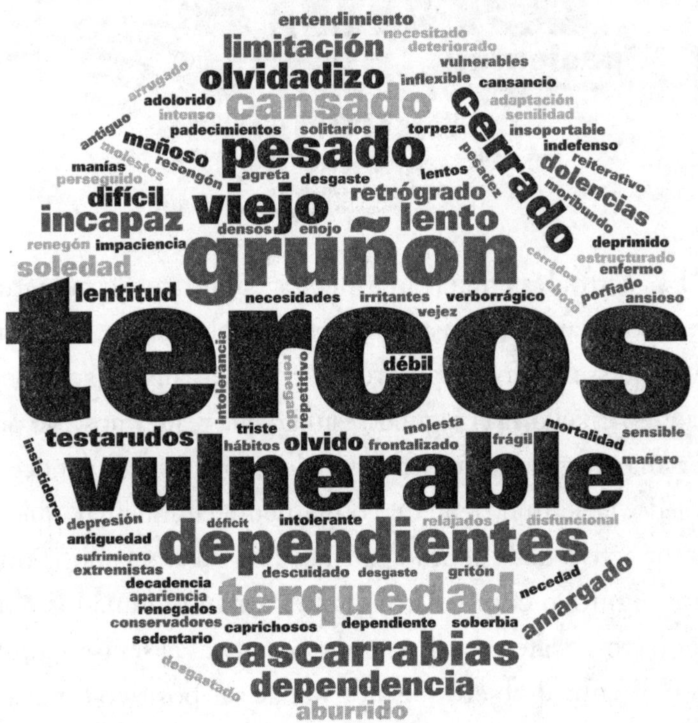

Adjetivos positivos
en torno a personas mayores

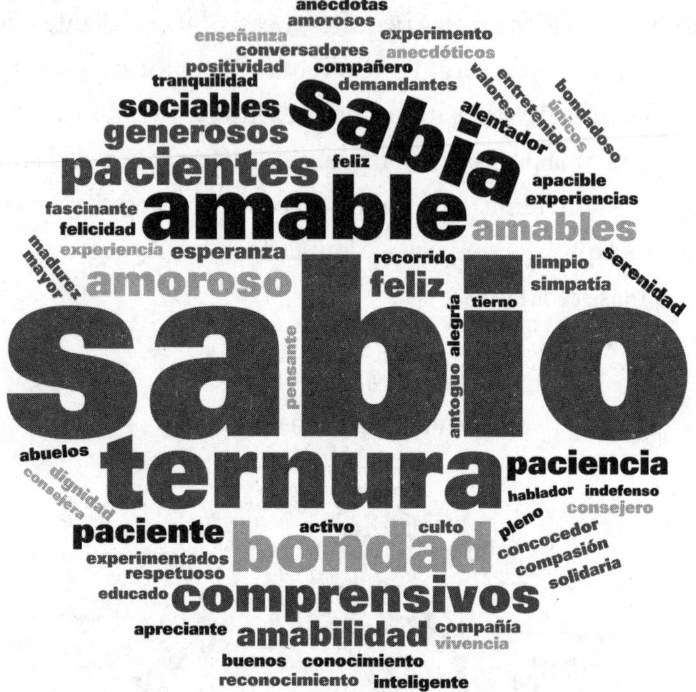

Las actitudes encierran aspectos cognitivos, conductuales y afectivos. Para que exista una actitud debe haber una imagen mental, que se conforma a través de creencias, información y percepciones. En ello va el segundo estudio que realizamos. No puede haber una imagen o representación de algo que no se conoce. Por otro lado, la actitud tiene un componente conductual, que hace al factor activo de la actitud, la ejecución en sí mismo. Tanto el factor cognitivo como el conductual están modulados por un tercer factor: el afectivo. Este componente es el sentimiento que se tiene frente al objeto social, y puede ser positivo o negativo. Es el componente más característico de la actitud y es donde se diferencian las creencias y las opiniones. Es la sonrisa antes que la lejanía, la sonrisa como recurso que favorece las relaciones personales, ¡y claro!, las profesionales también. Los especialistas en *marketing* lo saben muy bien, por eso sugieren contratar una sonrisa como trasfondo de una actitud y luego entrenarla. Una sutil diferencia, como cuando su médico le sonríe al entrar al consultorio y le da la bienvenida. Una cuestión de actitud.

Soledad y depresión: parecido pero distinto

Mi abuela Elsa acababa de cumplir 100 años y hacía casi cinco que había perdido a Ángel, su marido de toda la vida y mi abuelo, hincha de Boca Juniors. Junto con ellos y la descendencia, pude conocer la tradicional mesa larga de los domingos alrededor de los platos de pasta que, como ceremonia familiar, nos congregaba. Algunos años atrás, mi abuela Elsa, que llegó a vivir hasta pasados los cien años, me contó que se sentía sola, que ya no le quedaba ninguno de sus amigos y hasta su hermana, que vivía en Estados Unidos y con la que hablaba una vez por semana, había fallecido muy recientemente. En ese entonces me hablaba de su soledad, de cierta tristeza y también de algunos temores frente a un horizonte que se adivinaba no lejano. Sin embargo, cuando le avisaba que iría a visitarla, se encargaba de arreglarse y ponerse linda. Ni hablar de que la mesa con que nos esperaba tuviera las copas del clásico juego de cristalería y que nada faltara. Quienes la conocíamos sabíamos de sus "debilidades" anímicas, pero no por ello consideramos que estaba "enferma".

Salud y enfermedad son construcciones sociales y dinámicas que están en íntima relación con el momento personal y con la propia realidad social y cultural de la comunidad. De allí que es muy importante entender y diferenciar qué es y qué no es enfermedad. En este caso, qué es tristeza y qué es depresión, algo muy frecuente y que suele confundirse, en especial, entre los adultos mayores.

La depresión es un problema de salud grave. Afecta nuestra manera de pensar y sentir, no solo a nivel mental sino físicamente. Esto se expresa muchas veces por deseos de alejarnos de nuestros afectos o círculos más cercanos: la familia, los amigos, el trabajo o la escuela. Por si fuera poco, se acompaña de alteraciones en el sueño, ansiedad, pérdida del apetito, falta de interés y hasta deja de importar algo tan básico como el propio aseo. Se altera, incluso, la capacidad para realizar las tareas más simples, lo que trae como consecuencia problemas en la relación con la familia y los amigos, incluso sobre la forma en que nos ganamos la vida. Esta enfermedad afecta a las personas de todo tipo de edad y condición social. En adultos mayores, se agrega el desafío de que la depresión, como problema de salud, está subdiagnosticada. Muchos profesionales creen que estar "triste" y sentirse solo es parte de la vejez. Esto es un error y forma parte de los estereotipos que caracterizan a las personas mayores. Se calcula que cerca del 8% al 10% de los mayores la sufren, y suele ser más frecuente en las mujeres, pero a medida que los años avanzan las diferencias se atenúan. Como se ve, es un problema de salud muy complejo para la persona y para el equipo de profesionales que la tratan. Pero, a pesar de esto, la depresión se puede prevenir y tratar, lo cual no solo es importante porque existe tratamiento, sino porque reduce la estigmatización social que suele acompañar a las personas que la sufren.

Es importante y necesario comprender que la depresión es mucho más que estar de mal humor, decaído o triste. No tiene que ver con ser un vago o una persona improductiva. La tristeza, por ejemplo, es un estado emocional y básico. Es normal sentirse triste cuando en nuestro camino de vida se cruza una experiencia estresante, desafortunada o dolorosa, como la pérdida de empleo, una ruptura sentimental o la muerte de un ser querido. Cosas de la vida misma, así como el miedo, el asco o el rechazo también son estados emocionales normales, frecuentes, que en algunos casos pueden desencadenar una depresión, pero que no están necesariamente relacionados. Lo mismo ocurre con el duelo. Si alguien cercano a nosotros muere, lo esperable es que estemos tristes. Sería de alarma que no fuera así.

Por todo ello, resulta muy importante diferenciar este problema de salud con otros estados del ánimo que son parte de este vivir. Eso es lo que ocurría con mi abuela, que a veces se sentía triste y sola, pero no por ello estaba enferma. Ella misma se encargaba de decírnoslo cuando ofrecía un segundo plato de pastas los domingos y alguien en la mesa decía estar con sobrepeso. Mi abuela Elsa solía responderle: “No confundir hinchazón con gordura que estas son las pastas de la abuela”. Lo mismo deberíamos enseñar los médicos a nuestros pacientes: una cosa es sentirse triste otra distinta estar depresivo.

El cerebro y un fantasma llamado Alzheimer

El reconocido demógrafo estadounidense James Vaupel resultó esclarecedor y provocador cuando afirmó que la mitad de los niños vivos en 2010, en países con alta expectativa de vida, podrían celebrar su cumpleaños número 100. Además, sostuvo que el gran imperativo mundial de salud pública sería la alta tasa de enfermedad de Alzheimer y las distintas formas de demencia en personas mayores de 85 años. Fue él mismo quien reparó en la comedia pastoral *As you like* de William Shakespeare, donde el personaje de Jaques declara "sin dientes, sin ojos, sin gusto, sin todo" cerrando su discurso final. Sin dudas provocador —y algo cierto— lo de Vaupel. En cambio, nosotros en esta época deberíamos considerar el deterioro cognitivo y la privación sensorial, especialmente la pérdida de visión y audición, como los "dos flagelos de la senescencia".

Con el paso de los años suceden muchas cosas de las buenas y también de las que nos preocupan. Sabemos que el cerebro es un órgano que se va adaptando a lo largo de nuestra vida. Lo que aún no terminamos de entender es cómo se reorganizan y se adaptan los mecanismos que hacen a su funcionalidad. Por ejemplo, uno de los descubrimientos más actuales tiene que ver con el aumento de la comunicación entre los dos hemisferios cerebrales a medida que pasan los años. A pesar de los avances masivos realizados en las últimas décadas en medicina y ciencia —y de los cientos de libros escritos sobre neurociencias—, comprender el funcionamiento del cerebro humano, el órgano más complejo del cuerpo, sigue siendo uno de los mayores desafíos, al igual que la búsqueda de soluciones para los trastornos cerebrales. Sin embargo, ¿es de recibo que nos preocupemos muchas veces cuando ocurren situaciones tales como olvidarse dónde quedaron las llaves del auto o el nombre de un viejo amigo o pasar por alto una cita previamente convenida? También es cierto que a medida que se van cumpliendo años y el tiempo va pasando, este tipo de olvidos nos va preocupando cada vez más, por nosotros mismos o por ver cómo les sucede a personas queridas y cercanas. El imaginario colectivo siempre trae consigo la idea de si serán estos los primeros signos de deterioro cognitivo o de Alzheimer, la forma de demencia de mayor frecuencia, que alcanza entre el 60% y el 80% del total. Lo cierto es que para la mayoría de las personas estos "olvidos menores" u "olvidos benignos transitorios", como se los suele llamar, son parte del proceso de envejecimiento. Si bien la pérdida de memoria es el síntoma más común de las demencias, no es la mejor forma de identificar esta enfermedad en una etapa temprana. El diagnóstico precoz es uno de los grandes objetivos de la ciencia hoy. Se piensa que una vez que los signos y síntomas son manifiestos es porque la enfermedad lleva muchos años de evolución. Por eso son varios los caminos que se buscan desarrollar para poder llegar antes al diagnóstico. Una de ellas es la vía que nos dan los estudios basados en los análisis de sangre. Una investigación publicada en *Alzheimer's & Dementia* en 2014, que involucró a personas con alteración cognitiva media y que evaluó diez proteínas en sangre de más de mil personas, permitió correlacionar con el 87% de los diagnósticos que se hicieron en ese grupo de personas posteriormente.[69] En otro estudio de 2016, en que se evaluaron casi trescientas personas con signos tempranos de pérdida de memoria, se pudo comprobar que quienes progresaron a formas más severas mostraron cambios en determinadas proteínas del sistema inmune que no se presentaron en aquellos que no desarrollaron la enfermedad.

Con el paso del tiempo, el cerebro sufre cambios por la pérdida de sus células, las neuronas, por lo que es común que el pensamiento y la memoria no estén igual de precisos y agudos como

---

69 Hye, A.; Riddoch-Contreras, J.; Baird, A.L.; Ashton, N. J. y cols., "Plasma proteins predict conversion to dementia from prodromal disease", *Alzheimer's & Dementia*, vol. 10, núm. 6, 2014, pp. 799-807.

lo estuvieron en algún momento. Los cambios son muy variables y diferentes de una persona a otra. Lo más importante es que la mayoría de estos cambios no suele interferir o modificar sustancialmente nuestra vida diaria. Pero no es normal que estos afecten, en poco tiempo, las condiciones del día a día de la persona, sea por causar confusión, alteraciones o incoherencias en el lenguaje, problemas cuando se pide o demanda una determinada tarea, o cuando es manifiesto una modificación en el sentido del humor, el ánimo o la personalidad. Cuando hablamos de deterioro cognitivo o demencia, como se suele hablar en general, es importante diferenciar las tres formas más comunes de este problema de salud. La más frecuente, como dijimos, es la enfermedad de Alzheimer, cuyos síntomas más precoces incluyen depresión y alteración de la memoria de corto plazo. Con el tiempo, hay un progreso de la enfermedad que afecta la comunicación con su entorno, se altera el juicio, hay cambios de conducta que llegan a perturbar cuestiones básicas como la higiene o la vida independiente. Otra de las formas es la llamada demencia vascular, que suele ser una de las formas en que progresa el deterioro a partir de un accidente cerebrovascular o múltiples infartos cerebrales. Comparada con el Alzheimer, esta forma de demencia tiende a presentar una mayor discapacidad motora que la pérdida de memoria. Por último, se encuentra la demencia por cuerpos de Lewy, que son unas estructuras proteicas que se observan en las neuronas afectadas, y que deben su nombre al médico alemán Friedrich Heinrich Lewy, contemporáneo de Alois Alzheimer, quien las describió en 1912. Asimismo, como las otras formas de demencias, comparte el hecho de ser una enfermedad de carácter progresivo y gradual de la capacidad mental cognitiva, que afecta la memoria, los procesos del pensamiento, la conducta y la vida independiente de la persona.

El problema del deterioro cognitivo o las distintas demencias es un gran desafío que afecta en múltiples dimensiones no solo a las personas, sino también a las familias, que son testigos de un deterioro progresivo, que no sigue un determinado patrón evolutivo, y cómo su familiar se va ausentando día a día. Para los profesionales de la salud implica lidiar con más incertidumbre que lo que normalmente impone el ejercicio de la profesión, pero además para lo cual en la actualidad no hay cura. Es una situación muy compleja no solo por el cuidado de la persona enferma, sino por el cuidador, la contención y gestión de la familia que acompaña esta crisis familiar; situación para lo cual, vale decir, no todos los médicos están entrenados y preparados. Para el sistema de salud, sea público o privado, es un gran dolor de cabeza. Pongámoslo así: a cualquier seguro o sistema médico le conviene una persona que tiene por delante un recorrido más o menos cierto. Una cirugía tiene sus plazos, como es una operación de reemplazo de cadera. Un paciente con demencia no se sabe cómo evolucionará ni por cuánto tiempo. Por último, para la sociedad será el gran desafío del futuro relacionado con las personas mayores y con el llamado *cuidado de la dependencia*; algo que las sociedades más desarrolladas, como las europeas, exploran desde hace años, en la búsqueda de estrategias exitosas. Sobre deterioro cognitivo, Alzheimer, el cuidado del paciente y la atención de la familia se han escrito y se seguirán escribiendo muchos libros. Por ello y con base en la evidencia disponible proveniente de grupos de estudios, instituciones gubernamentales de países de referencia o expertos de reconocimiento mundial, decidí listar una serie de preguntas con sus correspondientes respuestas a fin de poner en claro el "estado de situación" y el conocimiento con que los médicos de familia contamos actualmente y con los que podemos ayudar a las familias. ¡Aquí van!

1. ¿Cuán importante es el problema de la demencia en el mundo?
La demencia o el deterioro cognitivo es una enfermedad crónica neurovegetativa y un problema de salud prevalente, lo que significa que una proporción o un grupo determinado de personas, en este caso personas mayores, presentan este problema de salud. En 2017, se estimaba que había cerca de 50 millones de personas que padecían de esta enfermedad en el mundo y se proyectaba que, en 2030, serían más de 75 millones. A pesar de ello, es dramática la falta de concientización del problema y del desafío que esto significa, así como la ausencia de compresión de las personas y familias que lo sufren, que pueden llegar a ser víctimas de estigmatización, lo que representa un obstáculo añadido para que acudan a los servicios de diagnóstico y atención. Asimismo urge la necesidad de implementar planes de acción y estrategias para contener un fenómeno que se espera crezca a niveles más elevados que los actuales. (Asociación Internacional de Alzheimer, 2017) (Sociedad Británica de Geriátrica, 2014)

2. ¿Por qué se dificulta su diagnóstico temprano?
El gran desafío que sucede con la enfermedad de Alzheimer, no solo con su diagnóstico temprano, sino con su tratamiento, es que una vez que aparecen los primeros síntomas clínicos, el daño irreversible del cerebro ya ha ocurrido. La demencia es un síndrome[70] que se expresa como una disfunción cerebral que afecta las funciones superiores, y es

70 Se entiende por *síndrome* un conjunto de síntomas que se presentan simultáneamente y son característicos de una enfermedad o de un cuadro determinado, provocado por la concurrencia de más de una enfermedad.

una situación análoga a lo que podría ser una falla hepática o una insuficiencia cardiaca. Es provocada por más de una causa, y esta es la principal razón para que NO exista una única prueba para realizar o confirmar su diagnóstico y que tanto la declinación cognitiva como la pérdida de memoria por sí solas sean suficientes para el diagnóstico de demencia. (Escuela de Medicina de Harvard, 2017)

3. ¿Existen intervenciones efectivas para prevenir la demencia? Hasta hace muy poco tiempo, poco se sabía sobre la real efectividad de la prevención respecto del deterioro cognitivo. En 2020, mi amigo el doctor Manuel Montero Odasso, que dirige el Laboratorio de marcha y cognición de la universidad de London en Ontario, Canadá, publicó junto con la prestigiosa doctora Gill Livingston, un informe que vino a dar luz sobre este punto tan crítico. Ahí llegan a la conclusión de que "múltiples vías están involucradas en el desarrollo de la demencia, y que teóricamente son tratables mediante el manejo y control de la hipoacusia y la hipertensión en la mediana edad, al mismo tiempo el ejercicio físico y educación, como han sugerido otros estudios observacionales. Sin embargo, la evidencia de grandes ensayos clínicos no es concluyente para apoyar que un tercio de los casos de demencia podrían prevenirse. Las iniciativas actuales que prueban el efecto de las intervenciones en el estilo de vida en los ensayos clínicos más grandes pueden ayudar a resolver este debate". En definitiva, concluyeron que hasta 35% de las demencias podrían prevenirse modificando nueve factores de riesgo: baja educación; pérdida de audición en la mediana edad,

obesidad e hipertensión; y depresión en la vejez, tabaquismo, inactividad física, diabetes y aislamiento social. (Alzheimers Res Ther. 2020).

4. ¿Cuáles son los aspectos relevantes de la intervención farmacológica en demencia?
   Lo primero y fundamental, aunque suene como sentido común, es que tanto el paciente como la familia deben ser parte de la toma de decisión, incluyendo la discusión sobre los riesgos que la medicación envuelve, sus beneficios y sus efectos adversos. Toda intervención entraña riesgos y esto debe ser hablado con la familia. La valoración y el seguimiento de los cambios provocados, así como la necesidad de garantizar el cumplimiento terapéutico son fundamentales. Hoy las medicaciones accesibles para el tratamiento de las distintas formas y grados de demencias son limitadas y, por lo tanto, deben ser discutidas con el equipo médico. Los suplementos dietéticos, de herboristería y otros como el ginkgo biloba, el ácido fólico, las vitaminas del grupo B, los antinflamatorios y la terapia hormonal no están recomendados en el tratamiento del deterioro cognitivo, según la evidencia disponible en este momento. (Sociedad Británica de Geriatría, 2014)

5. ¿Cuál es la importancia de la gestión familiar y las medidas no farmacológicas?
   Hay que considerar que esta enfermedad tendrá impacto tanto en los cuidadores como en la familia y la sociedad, y que afecta a la esfera física, psicológica, social y económica. El apoyo al paciente y la familia debe considerar el papel

y la contención del cuidador o cuidadores principales. El cuidado debe ser integral y se debe favorecer y estimular la independencia de la persona. Mantener las funciones es un objetivo relevante. Para ello es importante incorporar los valores culturales y las necesidades específicas de la persona y su familia. El estímulo de actividades físicas y recreacionales debe ser continuo, así como la participación en programas de estímulo cognitivo. Se debe estar muy atento al riesgo de abuso de la persona afectada, tanto de sus cuidadores, de la institución a la que asista como de sus propios familiares. Es una situación que no puede ser tolerada y debe ser denunciada. Se debe educar y anticipar a la familia sobre las etapas y los cambios que podrían presentarse en el futuro. El cuidado y la gestión del paciente deben considerar, según la etapa de la enfermedad, aspectos como las modificaciones del hogar o los muebles para disminuir riesgos de caídas o lesiones, también la posibilidad de institucionalización, así como la etapa de cuidados de final de vida o terminales. (National Institute for Health and Care Excellence, 2017)

6. ¿Cuál es el escenario posible y la narrativa de la enfermedad? La evolución de este problema de salud es que con el tiempo la situación empeorará, aunque el ritmo de progresión es muy variable. En promedio, una persona afectada por Alzheimer vive entre cuatro y ocho años una vez hecho el diagnóstico, pero dependiendo de otros factores, puede llegar a haber una sobrevida de hasta veinte años. La progresión de la enfermedad hace que se reconozcan tres etapas diferentes: leve, moderada y severa; a pesar de

ello, a veces es difícil poder categorizar a una persona en algún estadio, ya que pueden existir solapamientos en los criterios de clasificación. En la narrativa de esta enfermedad, es muy importante el rol de un familiar o persona que actúe como informante. Es importante recordar la "regla médica" que dice que al paciente con deterioro lo suele llevar a la consulta el familiar. No es un paciente que acude por sí solo, ya que muy pocas veces es consciente de la situación que atraviesa. (National Health Services, Inglaterra, 2015)

7. ¿Qué debemos considerar a la hora de comunicar el diagnóstico?
Hay cuestiones referentes a la comunicación del diagnóstico que son importantes tener en cuenta. La primera es que el diagnóstico de demencia lo debe hacer un profesional médico. Esta comunicación debe ser honesta y respetuosa, y debe ser realizada buscando empatía, de forma gradual e individualizada, según las características de la persona y su familia. Es importante reconocer que tanto el paciente como la familia tienen el derecho de conocer o no el diagnóstico y, por lo tanto, se deben respetar los límites impuestos por ambos. Se debe comunicar en la manera que fuera posible cuestiones como la progresión de la enfermedad, los recursos terapéuticos y de apoyo disponibles, así como el profesional debería poder identificar roles y funciones dentro del grupo familiar o de cuidado, a fin de estar atento a los conflictos que puedan surgir de la nueva dinámica familiar que se impondrá una vez confirmado el diagnóstico médico. (Guías de Práctica Clínica del Gobierno de Australia, 2016)

8. ¿Cuáles son los aspectos éticos y legales que deberían ser considerados?
   Cuestiones de orden financiero, situaciones de cuidado y arreglos de vida son parte de los aspectos que a diario se presentan como potenciales frentes de conflicto. Poder tener una decisión anticipada, que prevea estos potenciales escenarios, por parte de la persona afectada es la situación ideal, pero no la más frecuente. Al mismo tiempo, toda la información respecto de la persona y la familia debe ser tratada en un marco de confidencialidad y privacidad. A pesar de ello y en la medida en que la enfermedad progrese y el paciente se vuelva más dependiente, se deberá considerar compartir parte de esa información con otros profesionales o personas a cargo del paciente, con el objetivo de lograr un mejor cuidado y toma de decisiones sobre la persona afectada. (Guías de Práctica Clínica del Gobierno de Australia, 2016)

Albert Solé es un reconocido periodista y cineasta catalán, pero además es el hijo de Jordi Solé Tura, uno de los padres de la Constitución de España, quien falleció en 2009 a causa del mal de Alzheimer. Albert dirigió una película sobre esta etapa en la vida de su padre *Bucarest, la memoria perdida*, que además fue premiada con el Goya 2009 a la mejor película documental. Albert es además el director del Brain Film Fest. El siguiente es un extracto de la charla que mantuvimos en su casa de Barcelona.

¿Cómo se organizaron para el cuidado de tu padre?
"Bueno, como siempre, un cuidador principal, en este caso su mujer, que se tuvo que prejubilar. El tema es que éramos

todos entes muy autónomos en casa, y todos muy viajeros, y todos con sus vidas profesionales, y además vidas bastante intensas. Y de repente, ella se tuvo que prejubilar y adaptar su vida al cien por cien, y los demás, y sobre todo yo me mudé, justamente ahora vivo aquí porque él vivía a cien metros de aquí, entonces me puse un poquito… intentamos ponernos alrededor. Sí que es verdad que hay familias que tienen la cosa mucho más repartida, por ejemplo, cuando tienes hermanos y si todos se involucran, cosa que no siempre sucede, pero cuando todo el mundo se involucra se va repartiendo casi temporalmente. Yo tengo experiencias cercanas pues quince días contigo, quince días con otro y así hasta que esos quince días son agotadores, pero que es tu contribución. En este caso no, en el caso de mi padre su mujer asumió el rol de cuidadora principal, y sobre todo tanto su sobrina como yo estábamos un poquito dando apoyo, reemplazándola cuando ella quería. Pero lo que sí sucede es lo que tú comentabas, que el cuidador principal entra también en un síndrome muy específico, que es una interdependencia casi irrompible, de tal manera que no había modo de mandarla fuera, de vez en cuando conseguíamos mandarla un fin de semana por ahí con amigas, pero no había forma de que se separara de él. Y eso anticipaba, obviamente, un proceso de duelo complejísimo cuando todo se terminara, y es exactamente lo que sucedió".

En el año 2017, durante la Conferencia Anual de la Asociación Internacional de Alzheimer, se presentó el reporte de la revista *The Lancet Public Health*, sobre "Prevención, intervención y cuidados sobre demencia". Su conclusión fue que la mejor chance para la prevención de este problema es la aproximación desde la perspectiva de curso de vida, particularmente sobre los factores de riesgo modificables. El reporte encontró que un tercio de los casos globales de demencia podrían ser prevenidos, si se actuara sobre nueve factores de riesgo que afectan a las personas. Entre ellos se destacan poder completar la escuela secundaria, prevenir la hipertensión, la obesidad, el consumo de tabaco, la depresión, el sedentarismo, el aislamiento social y la diabetes.

> Diabetes, hipertensión y obesidad: Tener controlada la concentración de azúcar en sangre (glucemia) o cumplir rigurosamente con las medicaciones para la diabetes o la tensión arterial elevada, así como mantener una dieta saludable que ayude a perder su exceso de peso y mejorar su salud cardiovascular reducen el riesgo de demencia. El ejercicio aumenta el flujo sanguíneo al cerebro y con ello la llegada de oxígeno y nutrientes, lo que mejora la funcionalidad y disminuye los factores de riesgo vascular. El consumo de tabaco ha sido relacionado con el aumento de más de un 40% de riesgo de desarrollar demencia. La depresión como enfermedad y el aislamiento social están vinculados al efecto negativo sobre las hormonas del cerebro con impacto en la función cognitiva.

Mitos, verdades y mentiras

El conocimiento puede provenir de múltiples fuentes. Puede provenir de sociedades científicas, consensos de expertos, posicionamientos nacionales o comunicaciones en congresos. También de revistas de divulgación masiva, Internet o la propia televisión y sus programas de baja calidad. Por ello, el conocimiento es diferente a la información, y esa diferencia, en gran parte, se debe a cuánto de ello es útil para tomar decisiones. Por eso, en esta era de la información e hiperconectividad, siempre es bueno separar el grano de la paja, como suele decirse, y una parte importante de esa tarea la hace la sociedad civil y sus organizaciones.

Existen dos organizaciones de referencia para la consulta o la búsqueda de información sobre Alzheimer, como recurso para el familiar o el público en general. Una de ellas es Alzheimer's Disease International y la otra es Alzheimer's Organization, la primera con sede en Londres, Inglaterra, y la segunda en Chicago, Estados Unidos. Gran parte de su actividad es la divulgación de información contrastada, que sirva para tomar decisiones, pero, con la salvedad de que su foco está en la divulgación y no en el conocimiento científico propiamente dicho, que suele ser la fuente con que nos manejamos los profesionales. Por ello me pareció interesante que, hablando en el idioma de este tipo de asociaciones, podamos esclarecer algunos de los mitos que hay sobre esta enfermedad.

#Mito 1. La pérdida de memoria es parte normal del proceso de envejecimiento

La enfermedad de Alzheimer es mucho más que la pérdida de memoria. Básicamente se produce una falla en el funcionamiento de las neuronas, que son las células cerebrales. Entonces cuando la falla va progresando, la alteración ocurre no solo en el dominio de la memoria, sino que puede afectar la coordinación y la motricidad, entre otros dominios. Así el Alzheimer en sí mismo puede confundirse con ciertos olvidos que hacen al normal proceso de envejecer, o son causados por la acción o interacción de medicaciones que muchas veces se acumulan, o procesos infecciosos, deficiencias vitamínicas u otras afecciones. Por otro lado, es importante no olvidar que los problemas de memoria pueden ser causados también por otros tipos de demencia.

#Mito 2. Existe un tratamiento efectivo que detenga la progresión de la enfermedad de Alzheimer

Al momento de la publicación de este libro no existe un tratamiento no solo para curar, sino para prevenir o detener la progresión de la enfermedad de Alzheimer. Los medicamentos que actualmente están disponibles permiten una reducción temporal del agravamiento de los síntomas y solo en un porcentaje de cerca del 50% de todos los pacientes que reciben esa medicación. Durante 2018, el gobierno de Francia, por intermedio de su Ministerio de Salud, adoptó una medida que puede resultar de precedente para otros países, y que seguramente marcará un antes y después en el tratamiento médico.[71] Una resolución de mayo que se volvió efectiva el 1 de agosto de 2018 ha hecho que Francia deje de financiar los medicamentos para el Alzheimer (donepezilo, galantamina, rivastigmina y memantina), por su escasa eficacia y desproporcionados efectos adversos; algo sobre lo que ya había alertado en un editorial la revista francesa *Prescrire* en 2012.[72]

#Mito 3. Uno de mis padres sufrió de Alzheimer, por lo tanto yo también enfermaré.

Hay algunos casos en que existe un componente hereditario de la enfermedad. En estos, suele identificarse un cambio en un determinado gen, y las formas en que se expresa esta enfermedad se dan

71 "Médicaments de la maladie d'Alzheimer: enfin non remboursables en France!", *Prescrire*, vol. 38, núm. 416, 2018.

72 Prescrire Editorial Staff, "Drugs for Alzheimer's disease: best avoided. No therapeutic advantage", *Prescrire*, vol. 21, núm. 128, 2012, p. 150.

tempranamente. El estudio liderado por el científico colombiano Francisco Lopera de la Universidad de Antioquia en Colombia, desde hace años, analiza un grupo de familias, en cuyo seno los varones desarrollan desde muy jóvenes formas de Alzheimer severo. Sin embargo, la mayoría de los casos de Alzheimer no son del tipo que se transmite directamente por carga genética.

#Mito 4. Me pasan una serie de cosas que antes no me ocurrían. ¿Será que sufro de Alzheimer?

Cometer errores es frecuente, dejar las hornallas prendidas no. Confundir las llaves de la puerta de la casa es una cosa; mirarlas sin saber de qué se trata o para qué sirven, otra. Necesitar ayuda para utilizar un nuevo teléfono o dispositivo es razonable. Mirar el teléfono cuando suena el llamado del hijo o familiar y preguntar quién habla como si fuera un desconocido, no. Tener dificultades para encontrar la palabra exacta durante una conversación, siendo consciente de lo que se quiere decir, es normal. Lo mismo que perder cosas de manera ocasional y, en general, ser capaz de encontrarlas. Está dentro de lo esperable dejar actividades o porque aburren o no apetecen, así como sentirse incómodos con los cambios de rutinas ya establecidas, lo que genera menor tolerancia. Este tipo de conductas o comportamientos podrían ser incluidos dentro del proceso de envejecimiento normal. Sin embargo, si el familiar se siente alarmado con ciertos cambios de conducta, la evaluación de un profesional se impone como medida de interpretación objetiva y calificada.

#Mito 5. Lo mejor para el enfermo es la internación o institucionalización

Muchas veces las familias piensan que la internación o el ingreso del paciente en una institución es lo mejor para él. Sin embargo, poder realizar un diagnóstico temprano permitirá que la persona enferma pueda expresar su voluntad respecto de lo que prefiere cuando ya no pueda tomar decisiones. Por otro lado, la persona puede estar en su hogar si cuenta con los cuidados apropiados, pero la realidad es que, a medida que progrese la enfermedad, la situación será más compleja y demandante. Existen recursos y alternativas para contar con profesionales que ayuden en las tareas del cuidado, como son los centros de día, residencias y ayudas en domicilio. Tomar la decisión de una institucionalización es muy doloroso, pero aun así debe prevalecer el bienestar del enfermo.

Bicicleta, cuchara, manzana

A Pasqual Maragall se le reconoce la visión y audacia de conducir el desarrollo de Barcelona, de cara a los Juegos Olímpicos de 1992 y así abrir la ciudad al mar, a Europa y al mundo. Pero Maragall, junto con su familia, también tuvo la audacia de contarle al mundo, en octubre de 2007, que padecía la enfermedad de Alzheimer. Lo hizo en una conferencia de prensa que aún hoy pone la piel de gallina. Tuve la oportunidad de conversar con la señora Diana Garrigosa, su esposa, en su domicilio de Barcelona, donde también pude conocer al señor Maragall. Pudimos dialogar sobre cómo la familia hizo frente a una situación tan vital donde, además, se agregaba el factor de ser una figura pública. "La primera sensación fue la de un desconocimiento total frente a lo que ocurría, luego poder lidiar con las preguntas que rondaban el estado de salud de Pasqual, pero por otro lado la oportunidad de sentirnos como los padres de la criatura, ya que todo era nuevo, lo que, sumado al hecho de ser quien era, nos permitió tener acceso a muchos médicos, pacientes y otros familiares. Esto es de alguna manera el papel de la Fundación Maragall, como entidad que además de investigación tiene un rol fundamental en divulgación y educación de todo lo relacionado con el Alzheimer. Buscamos ser un apoyo y contención para los pacientes y familiares, algo que yo pude obtener de mi propia médica de cabecera". Hoy la Fundación Pasqual Maragall, creada en 2008, focaliza su esfuerzo en la investigación científica, el apoyo a los cuidadores y otras tareas de divulgación, entre ellas, un valioso documental que ganó el Premio Goya en 2011, cuyo título a los médicos nos resulta conocido: *Bicicleta, cuchara, manzana*. Son tres palabras que deben memorizarlas y luego repetirlas unos minutos más tarde como parte de la valoración de la memoria de corto plazo. Tres palabras que desde la familia Maragall nos enseñan cómo hacer frente a este gran desafío que es la enfermedad de Alzheimer y que le recomiendo ver cuando tenga oportunidad.

Recursos de ayuda para el paciente y sus familiares:

Alzheimer's Disease International
www.alz.co.uk
Alzheimer's Organization
www.alz.org
Fundación Pascal Maragall
fpmaragall.org

Ni muy muy, ni tan tan

En medicina hay un viejo dicho que dice que "no existen las enfermedades, sino los pacientes". Intenta alertarnos de que lo que leemos en los libros o aprendemos en la universidad no es lo que encontramos cuando una persona se nos presenta en el consultorio con algún problema de salud. Cuando la "queja" o motivo de consulta viene relacionado a olvidos o temores ante un posible deterioro cognitivo, y considerando las particularidades que desarrollamos en los apartados previos, podemos encontrarnos con situaciones que no son ni muy muy, ni tan tan. Algo así como formas previas o estadios intermedios de lo que podrá ser (o no) una demencia en el futuro. Este es el caso del llamado *deterioro cognitivo leve* y se caracteriza por la aparición de los primeros síntomas de pérdida de memoria u olvidos, pero ya de una manera más frecuente y que llama no solo su propia atención, sino también de los familiares o personas más cercanas. Por ejemplo, no recordar que tenía un turno con su médico de cabecera o, incluso, algunas conversaciones recientes. Sin embargo, estos olvidos no son lo suficientemente importantes como para alterar el ritmo de su vida diaria e independencia. Se estima que cerca del 20% de las personas mayores de 65 años en Estados Unidos lo padecen. Su diagnóstico es clínico. Esto significa que lo hace el médico por medio de una serie de pruebas y valoraciones y, si bien no es sinónimo de que ocurra, se estima que el 30% de las personas con diagnóstico de *deterioro cognitivo leve* evolucionan hacia la demencia. Pero recuerde que muchas alteraciones de la memoria suelen estar provocadas por efectos secundarios de otros medicamentos, también por depresión, aislamiento social o alteraciones de la hormona tiroidea, pérdida o alteración de la visión o la audición y muchas otras causas posibles. Por ello, es muy importante que el diálogo con el médico sea franco, abierto y simétrico. Problemas de salud como esta forma leve de deterioro cognitivo en ocasiones son un gris, algo que es, otra vez, ni muy muy, ni tan tan. Son formas clínicas que fundamentan que los médicos les digamos con frecuencia a nuestros alumnos que pongan mucha atención y observen bien, porque no existen las enfermedades, sino los pacientes.

¿Qué es envejecimiento normal?	**¿Qué es demencia?**
No ser capaz de recordar detalles de una conversación o evento que tuvo lugar un año atrás.	No ser capaz de recordar detalles o hechos de una conversación reciente
No ser capaz de recordar el nombre de un conocido.	No reconocer los nombres de sus familiares
Olvidar cosas o hechos ocasionalmente.	Olvidar cosas o eventos con mucha frecuencia.
Tener dificultad en encontrar la palabra correcta de manera ocasional.	Sus familiares están preocupados por su pérdida de memoria, pero no es consciente de ello.
Usted está preocupado por su pérdida de memoria, pero sus familiares no.	

Algunos *tips* para convivir con las dificultades normales de la edad y la memoria:

- Mantenga una rutina.
- Organice su información por medio de una agenda o calendario.

- Coloque sus cosas siempre en los mismos lugares.
- Repita los nombres de las personas cuando se encuentre con ellas.
- Haga el ejercicio mental de repetir en su mente el abecedario.
- Ejercite asociaciones entre las cosas que conoce.
- Involucre sus sentidos, si lee, visualice el objeto o la escena.
- Cuente historias a sus nietos, si es que los tiene, o busque transmitir su experiencia y conocimientos.
- Recuerde respetar sus horas de descanso.

Hablando (pero más escuchando) se entienden las personas

Cuando nos conocimos con la señora Margarita G., me contó que era una aficionada a los deportes de montaña, su preferido era el esquí, y que siempre los había practicado en Estados Unidos, de donde era originaria. Según me dijo, se consideraba una deportista experimentada, pero para nada temeraria. Era su primera temporada en centros de esquí de Argentina. Cuando llegó al consultorio lo hizo caminando por sí misma, pero con dificultad. Tenía un *brace*, una especie de tutor externo que se fija con velcro y ayuda a limitar la movilidad de la rodilla y así protegerla de un daño mayor. Me contó que se había lastimado a partir de una caída en la pista de esquí y que, luego de eso, tuvo mucho dolor y se le dificultaba mucho la deambulación. El *brace* se lo habían indicado en el propio centro de esquí hasta que pudiera hacer una consulta especializada. Dicho esto, y luego de completar el interrogatorio, me propuse evaluarla, para lo cual inspeccioné, palpé e hice las maniobras correspondientes a fin de valorar la estabilidad articular y la funcionalidad de los meniscos y ligamentos de la rodilla. Fue allí cuando vi que hubo un cambio en su expresión. Una cara de sorpresa. En ese momento me relató que en la Embajada de Estados Unidos en Argentina le habían recomendado tres centros de rehabilitación, entre ellos ese en el que yo me desempeñaba. Me dijo que ya había visitado los otros dos y que por lo tanto este era el tercero. Lo curioso es que se encargó de detallar que en ninguno de los centros le habían evaluado la rodilla. Que ni siquiera se la habían tocado y mucho menos realizado las maniobras. Esa era la razón de su cara de sorpresa, a la que se sumó la mía. Éramos dos los sorprendidos, puesto que el motivo que la traía a la consulta era su rodilla... ¡y ni siquiera se la habían "tocado"! O ella se expresó mal —cuestión poco probable porque hablaba en perfecto español—, o el profesional no escuchó, no entendió o no le dio importancia suficiente a lo que ocurría. Parece mentira que algo tan claro no lo fuera, pero era la realidad ante mis ojos.

Muchos de los errores cometidos en la medicina tienen que ver con el vínculo y la comunicación entre el paciente y el médico. Ya la palabra *paciente* habla de alguien que debe tener paciencia; paciencia para aguardar en la sala de espera, paciencia para soportar la causa de su padecer, paciencia para ver si el diagnóstico es el correcto y/o el tratamiento instaurado resulta beneficioso y, por supuesto, paciencia para lidiar con un profesional que no siempre tiene paciencia para comunicar, o sabe cómo hacerlo. Se ha escrito mucho de esto en la medicina, la *comunicación médica-paciente* más que capítulos son libros, y a pesar de ello, médicos y pacientes continuamos sin entendernos. El cuerpo de conocimiento que hay sobre ello es vasto; sin embargo, se la suele pasar por alto porque se supone que es algo ya sabido, como si viniera incluido por el solo hecho de haber decidido abrazar una profesión vinculada a la salud. ¡Como si el profesional que está preparado para establecer un diagnóstico complejo no va a ser capaz de comunicase de manera adecuada!

Una mala comunicación entre el médico y el paciente es un tema serio. El error más frecuente está en que los médicos solemos creer que los pacientes no solo nos entienden, sino que además nos hacen caso. La realidad es que los pacientes ni nos entienden y mucho menos nos hacen caso. Por eso, una buena comunicación debe ser un requisito fundamental entre los recursos y las herramientas de quienes elegimos cuidar la salud de otros, mucho más si se trabaja con adultos y personas mayores. No son pocos los médicos que les gritan a los pacientes mayores porque suponen que padecen de hipoacusia o sordera por el solo hecho de ser mayores. La falta de entendimiento provoca frustración y desmoralización, insatisfacción por parte del paciente, ineficacia en la terapia, o que el paciente elija otro profesional, como fue el caso de la señora Margarita, que decidió que la rehabilitación de su rodilla la haría en nuestro consultorio.

La comunicación que hacemos con nuestros pacientes es un acto irrepetible. Una competencia esencial que nos permite educar, prevenir, tratar, resolver, contener, confortar, organizar, tranquilizar. Y más aún, es un acto central en la consulta de quienes somos médicos de cabecera, especialmente si trabajamos con personas mayores. No es una verdad de Perogrullo que una comunicación cálida, amable, con dignidad y empática impacta mucho mejor en el paciente. Una buena comunicación implica un vínculo genuino donde muchas veces la escucha es más importante que hablar. Por ello también es muy importante considerar el contexto, en este es donde transcurre y se construye ese vínculo.

El contexto es lo más importante, porque de alguna manera es lo que brinda libertad o limita la comunicación. Por ejemplo, cuando trabajé de médico para el Sistema Nacional de Salud de España, era frecuente recibir en la consulta ciudadanos de origen marroquí, cuya religión musulmana impedía a la mujer —en caso de ser la paciente— hablar con el médico. En ese caso, mi comunicación debía ser a través de su esposo, lo cual, como se podrá imaginar, en algunos casos resultaba realmente complejo. También en esos tiempos me tocó recibir en la consulta a pacientes que eran inmigrantes ilegales, por lo tanto, sin papeles, a los cuales el interrogatorio que uno debía hacer les provocaba mucho temor e inseguridad dada su situación legal. Asimismo, he visto situaciones donde a la persona mayor se la trata de "vos", o se la llama de abuelito o abuelita, como si se tratara de un amigo más, sin ningún tipo de prudencia o empatía. Sin duda alguna, una falta de respeto y una torpeza. Gran parte de estos *desencuentros* que ocurren en hospitales o consultorios tiene que ver con lo que se llama *construcción cultural de la realidad clínica.*[73] La mayoría de los profesionales tienen muchas dificultades para entender que su propia construcción de la realidad clínica es una de las tantas posibles, y seguramente será diferente a la construcción clínica del propio paciente; y que si no hay un esfuerzo por reconciliar esa diferencia, lo más probable es que ese encuentro sea una oportunidad perdida. De allí el dicho de que "los errores propios que uno hace como médico, los recibe el colega". Nosotros recibimos a la señora Margarita con su problema de rodilla que otros colegas no supieron valorar. La

73 Kleinman, A.; Eisenberg, L. y Good, B., "Culture, illness, and care: clinical lessons from anthropologic and cross-cultural research", *Annals of Internal Medicine*, vol. 88, núm. 2, febrero de 1978, pp. 251-258.

comunicación o su falta es uno de los principales motivos por los cuales los médicos perdemos pacientes.

Una buena comunicación con el paciente es recíproca y es un proceso interactivo en el cual ambas partes tienen responsabilidades para asegurarse que el mensaje emitido no solo ha llegado al oído del otro, sino que ha sido comprendido. Por eso una aproximación *top-down* o asimétrica, de arriba hacia abajo, como suele ser el vínculo médico-paciente, ya no garantiza éxito ni tampoco satisfacción. Una analogía de este proceso podría ser la comparación entre lo que hace tiempo era la *Enciclopedia Británica* con la Wikipedia actual. En la primera, el receptor o lector era alguien en un rol netamente pasivo, mientras que, en la actualidad, con la Wikipedia, se convierte en un *partner* o socio que puede tener un rol activo en la construcción y mejora de calidad y contenido de cierta información.

Hubo una persona a quien conocí en el momento más dramático de su vida, cuando su marido fue muerto en un hecho de violencia en su propio domicilio por tres delincuentes, y a quien pude seguir viendo a través del tiempo. Durante nuestro último encuentro, me dijo que "el episodio de la muerte que vivimos en mi casa no se habla en mi familia. Es un tema que no tocamos, ni siquiera lo hablo con otras personas. Con vos es diferente. Estuviste allí, nos acompañaste. Lo que yo hablo con vos de ese momento no lo hablo con nadie más". Ellos no eran mis pacientes, pero nuestro vínculo excedía todo tipo de etiquetamiento. La comunicación como base del vínculo con el otro se ha convertido en una habilidad refinada, que difiere artesanalmente en cada uno de los encuentros que tengamos como médicos con nuestros pacientes, y es algo que todas las personas sean de la condición que sean deberían considerar y exigir. Un trato amable y digno. Puede que algo de ello sea un don, como esas personas que le sonríen al desconocido; pero mucho más es lo que se puede entrenar y aprender. En la comunicación va el poder de tranquilizar, de comunicar noticias difíciles o el de vincularse con una personalidad compleja. Es fundamental entender que la buena comunicación va más allá de las palabras. La buena comunicación toca los sentimientos, abarca las emociones y establece relaciones humanas, porque los médicos antes que nada tratamos personas, algunas de ellas jóvenes, otras mayores, algunas musulmanes y otras inmigrantes; y también algún que otro esquiador, como fue el caso de la señora Margarita, o como Mirta, a quien le asesinaron a su marido en su propia casa.

Solo sé que no sé nada

La explosión y democratización de la información —y en parte del conocimiento— ha dado lugar a un fenómeno que tiene dos caras de la moneda. Uno bueno y otro no tanto. Es el fenómeno de la llamada *medicalización* de la sociedad. El lado bueno tiene que ver con la posibilidad de acceso a información, y de allí, la creciente importancia y necesidad que tenemos los profesionales de compartir las decisiones a tomar con el paciente. El lado menos positivo es la persecución de objetivos mercantilistas, cuyo súmmum es la creación de nuevas enfermedades, algo que en inglés se conoce como *disease mongering* —podría ser traducido como *comercio de enfermedades*— y que hace referencia al carácter invasivo de la industria en el proceso y la construcción del vínculo *salud-enfermedad*. Está influenciado por tres fenómenos que estimulan el proceso de medicalización: a) la naturaleza propia y dinámica de la enfermedad, b) el cambio en la relación médico-paciente y

c) el hecho de una sociedad que cada vez valora más factores como el consumo y el materialismo. De estos tres, quisiera detenerme y analizar más en detalle el cambio en la relación médico-paciente.

Una gran parte de este cambio tiene su origen en el libre acceso a la información que supone Internet y a lo que, en un aspecto más amplio, se conoce como *health literacy* o alfabetismo sanitario. Este es un concepto muy nuevo y la información que tenemos proviene solo de los últimos diez años y se lo puede definir como la capacidad de las personas de obtener, procesar y comprender información básica de salud que les permita tomar mejores decisiones para su propia salud. El hecho de que las personas dominen un cierto grado de conocimiento de temas relacionados a la salud es importante porque ayuda a tomar cierto control sobre el propio estado de salud y las decisiones que se deban negociar y compartir con el médico de cabecera. Además, es parte del capital social de la comunidad, porque el alfabetismo en salud es mucho más que proveer información. En un estudio, se vio que el 22% de los canadienses eran incapaces de entender el prospecto médico y así poder calcular la dosis correcta de medicación para sus niños. Otro estudiorealizado en Reino Unido mostró que una de cada cinco personas tuvo problemas básicos para comprender información simple que ayudaría a mejorar su salud.[74] La evidencia muestra que las personas con un bajo conocimiento en salud suelen frecuentar o acudir más a las guardias y a los servicios de emergencia médicos, suelen tener menor cumplimiento de los tratamientos médicos, y también sufren mayor grado de hospitalización y mayor grado de mortalidad.[75]

---

74 Kickbush, I.; Wait, S. y Maag, D., "Navigating health. The role of health literacy", Alliance for Health and the Future, 2006.

75 Chesser, A. K.; Keene Woods, N.; Smothers, K. y Rogers, N., "Health literacy and older adults: A systematic review", *Gerontology and Geriatric Medicine*, 2016.

La mayor parte del fenómeno del alfabetismo en salud tiene su origen en la disponibilidad que nos brinda Internet. Un estudio realizado en Estados Unidos mostró que el 59% de las personas encuestadas había buscado información médica en Internet durante 2012.[76] La búsqueda de este tipo de información ocupa el tercer puesto entre todos los motivos de búsqueda, y según este estudio, tres de cada cuatro personas lo hicieron utilizando buscadores como Google, Bing o similares. Apenas el 13% lo hizo desde sitios específicos de salud. Hoy el "Dr. Google", como se suele llamar a la consulta por Internet, es parte de nuestros días, atiende las veinticuatro horas de los siete días de la semana. Ocho de cada diez personas lo utilizan, y una de cada tres lo hace para buscar sobre sus propias condiciones médicas o de salud. Este recurso puede ser muy informativo, pero tiene sus riesgos. Lo primero es que Google no coloca las cosas en su justa proporción. En una oportunidad, uno de mis pacientes me confesó que había buscado algo en Internet, pero cuando vio que en la primera pantalla tenía la cifra 1-10 de 35.700 resultados desistió. La consecuencia fue mayor ansiedad, algo que, en un estudio que realizó Microsoft hace ya años atrás, se llama *cibercondria*. La búsqueda de información por Internet tiene el problema de la gran cantidad, el volumen de información que existe, la falta de posibilidad de un juicio crítico por parte del lector, si no tiene formación en salud, y la sensación, además, de que si está en Internet es signo de calidad. Esto tiene sus consecuencias; por ejemplo, tomar decisiones basadas en información errónea, el aumento de ansiedad e intranquilidad y, lo que es peor, la pérdida de confianza en el médico.

76 "The internet and health", Pew Research Center, 2012. Health Survey Data, 2013.

En 2016, se llevó a cabo la primera encuesta a nivel europeo sobre alfabetismo en salud, motivada en parte por cuestiones tales como que la mayoría de los europeos (el 57%) no sabe que los antibióticos son inefectivos para combatir virus, o que el 44% no sabe que sirven poco o nada contra el resfriado y la gripe. Cuando las personas saben poco o mal de salud, no solo ellas mismas corren peligro, sino que además pueden afectar medidas de política pública como las campañas de vacunación. Esta encuesta se realizó en ocho países diferentes con un total de 8.000 personas encuestadas. Los resultados mostraron que aproximadamente el 50% de los encuestados tenía un conocimiento problemático o inadecuado sobre salud. En un extremo, estuvieron Bulgaria y España, donde seis de cada diez personas tienen un pobre conocimiento, mientras que Holanda y Alemania fueron los países más "educados" en términos de salud.

¿Qué ocurre con las personas mayores y su "alfabetismo en salud"?

En Estados Unidos, los estudios realizados sobre el tema muestran que cerca del 70% de los mayores de 65 años no tienen conocimientos básicos o comprensión de información de salud básica. ¿Nada despreciable, cierto? Las consecuencias más frecuentes de esto para una persona mayor —además de las ya mencionadas— son errores a la hora de tomar la medicación, una peor gestión y control de su propio proceso de salud/enfermedad, menor consulta a su médico con fines preventivos y, por supuesto, una mayor posibilidad de sufrir consecuencias que acarreen la muerte.[77] Para las personas mayores hay tres factores fundamentales que afectan el grado de compresión de la información sanitaria: el grado de educación de la persona, el mismo proceso del devenir y los recursos sociales. Si nos focalizamos en las barreras o en los problemas funcionales, debemos aceptar que, a medida que cumplimos más años, este problema se incrementa en el nivel de población. Los factores que nos juegan en contra son la propia habilidad cognitiva, que se puede ver afectada con el paso de los años, alteraciones en los órganos sensoriales, como el oído y la vista, y, por supuesto, factores psicosociales, como el aislamiento.

Como médicos, nuestro papel habitual ha sido el de ser prescriptores. Prescribimos medicación, hábitos saludables y mucho más. Pero con esta facilitación en el acceso a la información, sumado al alto consumo de "salud" que hoy se ve desde los teléfonos celulares, las *apps* específicas, así como también en los sitios especializados en adaptar el conocimiento técnico a la divulgación, los médicos debemos ser conscientes de nuestro propio cambio de rol. Debemos asumirnos —además de prescriptores— como educadores y gestores de toda esa información, que en su mayoría solo crea confusión y temores. Internet es, sin dudas, un gran recurso. Es más, muchos aún nos preguntamos cómo podíamos vivir antes. Sin embargo, como todo recurso tiene sus limitaciones. Cuenta la historia que cuando a la pitonisa de Delfos le preguntaron quién era el hombre más sabio de Grecia, contestó Sócrates; pero cuando a Platón se le preguntó qué opinaba Sócrates de esa respuesta, contó que dijo: "Solo sé que no sé nada". La intención

77 Kobayashi, L. C.; Wardle, J.; Wolf, M. S. y Von Wagner, C., "Aging and functional health literacy: A systematic review and meta-analysis", *The Journals of Gerontoly, Series B, Psychological Sciences and Social Sciences*, vol. 71, núm. 3, 2014, pp. 445-457.

de Sócrates fue dejar en claro que no se puede saber algo con total certeza, incluyendo los casos en que uno cree estar seguro. Como muchas veces nos ocurre al consultar en Internet.

> La alfabetización en salud se relaciona con el conocimiento, la motivación y las competencias de las personas para acceder, comprender, evaluar y aplicar información sanitaria para emitir juicios y tomar decisiones en la vida cotidiana sobre atención sanitaria, prevención de enfermedades y promoción de la salud que ayude a mantener o mejorar la calidad vida durante el curso de esta. La alfabetización en salud va más allá del entorno clínico. Es relevante para todas las áreas de toma de decisiones diarias.

El *emocionoscopio* y las consultas sagradas

Era un sábado por la mañana de otoño y los árboles aún mantenían en sus alturas el clásico follaje dorado de esa época del año. Como era nuestro ritual, cerca de las diez de la mañana, emprendimos nuestra caminata con Jorge Galperin. Solíamos hacer cerca de seis o siete kilómetros de caminata a buen ritmo, luego unos estiramientos y finalizábamos con una charla y un café, con el que, a modo de ceremonia, maestro y alumno tratábamos distintos temas siempre relacionados a la salud. Con Jorge nos ocurría algo habitual que no dejaba de llamarnos la atención. Durante esas caminatas, solíamos contar entre dos y tres personas que una vez que se detenían para saludarlo le preguntaban si yo era su hijo, motivo que nos causaba gracia, pero, al mismo tiempo, un orgullo compartido, porque honraba un vínculo maestro-alumno que trascendía. Esa mañana, sin embargo, pasó algo diferente. Nos detuvo una pareja de brasileños que, a bordo de su furgoneta Volkswagen, estaban recorriendo el país. Estaban desorientados, sin combustible y con poco dinero. Preguntaban por una ruta de salida de la ciudad. Dicho esto, Jorge me miró y solo fueron unos segundos los que tardamos en subirnos a la combi. Lo primero fue ir a una estación de servicio, donde llenamos su tanque de combustible; de allí, a una frutería donde Jorge se encargó de llenarles dos buenas bolsas para su camino, luego de lo cual nos despedimos sin antes asegurarnos que habían comprendido las instrucciones, cuestión que no fue difícil, ya que Jorge había vivido en Río de Janeiro y manejaba a la perfección el portugués. Al llegar a su casa y hablar de la situación y nuestras percepciones, Jorge me hizo conocer su teoría de la *fibra miocárdica*, que, según él, consistía en que, aunque se esté rodeado de doscientas o quinientas personas, si un alma desvalida necesitaba ayuda se encargaría de identificarlo entre la multitud. Jorge Galperin era médico de familia, pero además era profesor, lo que hacía que cada uno de nuestros encuentros sean benditas clases personales. Un día me había explicado que el médico de cabecera recibía ese nombre por ser quien solía atender a los pacientes hasta en la enfermedad final, al lado de su lecho, y que en ello iba implícito un vínculo de confianza y conocimiento mutuo. Con el tiempo, la práctica y el ejercicio de este vínculo que se repetía con los distintos pacientes hacía que los médicos de familia pudiéramos desarrollar un instrumento único, que era casi identidad propia. Él lo llamaba *emocionoscopio* y permitía poder reconocer, empatizar y contener las distintas emociones que acompañaban a las personas en nuestras consultas. Afirmaba que tener desarrollado el *emocionoscopio* tiene sus ventajas, especialmente cuando nuestros pacientes son adultos o adultos mayores, porque viene muy bien para contrabalancear la incertidumbre que caracteriza a la medicina, algo que los médicos debemos sobrellevar a diario. Gran parte de esa confianza y ese conocimiento es lo que nos permite distinguir cuestiones que pueden no resultar simples, como es diferenciar dolor de sufrimiento, algo que muchos aún creen que es lo mismo. En especial, cuando el desarrollo tecnológico ha prevalecido por encima de las capacidades para interactuar y vincularse con el paciente; algo que si bien permite abordar las enfermedades no siempre el sufrimiento. Hoy la salud es muy *tech* y poco *touch*.[78] No es lo mismo entender un diagnóstico que considerar al individuo, y el problema es que no es posible interpretar una dolencia sin comprender a la persona. Así, en la mayoría de los casos, la respuesta clínica no termina de ser lo suficientemente integral, donde la dolencia como tal es una experiencia humana que no diferencia clase social, religión o profesión. Por ello, nunca dejó de sorprenderme en los hospitales escuela, en los que nos formamos la mayoría de los estudiantes de ciencias de la salud, las formas en que el séquito medico (mal)trata (en general) a los pacientes allí ingresados. La escena es ya un clásico. La comitiva solía irrumpir en las salas y en su camino no se les explicaba a los pacientes quién era ese grupo que avanzaba de blanco hacia sus camas; o por qué todos los que la integraban debían tocar un abdomen inflamado y dolorido, observar pupilas que lucían más amarillentas que lo normal; o por qué simplemente no se hablaba de la señora Emilia o el señor Juan, en lugar del paciente ascítico o parapléjico. ¿Por qué se lo dejaba expuesto en su intimidad al

78 "Mucha tecnología y poco contacto con el paciente."

correr una sábana que ni siquiera luego se acomodaba donde estaba? Esos pacientes estaban enfermos, pero además sufrían, aunque eso no parecía importante. ¿No había espacio para reconocerlo o era que no importaba? Veámoslo así. ¿Acaso es lo mismo sufrir de degeneración macular —que es parte de las dolencias que hacen a la oftalmología— que el sufrimiento que supone la experiencia de quedarse ciego? Así es como suele suceder la mayoría de las veces en que las personas asisten a los consultorios médicos. Suelen ser vistos como un cuerpo enfermo y no como una persona con un problema de salud. Sutil pero dramática diferencia.

En el caso de las personas 50+, el organismo ya pasó el punto de máximo desempeño o rendimiento en muchas de sus funciones. Es entonces cuando comienzan a vivirse pequeños duelos que tienen que ver con esas pérdidas, muchas veces más simbólicas que funcionales. Por ejemplo, la necesidad de lentes de lectura por una presbicia, o una comida algo más generosa que ya no asienta como antes. Este es un fenómeno que se vuelve más pronunciado a medida que pasan los años, ya que, como muestran las estadísticas, las personas vamos sumando problemas de salud crónicos con el tiempo. Poder comprender que esta serie de duelos acarrean sentimientos como tristezas, enojos, angustias o culpa es determinante a la hora de aceptarlos como personas y ayudar al paciente como profesionales.[79] Se puede aliviar el dolor, pero no siempre el sufrimiento, a pesar de que la mayoría de los profesionales tiende a igualar ambos. Hay mucho escrito sobre el significado del sufrimiento, sus motivos y agravantes, pero exceden al contenido de este apartado. Pero sí es necesario detenerse en la capacidad de reconocer y confrontar con estas emociones no tan placenteras. La

79 McWhinney, I., *Textbook of family medicine*, Mosby y Doyma, 1995.

sensación que implica un dolor, molestia, malestar o infelicidad es subjetiva y, como tal, muy difícil de medir. Por ello, desarrollar el *emocionoscopio*, mirar siempre al paciente a los ojos, leer la comunicación no verbal, adecuar el lenguaje a diferentes niveles y dejar espacio a las preguntas es fundamental en cada encuentro, aunque sea para lo más difícil, como dar una mala noticia, entendiendo que también existen formas de dar bien una mala noticia.

Los encuentros o las consultas con nuestros pacientes adultos y mayores tienen desafíos agregados. Es un interlocutor calificado, alguien muchas veces mayor de edad que nosotros mismos. Alguien que podría ser nuestro padre, madre, tío o abuela. Por si fuera poco, además de los motivos de consulta más habituales, están aquellos considerados difíciles. En España, mi colega Juan Gérvas los ubica dentro de las llamadas *consultas sagradas*. En esta categoría entran, por ejemplo, la necesidad de discutir la institucionalización en un geriátrico de un padre o una esposa por su grado de demencia; el hecho de la partida de los hijos del domicilio, un fenómeno conocido como *la crisis del nido vacío*; una separación o divorcio; una repentina viudez; el miedo a morir; una situación de acoso, o la posibilidad de redactar un "Documento de voluntades anticipadas". Poder hacer frente a estas situaciones exige compromiso, preparación y apertura. Ser generosos y no tener temor a abrazar, consolar o secar las lágrimas de la persona que tenemos enfrente. Es lo que les suele pasar a la mayoría de los médicos de cabecera, tengan o no la fibra miocárdica, hayan tenido o no a un maestro y amigo como Jorge Galperin, quien, además de enseñarme lo de la fibra o acerca del *emocionoscopio*, solía repetirme que nunca debíamos olvidarnos de la máxima "curar a veces, aliviar a menudo, consolar y acompañar siempre".

En medicina más NO es mejor

Uno de los pecados de juventud que recuerdo fue cuando compré un vehículo cero kilómetro. Según indicaba su manual de uso, al realizar los primeros 3.000 kilómetros, debía volver al concesionario oficial para hacer su "control". En ese tiempo, no había presentado ninguna falla motriz o eléctrica. Ninguna luz del tablero se había encendido y su andar era confiable y placentero. Luego de esperar un par de horas en el concesionario, el supervisor me dijo que estaba todo bien y que había completado algún nivel de líquidos. Por último, me dijo que la cuenta ascendía a unos cientos de dólares de ese momento. Mi primer pensamiento fue que me había equivocado de profesión, había opciones algo más rentables a mi entender que la medicina, como me pareció la mecánica en ese instante, como forma de racionalizar lo que percibía como un atraco. Por otro lado, pensé que había sido una visita innecesaria y que perfectamente podría haber tenido otras consecuencias que yo nunca podría haber comprobado, porque de mecánica no entiendo nada. Fue en 1999 y con el paso del tiempo me di cuenta de que mucho de esto también ocurre en la medicina actual. Existe una búsqueda incesante —y muchas veces exagerada y agresiva— de problemas en personas que no los tienen, y así se corre el riesgo de etiquetar a personas como enfermos. Así fue el caso de mi amiga María, a la que se le juntaron una serie de problemas, por lo que tuvo que solicitar una baja laboral: separación, la muerte repentina de un familiar y cansancio acumulado por más de trece años de trabajo en la misma compañía. Cuando me visitó en la consulta, me contó que el médico de su empresa le había dicho que estaba cursando una depresión. ¿No tiene derecho María a estar decaída, desmotivada, triste y quién sabe a qué más por el hecho de tres situaciones vitales que le ocurrían en el mismo periodo de tiempo? ¿No sería más preocupante si estuviera feliz y bailando como si nada de esto hubiera ocurrido?

Lo cierto es que mucha de esta liviandad por rotular o etiquetar a las personas y sus dolencias tiene orígenes complejos. Parte recae en nosotros, los profesionales que no sabemos lidiar con la incertidumbre y nos extralimitamos en el carácter sanador, curativo o preventivo que debería tener nuestra función. Otra parte de esa responsabilidad, es justo decir, le corresponde a la industria que se encarga del desarrollo, producción y *marketing* de medicamentos, haciendo de este sector algo inmenso e inigualable en volumen comercial. En 2014 y por primera vez en la historia, las ventas mundiales de productos farmacéuticos sobrepasaron el trillón de dólares en Estados Unidos. La razón es clara: suele haber más personas sanas que enfermas y qué mejor que crear "nuevos enfermos"... y ya se sabe: el que busca encuentra.

Como usted seguramente sabe, cada especialidad médica tiene, por así decirlo, su biblia, su libro de referencia. En el caso de la salud mental, es el que publica la Asociación Estadounidense de Psiquiatría. Conocido por sus iniciales *DSM* (*Diagnostic and Statistical Manual of Mental Disorders*), ya va por su quinta edición desde que se publicó por primera vez en 1952. En ese momento, tenía 130 páginas e incluía 106 problemas de salud de origen mental. En 1980, ya contaba con 492 páginas y 265 desórdenes mentales. La última versión, *DSM-V*, publicada en 2013, cuenta con 947 páginas y 297 desórdenes listados. No son pocos los que han criticado este fervor por etiquetar como enfermedades o desórdenes lo que muchos consideran parte del vivir. Uno de los titulares de prensa más comentados en el momento de su publicación fue "Anormal es la nueva normalidad". Según el artículo, cerca de la mitad de la población estadounidense caería bajo alguno de sus diagnósticos. No es poco, ¿cierto? Este fenómeno no solo se ha dado en la psiquiatría o en el campo de la salud mental, sino también en la mayoría de las especialidades, de la mano de muchos médicos que aún creen que cuanto más se haga es mejor para el paciente. Esto dio origen a lo que muchos profesionales consideramos una epidemia de *sobrediagnóstico*.

En una oportunidad, uno de mis pacientes, al que me costaba mucho limitar en su incesante búsqueda de respuestas a problemas de salud —muchos de ellos sin importancia, como una carraspera producto de una sinusitis crónica—, decidió consultar a uno de los mejores especialistas en otorrinolaringología en Nueva York. Como coincidimos en ese viaje, luego de su consulta, me llamó muy preocupado para que lo fuera a ver a su hotel. Al llegar lo encontré pálido, angustiado. Me contó que el médico que lo había examinado le había dicho que, según él, esa carraspera no tenía importancia, algo que ya habíamos discutido previamente. Sin embargo, la medicina estadounidense, que se caracteriza por ser intervencionista y, al mismo tiempo, defensiva por la posibilidad de un reclamo legal, hizo que el colega médico no midiera las consecuencias de sus palabras para con mi paciente, amparándose, quién sabe, en la conocida frase: "El que avisa no traiciona". El especialista le dijo que había un leve porcentaje de que la irritación que la provocaba fuera producida por un proceso inflamatorio que podría corresponder a un crecimiento tumoral incipiente. Si fuese así, había una gran chance de que fuera una formación tumoral benigna, pero también una probabilidad de que, aunque menor, fuese maligno, en cuyo caso debería hacerse una biopsia. En caso de confirmarse por esa biopsia como de origen tumoral maligno, el paso siguiente sería una intervención. Seguramente, a esta operación le seguiría un tratamiento con radioterapia, cuya secuela más frecuente era la pérdida del habla por alteración de las cuerdas vocales. Una vez superado esto, y si iba todo como se esperaba, esa persona entraría en un protocolo de seguimiento de exámenes rigurosos cada seis meses por al menos los siguientes dos años. Como el lector imaginará, la angustia, la palidez y el sudor de Eduardo, mi paciente, parecían justificados. Demás está decir que hoy mi paciente ya ni recuerda la carraspera y sigue muy vital a sus casi 90 años. ¿Pero quién le compensa ese mal momento?

Toda intervención médica, incluyendo cómo comunicamos o transmitimos información médica, tiene riesgos. ¡Toda! No existe la intervención inocua. En Estados Unidos, los errores médicos causan entre 210.000 y 400.000 muertes anuales, que corresponden a la tercera causa de muerte en el país, según un estudio publicado en el prestigioso *British Medical Journal* en 2016.[80] Dentro del *error médico* se cuentan las sobredosis o efectos indeseados de los fármacos, la falta de un seguimiento e integralidad en los cuidados, los errores de diagnóstico, así como problemas de comunicación. En medicina, hay que hacer lo justo y necesario, y hay que hacerlo bien. Debe haber un equilibrio entre lo que está sustentado por la evidencia médica, pero también por la experiencia. Es la parte que le corresponde a la medicina de arte, y no por hacer más uno hallará respuestas correctas. Al contrario, es posible que algunas no sean las que corresponden. Le voy a dar un ejemplo.

Imagínese que usted tiene un colador de tejido fino, como esos donde se colocan las hebras de té. Si hecha un poco de esas hebras, estas quedarán retenidas en el entretejido, y así podrá disfrutar de

80 Makary, M. A. y Daniel, M., "Medical error-the third leading cause of death in the US", *British Medical Journal*, núm. 353, 2016.

un rico té. Pero si echa allí una leche chocolatada, ese colador no podrá atrapar el chocolate, porque ya se disolvió a un tamaño donde ese tejido es incapaz de retenerlo. A esa capacidad de retención la llamaremos *sensibilidad*. De esta forma, el colador es suficientemente sensible para atrapar hebras de té, pero no el chocolate. Usted está ya disfrutando ese té, pero si no hubiese sido porque eligió hebras de té de jazmín, el colador no hubiese hecho diferencias en caso de haber sido hebras de té verde. El colador no puede discriminar entre sabores de té distintos. A esta propiedad la llamaremos *especificidad*. Teniendo en cuenta lo dicho, podemos afirmar que el colador es altamente "sensible" para té, pero nada "específico" para sabores. Traslademos este ejemplo a las personas. Si una persona tiene una enfermedad, ¿con qué frecuencia la prueba que realice será positiva? ¡Esto es lo que buscamos con una prueba sensible, que la frecuencia de detección sea alta! Ahora, si esa persona no tiene la enfermedad, la prueba debería garantizarme que será negativa. Es lo que busco con una prueba específica. ¡Claro! Usted espera que todo lo que indiquemos los médicos como un estudio o análisis complementario sea altamente sensible y altamente específico. ¡Malas noticias! Aún no existen exámenes, análisis o estudios 100% sensibles y 100% específicos. De allí la importancia de solo indicar lo justo y necesario. Recuerde: el que busca encuentra y cuanto más busquemos, más chance de equivocarnos tendremos.

Este razonamiento simplificado es lo que justifica y lleva a que se utilicen determinados estudios para realizar lo que se llama *prevención primaria*, que es la capacidad de poder detectar una alteración o un problema antes que la enfermedad se exprese. Claro que esa decisión lleva implícito el hecho de que si la prueba, según sea positiva o negativa, dará lugar a una cascada de procedimientos o intervenciones que afectarán para bien (o para mal) el estado de salud de la persona. Es lo que ocurrió con el *antígeno prostático*,[81] conocido como PSA, que durante mucho tiempo fue utilizado para detectar cáncer de próstata en los hombres; medida que, en la actualidad, no está recomendada por los grupos de expertos, porque se ha demostrado que los daños y las complicaciones que causa son mayores que los beneficios que brinda. Como el caso del PSA, hoy existe mucha controversia con estudios aún más populares como el de la mamografía, por citar solo un ejemplo. Hasta aquí hablamos de sobrediagnóstico, de las consecuencias de una intervención médica desacertada o exagerada y también de sensibilidad y especificidad. Avancemos un poco más.

¿Por qué es importante lo anterior
de cara a la nueva longevidad?

Una de las características de las personas es que, a medida que aumenta la edad, suele aumentar el número de medicamentos que se consumen. Esto no siempre es así, pero en promedio es lo que las estadísticas nos muestran. Cuando las personas consumimos más de tres medicamentos de manera simultánea, los médicos lo llamamos *polimedicación*. Como usted imaginará, el riesgo de interacción en una persona polimedicada también aumenta. Por eso, una de las características de los médicos que trabajamos y cuidamos a las personas mayores es que muchas veces, en lugar de prescribir medicación, optamos por retirar

81 Welch, G.; Schwartz, L. y Woloshin, S., *Overdiagnosed: Making People Sick in the Pursuit of Health*, Boston, Beacon Press, 2011.

aquello que creemos da más riesgos que beneficios, luego de evaluar lo mejor para el paciente.

A la mayoría de las personas los años nos suelen dar un registro diferente de lo que pasa con nuestro organismo, por eso es muy importante la escucha activa del paciente: "Si lo dejamos hablar y, además, lo escuchamos, el paciente nos dice su diagnóstico". Este refrán no por viejo se ha vuelto menos efectivo. Hay que estar muy atento al paciente que nos dice que su salud no es buena, es muy probable que sufra complicaciones en el corto o mediano plazo.[82] Se sabe que el valor edictivo de esta sensación subjetiva es mucho más preciso que cuando el médico dice: "Pero si sus exámenes son normales y se lo ve saludable. ¡Usted no tiene nada!". El problema es que los médicos ya no tienen tiempo de escuchar a sus pacientes y muchas veces los pacientes aciertan mejor que ellos; muchos ni siquiera ya los examinan (recuerde a mi paciente Margarita, la esquiadora), palpan o los miran a los ojos, y ni hablar de un abrazo en el momento oportuno o de una visita domiciliaria cuando se precisa. Es triste aceptar que muchos médicos se han ido alejando de los pacientes. Esto se acentúa más en las personas mayores, con los que parecería ser que toda respuesta es válida con la idea de encontrar soluciones que a veces no existen. Esto me hace recordar ese viejo chiste donde una señora de 80 años le consulta al médico por un dolor en su rodilla derecha. Luego de observar y examinar, el médico, viendo que no había hallazgos clínicos de importancia que pudieran orientar a un problema serio, le dice a la paciente que no se preocupe, que era normal que por su edad avanzada le doliera la rodilla; a lo que la

---

82 Gérvas, J. y Pérez Fernández, M., *Sano y salvo (y libre de intervenciones médicas innecesarias)*, Barcelona, Los Libros del Lince, 2013.

señora, mirándolo fijamente, le contesta que su otra rodilla tenía la misma edad y no le dolía en absoluto.

Este tipo de situaciones, por más que sean un chiste, afecta el vínculo de confianza con el profesional, un tema que viene en aumento en las últimas décadas. Un estudio publicado en la reconocida revista *The New England Journal of Medicine* mostró que, en 1966, casi tres cuartos (73%) de los estadounidenses confiaban en sus médicos.[83] Hoy solo lo hace el 34%, apenas un tercio. A pesar de ello, resulta curioso que en ese país la confianza en la integridad como grupo de profesionales y sus principios éticos permanece tan alto como en 1966. Comparativamente, en países como Suiza, Dinamarca, Holanda, Finlandia, Gran Bretaña, Francia o Turquía, la confianza en los médicos excede el 75%. En el *Diccionario* de la Real Academia Española, las dos primeras acepciones de *confianza* son "1) Esperanza firme que se tiene de alguien o algo, y 2) Seguridad que alguien tiene en sí mismo"; dos valores que uno espera de su médico de cabecera: seguridad y esperanza.

Estamos viviendo más tiempo, más años de vida y, en términos generales, estamos más sanos. Sin embargo, pareciera que a cada a paso corremos el riesgo de ser etiquetados como "enfermos", y así ser sometidos a intervenciones innecesarias. La nueva longevidad es tiempo de cambio, de decisiones compartidas (con el médico) y de comprender, por sobre todas las cosas, que en medicina más no es mejor. Ya lo dice el dicho: "En medicina dos más dos no son cuatro". Solo hay que recordar que el que busca encuentra y eso no siempre es bueno. Mucho menos si se trata de la salud de uno.

---

83 Blendon, R. J.; Benson, J. M. y Hero, J. O., "Public trust in physicians -U.S. medicine in international perspective", *The New England Journal of Medice*, vol. 371, núm. 17, 23 de octubre de 2014, pp. 1570-1572.

4

¡El movimiento es salud!

La segunda mitad y el beneficio de la actividad física

¡Moverse hace bien! Los beneficios de la actividad física hecha de manera regular no solo nos hacen bien a quienes estamos viviendo la segunda mitad, sino que a todos. Están bien documentados y hace rato que se conocen sus efectos de corto y largo plazo. Estos beneficios son especialmente importantes para aquellas personas que padecen problemas de salud o enfermedades relacionadas al grupo de enfermedades crónicas no transmisibles, como son la artrosis, la obesidad y la diabetes, la enfermedad cardiovascular y otras. Sin embargo, a pesar de conocerse lo bien que hace moverse para la salud, la mayor parte de nuestra sociedad (y del mundo) tiene una conducta sedentaria. Nos movemos muy poco o no estamos lo suficientemente activos como deberíamos estar. Es más: a medida que ganamos años de vida, nos volvemos más sedentarios. En Argentina, el 54,7% de los adultos es sedentario, según la Tercera Encuesta Nacional de Factores de Riesgo realizada en 2013. Además, y por si fuera poco, seis de cada diez adultos tienen exceso de peso, y dos de cada diez sufren obesidad. El futuro, en este aspecto, no parece muy prometedor.

La actividad física, como recurso para mejorar nuestra salud, tiene un aspecto relevante y es que la mejoría se produce mientras el cuerpo se va adaptando al esfuerzo que supone la repetición regular de esa actividad física determinada. Una vez que nuestro organismo se acostumbró a la demanda que le exigimos, ya no hay cambio. Por eso, estímulos o cargas de trabajo o entrenamiento variables son la mejor forma para que nuestro organismo se mantenga en forma siempre. La prescripción de actividad física requiere de una valoración personal según cada persona. Sin embargo, me gustaría compartir aquí algunos principios generales para poder hacer de este recurso un beneficio para usted.

- ¡A moverse más! El movimiento, entendido como actividad física, es todo aquello que nos haga gastar más calorías que las que consumimos por el solo hecho de estar en reposo. Moverse más significa descender una parada antes del colectivo y caminar. Es evitar subir por la escalera mecánica en el subte y elegir la escalera tradicional, incluyendo las de su propio edificio o el edificio de oficinas donde usted trabaja. Es sacar a pasear más seguido a su perro, son cinco minutos más en la cinta de ejercicios de su gimnasio, o es trabajar un rato más en el jardín de su casa. Todo lo que es movimiento es bueno para su organismo. Por eso, si se mueve poco, comience a hacerlo más seguido y si ya lo hace, aumente un poco esa actividad.
- ¡Más lento! Recuerde que no estamos buscando mejorar récords y que si la actividad se hace más lenta, como es el caso de trotar, pedalear, correr o caminar, se podrá hacer por más tiempo. Entonces aquí una de las claves, según

recomienda la OMS, es poder hacerlo durante no menos de treinta minutos diarios o ciento cincuenta minutos semanales.

- ¡Más rápido! Quizás usted sea de las personas que ya realizan actividad física de manera regular, sea caminando con sus amigas, visitando el gimnasio o subiendo escaleras. Usted ya tiene lo que se conoce como un nivel de entrenamiento básico o *de base*. Entonces, es momento de darle un estímulo diferente a su cuerpo, es momento de cambiar de ritmo. Una de las formas más utilizadas es aumentar el ritmo de caminata o de trote, o intercalar ambos en nuestra sesión diaria de actividad. Podemos buscar referencias para ello, como la distancia entre dos árboles, entre dos columnas de alumbrado o lo que nos resulte más agradable, pero recuerde: ¡solo se trata de aumentar un poco el ritmo o velocidad y no de pensar en ganarle a Usain Bolt!
- ¡Más seguido! Muchas veces nos preguntamos cuántas veces por semana debemos realizar actividad física. Lo ideal es que todos los días hagamos un poco. Que lo hagamos seguido, si es posible, más seguido. ¡Todo suma! Pero movámonos y aprendamos a reconocer los efectos que pueden ser inmediatos como descansar mejor esa noche, o de largo plazo, como perder algo de peso o mejorar los valores de colesterol y azúcar en la sangre. Pero la clave es siempre la misma. ¡A moverse!

Conceptos que suenan parecido pero que no lo son:

La actividad física es todo movimiento del cuerpo que hace trabajar a los músculos y requiere más energía que estar en reposo. Caminar, correr, bailar, nadar, practicar yoga y trabajar en la huerta o el jardín son unos pocos ejemplos de actividad física. La palabra *ejercicio* proviene del latín *exercitium* y se refiere a la acción de ejercer o ejercitar, lo que a su vez hace referencia a la actividad. El ejercicio físico es toda aquella práctica regular y sistemática de una actividad física, que da como resultado el mejoramiento de una determinada cualidad física o motriz, como la fuerza, la resistencia, la flexibilidad o la coordinación.

La píldora más vendida

Los Juegos Olímpicos están considerados la gesta deportiva por excelencia. Son la muestra del límite de la *performance* deportiva. El lema "más alto, más rápido, más lejos" lo resume todo. Sin embargo, el deporte de alta competencia o de élite no suele ser sinónimo de salud. Muchos son los atletas que han debido retirarse por lesiones o que aun ven limitada su calidad de vida por las secuelas que les ha provocado el exigente volumen de carga física que impone la búsqueda de un récord. El atleta es solo la punta de un iceberg conformado por un equipo del que forman parte profesionales de la salud. Un equipo con un sinnúmero de recursos que responden, en muchos casos, a una política de Estado, en la que el deporte de alta competencia es un componente más. Muchos de los científicos que integran esos equipos médicos y otros que no se reúnen unas semanas antes de los Juegos Olímpicos, en el Congreso Olímpico de Medicina Deportiva. Lo hacen, como en toda reunión científica, tanto para intercambiar experiencias y conocimientos, como para mostrar resultados de sus investigaciones. El congreso de 1996, previo a los Juegos Olímpicos de Atlanta, en Estados Unidos, fue algo atípico porque ese país estaba inmerso en una profunda campaña de estímulo de la actividad física para su población. Ese año, los Juegos Olímpicos se celebraron en Atlanta, pero el congreso se realizó en Dallas. Allí coincidieron los mayores exponentes del momento en el tema de actividad física y salud. Fueron quienes de alguna manera sentaron las bases que, a más de veinte años de ese encuentro, siguen estando vigentes y apuntalando las estrategias y recomendaciones que han marcado mucho de la agenda de la lucha contra las enfermedades no transmisibles.[84]

Gran parte de la evidencia de ese momento provenía de un estudio que aún hoy sigue siendo referencia. Se lo conoció como el "Estudio de salud de los alumnos de Harvard",[85] aunque en realidad intervinieron no solo estudiantes de esta universidad, sino también de la Universidad de Pennsylvania. Al subir al estrado, el epidemiólogo Ralph Paffenbarger, un hombre delgado, activo y elocuente, que además completó veintidós veces la maratón de Boston, comenzó a mostrar datos sobre 50.000 estudiantes que pasaron por Harvard y que fueron evaluados entre quienes se graduaron entre 1916 y 1950. Sus hallazgos mostraron que aquellos que realizaban

84 Se agrupan principalmente dentro de las llamadas *enfermedades no transmisibles* la enfermedad cardiovascular, como la hipertensión arterial, el infarto de miocardio y el accidente cerebrovascular, también el cáncer, la diabetes mellitus y la enfermedad pulmonar obstructiva crónica.

85 Paffenbarger, R. S.; Hyde, R. T.; Wing, A. L. y Hsieh, C. C., "Physical activity, all-cause mortality, and longevity of college alumni", *The New England Journal of Medicine*, vol. 314, 1986, pp. 605-613.

ejercicio más vigoroso eran los que, a través del tiempo, tuvieron menor riesgo de padecer enfermedad coronaria; y lo que aún fue más novedoso era que este bajo riesgo era indiferente si la sesión de ejercicio se hacía de una sola vez o en varios momentos durante el día. El punto era que a mayor intensidad, menor riesgo de problemas cardiovasculares. Ese estudio calculó que el porcentaje de reducción era de entre el 25% y el 30%. Lo que estaba comenzando a fundamentar Paffenbarger, y que luego fue refrendado por otros investigadores, era una relación entre intensidad y beneficio. Esto es algo que en salud se llama *relación o efecto dosis-respuesta*. El resultado que obtengamos depende de la cantidad de ejercicio. Lo mismo que ocurre con otras intervenciones o prescripciones, como la de las medicaciones para la tensión arterial elevada, la diabetes o los antibióticos. Una cantidad exagerada de antibióticos puede intoxicar y dañar, mientras que un nivel por debajo de lo indicado no alcanza para combatir la enfermedad provocada por el microorganismo. Con el ejercicio ocurre algo similar. La diferencia es que el ejercicio no es una píldora de venta en una farmacia. El científico no tuvo mejor forma de cerrar su conferencia que sintetizar este pensamiento en estos términos: "No tengan dudas de que si la actividad física pudiera ser vendida como píldora sería la píldora más vendida en el mundo". En ese congreso, Paffenbarger fue galardonado con el Premio Olímpico en Ciencias del Deporte, un gran reconocimiento para un campeón de la salud pública atípico en varios sentidos. Fue la primera vez en el marco de los Juegos Olímpicos que se reconoció a un científico, que además descubrió su vocación como corredor de maratón a los 45 años —cuando la expectativa de vida en su país en ese momento era de 70—, y que orientó sus estudios a la comunidad en general y no al deportista de élite. Un adelantado de la nueva longevidad sin dudas.

¿Una bala de plata?

Para muchas personas y, en especial, para los profesionales de la salud, la actividad física es una especie de recurso mágico. Son muchos los aspectos de la salud que se pueden tratar por medio de un programa de movimiento. Desde la prevención y rehabilitación de enfermedades cardiovasculares, la tensión arterial elevada, el sobrepeso, la obesidad y la diabetes, hasta algunos tipos de cánceres como el de colon, próstata, endometrio y mama. Además, y por si fuera poco, prolonga la autonomía por su efecto beneficioso sobre el equilibrio; también está comprobado su efecto sobre la longevidad, ya que prolonga la vida, aunque los investigadores aún no se pongan de acuerdo en la cantidad de tiempo que lo hace. La sensación de aumento de energía es uno de los efectos más rápidos que las personas dicen percibir, también se manifestaron mejoras en el deseo y desempeño sexual, así como en la pérdida de peso. Se sabe que mejora la función mental, ayuda a controlar la ansiedad y los terapeutas lo prescriben en el tratamiento contra la depresión, ya que mejora la autoestima y el estado de ánimo. No parece ser poco para que muchos lo consideren una "bala" mágica, ¿cierto?

¿Cuánto es necesario? ¿Cuánto es suficiente?

Las recomendaciones pueden variar, pero hoy hay un consenso establecido sobre cuánto nos tenemos que mover para mantener y lograr beneficios por medio de la actividad física para nuestro organismo. Sabemos que mientras pequeñas cantidades de ejercicio, incluso apenas diez minutos cada vez, alcanzan para lograr beneficios, necesitamos algo más para lograr mejoras significativas en la salud. Las actuales recomendaciones de actividad física publicadas por la OMS, para adultos y adultos mayores, son de al menos 150 minutos de actividad de intensidad moderada o 75 minutos de actividad de intensidad vigorosa a la semana para obtener beneficios de salud básicos.

Lo que no se usa se atrofia

A diferencia de motores, máquinas y estructuras similares que sufren del desgaste a medida que se utilizan, los organismos vivos suelen experimentar un proceso de adaptación de su capacidad funcional como respuesta al uso. Pero, así como ocurre esto, también ocurre lo inverso, que es la pérdida de la funcionalidad a causa del desuso. En el caso de la actividad física, intervienen todos los sistemas y órganos del cuerpo. Por ello, la capacidad de una persona de realizar determinadas tareas depende de la demanda a las que se someta su organismo, de allí que los efectos de la falta de actividad física son elocuentes y dramáticos. Muchos de nosotros recordamos haber visto por televisión cómo los astronautas que regresan del espacio deben ser asistidos en su salida de la cápsula espacial por la debilidad muscular producto de su exposición a la falta de gravedad. Es una expresión y un ejemplo del desuso muscular. El efecto del ejercicio como actividad repetitiva y regular provoca cambios morfológicos (de forma) y fisiológicos (de funcionamiento) en esos órganos y sistemas; y muchas veces una gran parte de estos cambios están condicionados por el grado de aptitudes de la persona. Seguramente, lo recuerda de sus tiempos de estudiante, siempre estaba el compañero que se destacaba en las carreras, había otro que triunfaba en deportes colectivos que requerían de otro tipo de habilidad, como el fútbol o el vóley, y también estaba ese otro que era quien más flexiones de brazos o *push up* realizaba. Tres formas de aptitud diferentes si entendemos la aptitud como la relación que existe entre la tarea a desarrollar y la capacidad del individuo para realizarla. Pero ser físicamente apto es más que tener piernas fuertes o un corazón potente. La aptitud tiene su base en tres cualidades físicas preponderantes: la fuerza, la resistencia y la flexibilidad. Estas son las tres características para mejorar que se persiguen en todos los programas de actividad física realizados con criterio y bajo supervisión. Estos tres aspectos son básicos, porque condicionan el desempeño físico, pero también porque requieren de tres formas distintas de acondicionamiento, así como de diferentes tiempos para mejorarlos. Estas cualidades tienen un momento o tiempo de desarrollo diferente durante la vida de las personas, por eso se dice que cada una de ellas tiene una curva evolutiva propia. Al nacer, la flexibilidad es máxima y tiene que ver con el hecho de que los recién nacidos tienen un contenido mayor de agua que los jóvenes y adultos y sus huesos son prácticamente cartílago en su mayoría. Esto permite que sus rangos articulares o la amplitud de movimientos sean máximos. A medida que aumenta la edad, si no se estimula la flexibilidad específicamente, va descendiendo y pude llegar a limitar la movilidad. La fuerza, por otro lado, tiene un desarrollo que comienza con el cambio hormonal que ocurre en la pubertad y alcanza su pico, sin otro tipo de entrenamiento específico, entre los 23 y los 25 años; mientras que la resistencia suele alcanzar su máximo desempeño algo más tarde.

Estas son las curvas de desarrollo que, de manera natural, sigue la fisiológica de nuestro organismo. Sin embargo, podemos influir sobre ellas mejorando y aun prolongando en el tiempo niveles de aptitud altos gracias a la actividad física. Esto se logra con actividades de diferente característica, según la cualidad física de que se trate o que queramos desarrollar o mejorar. En el caso de la fuerza, los ejercicios deben ser con una sobrecarga como estímulo, y esta puede ser externa como una pesa o una máquina que nos oponga una resistencia; pero también puede ser el mismo peso del cuerpo, como cuando se trata de hacer flexiones de brazos. En el caso de la flexibilidad, aquellos ejercicios que incidan sobre los arcos de movimiento normales y con insistencia en sus últimos grados de amplitud son los más recomendados. De esta manera, se previene el acortamiento de movimiento y se busca mantener la funcionalidad articular. Para el entrenamiento de la resistencia, la actividad debe guardar ciertas características como ser realizadas dentro del llamado umbral aeróbico, en un periodo de tiempo no menor de veinte a treinta minutos, y movilizando grandes grupos musculares, como ocurre con el uso de la bicicleta, la carrera o la natación. Todos ellos deben tener como principio mejorar nuestra calidad de vida y bienestar, y no buscar romper un récord, porque seremos nosotros mismo quienes terminemos lastimados o lesionados. Por eso, es recomendable seguir una serie de recomendaciones generales con las cuales comenzar cualquier tipo de programa de actividad física. Aquí las comparto.

Lo primero es hablar con su médico de cabecera. Dialogue y discuta con él qué es lo más indicado según sus propias características y posibilidades. En esto consiste el control médico previo al comienzo, el tipo de actividad, el lugar donde realizarla, la frecuencia y el profesional que sería ideal para guiar y coordinar su programa de ejercicio.

Comenzar lento. Si ha estado inactivo por un prolongado periodo de tiempo, incremente su actividad lentamente. Si se trata de un ejercicio con pesas al comienzo no importa que sea un peso mínimo. Le sorprenderá lo rápido que los músculos, ligamentos y tendones se adaptan y le permiten incrementar la carga a movilizar.

Utilice ropa apropiada, eso incluye su calzado, que debe evitar las caídas, tropiezos y resbalones. La ropa debe ser suelta, que absorba la transpiración y no acumule el exceso de calor producido por la actividad. Recuerde que si está en época de calor, y decide hacerlo al aire libre, la ropa clara y los lugares de sombra son parte de la recomendación universal.

Entre en calor suave y progresivamente, ya sea para realizar estiramientos, levantar pesas o recorrer una determinada distancia en la piscina o caminar en un bosque.

Cuide su hidratación cada vez que realice actividad física, especialmente en tiempos de verano. Comience a beber antes de la actividad, hágalo a pequeños sorbos y con líquidos fríos que se absorben más rápido que a temperatura ambiente. Las bebidas isotónicas son recomendadas en caso de actividades físicas prolongadas o en condiciones que aumenten la deshidratación.

Lleve registro de su actividad para poder ajustar más adecuadamente su progresión. Una pauta para el aumento de la carga de entrenamiento es la ley del 10% semanal durante tres

semanas continuas y luego descender la cuarta semana como forma de recuperación.
Por último, recuerde, buscamos que la actividad física sea parte de su vida, su bienestar y calidad de vida. No buscamos transformarlo en un atleta, sino que el movimiento lo mantenga más fuerte, sano e independiente.

¡Nunca es tarde!

A Julio lo conocí una tarde en que llegó a mi consultorio recomendado por su médico de cabecera que, cuando me llamó, fue previsor y me dijo: "Julio es una persona que nunca realizó actividad física en su vida". En ese momento, Julio estaba en sus 64 años y acababa de retirarse de una carrera de funcionario internacional, que lo había llevado a vivir más de cuarenta años en diferentes países. Esa situación había hecho que tuviera sus tres hijos y sus numerosos nietos desparramados por el mundo, además, y como si fuera poco, su posición de trabajo lo llevó a conocer a destacadas personalidades de la política internacional, lo que sumado a su ausencia de tanto tiempo en el país y el "retiro" obligatorio al que obligan los organismos internacionales atentaba para que el humor y la situación personal de Julio no sea la más agradable. En otras palabras, cuando nos conocimos, Julio estaba peleado con el mundo y con la vida.

Decidimos comenzar un programa de ejercicios. Trabajaríamos su resistencia cardiorrespiratoria porque no solo estaba excedido de peso, sino que necesitaba una actividad que le permitiera caer rendido y relajado después, y que, al mismo tiempo, le permitiera realizar sus otras actividades que el día le depararía. Aún recuerdo que, durante las primeras semanas, su caminata en la cinta no pasaba de los quince minutos a una velocidad muy prudente, porque su registro de frecuencia cardiaca así lo recomendaba. Con Julio trabajamos bastante tiempo juntos y recuerdo que luego de unos tres años en que logró concurrir tres veces por semana, su ritmo de caminata era de una hora, con dos grados de inclinación y a una velocidad de seis kilómetros por hora, al límite de lo que podría haber sido un trote muy suave. Lo recuerdo todo sudado como si hubiera terminado de correr una maratón para dar inicio a su rutina de ejercicios con sobrecarga. Su reflexión de casi todas sus sesiones, al finalizar, era "qué lástima haber descubierto esto tan tarde en mi vida", a lo que me permitía responderle que lo bueno era que él lo estaba pudiendo vivenciar y que eran muchas más las personas que no lo descubrirían nunca, ya que la mayoría de nuestra población es sedentaria, y que los beneficios de esa actividad los estaba experimentando y disfrutando él mismo.

Hoy sabemos que las personas mayores que comienzan con un programa pautado de actividad física disminuyen el riesgo de fragilidad y, con ello, son menos las posibilidades de caer en una situación de dependencia. Una de las últimas investigaciones, realizada de manera aleatoria sobre más de 1.600 adultos mayores comprendidos entre 70 y 89 años que participaron en un programa estructurado de ejercicios, se comparó con otro grupo que solo lo hizo en talleres de educación y promoción de la salud. Aquellos que se ejercitaron activamente con 150 minutos de caminata por semana mejoraron su fuerza, equilibrio y flexibilidad. Lo interesante es que, dos años después, las personas que no estaban en condición de fragilidad al inicio del estudio disminuyeron las probabilidades de volverse frágiles respecto del grupo de personas que no realizaron ejercicios, una diferencia que se hizo muy notable en la prueba de levantarse de la silla y caminar que es uno de los test más utilizados para valorar fragilidad.

La conclusión más importante de este estudio de la Universidad de Bostonfue que casi todos los adultos mayores se pueden beneficiar de un programa estructurado regular de actividad física, incluidos los que son frágiles.[86] Algo que Julio terminaba confirmándome con una sonrisa camino al vestuario, cuando veía que el tablero de la cinta mostraba sus mejoras comparadas con sus propios récords de caminata en cinta, aunque estuviera cerca de los 70, aunque, según él, lo hubiera descubierto tarde.

Recuerde: ¡Nunca es tarde!

Hay muchas cosas en la vida que no se pueden controlar. Pero una cosa sobre la que sí se tiene control y que juega un papel importante en la calidad y la duración de su vida es el estado físico. Nunca es tarde para empezar. La clave es planificar un programa que sea adecuado para usted, independientemente de si sus objetivos son perder peso, mejorar su salud cardiovascular, mantener su independencia o lograr beneficios generales de salud y longevidad. Con la planificación, y tal vez la ayuda de un profesor de educación física o un fisioterapeuta, puede crear un plan de ejercicio variado, agradable y personalizado que hará que el ejercicio sea una parte regular de su vida, ¡y además la mejore!

86 Trombetti, A.; Hars, M.; Hsu, F.; Reid, K. F.; Church, T. S.; Gill, T. M. *et al.*, "Effect of physical activity on frailty: Secondary analysis of a randomized controlled trial", *Annals of Internal Medicine*, vol. 168, núm. 5, 2011, pp. 309-316.

Huesos y músculos como hierro

Uno de los cambios que ocurren en nuestro organismo con el paso de los años es la pérdida de fuerza muscular. La fuerza es una cualidad física que comienza a desarrollarse con el despertar hormonal de la pubertad y que llega a su pico de máximo rendimiento, en condiciones normales, cerca de los 25 años. Con un entrenamiento adecuado, este pico puede prolongarse un tiempo. Es lo que sucede en muchos deportistas de élite. Pero cuando hablamos de actividad física como una forma de mantener nuestra salud, las consideraciones son diferentes. En primer lugar, porque nuestro objetivo no es ser campeones, sino poder vivir mejor el mayor tiempo posible. El segundo aspecto es que los ejercicios o las actividades aeróbicas como caminar, correr, andar en bicicleta o nadar, que suelen ser las más recomendadas, deben ser complementadas y, especialmente luego de los 50 años, con ejercicios de fuerza. A estos se los conoce como ejercicios de sobrecarga o con pesas. ¿Vemos por qué?

Mantener buenos niveles de fuerza muscular ayuda no solo a estar más fuertes, sino también a tener, como dijimos, mejor salud, mayor grado de independencia y actividad. Los beneficios orgánicos del entrenamiento de sobrecarga incluyen el aumento de la densidad ósea, que se traduce en huesos más sanos y más resistentes. También mejora el equilibrio, la coordinación y la movilidad, y disminuye el riesgo de caídas, en especial, en personas mayores. Por si fuera poco, mantiene la independencia para las actividades de la vida diaria y mejora la postura corporal. Además, en problemas de salud, como un proceso como es la artrosis, la diabetes, la osteoporosis, la obesidad y el dolor lumbar, las personas suelen experimentar alivio cuando el ejercicio es parte del tratamiento integral. Esto siempre y cuando no perdamos de vista el fin último que es la independencia y, a través de ella, una mejor calidad de vida.

Si usted nunca realizó este tipo de actividad o entrenamiento, aquí van unos *tips* para incluir el sobrepeso en su programa de actividad física y que su salud cada día sea un poco mejor y no fracasar ni lastimarse en el intento. ¡Su salud es lo primero!

1. ¡Poco peso y muchas repeticiones! Los ejercicios de pesas se suelen realizar según un determinado número de repeticiones (5, 8, 10, …), que luego se repiten dos o tres veces. Son las llamadas *series*. Así, si uno realiza un determinado movimiento ocho veces y lo repite en tres oportunidades, habrá realizado tres series de ocho repeticiones. Aquí lo importante es que a menor peso más veces podremos repetir el movimiento. Por lo tanto, debemos buscar un peso que nos permita realizar entre ocho y doce repeticiones.
   ¡Grandes grupos musculares y movimientos amplios! Podemos coincidir que unos buenos bíceps resultan llamativos, pero a nosotros nos importa más que la mayor parte de nuestros músculos se muevan. Y que lo hagan en todo el rango de movimiento que nuestras articulaciones nos permiten. Esa es la base fisiológica de la motricidad humana. Respetémosla.
2. ¡La postura! ¡Préstele atención! No solo es importante cuidar la posición de nuestro cuerpo durante el ejercicio, sino trabajar aquellos grupos musculares que intervienen en nuestra postura corporal. Músculos como los abdominales, los espinales y los dorsales, los isquiotibiales, los

glúteos y los cuádriceps deben estar incluidos. Hombros y dorsales también. Un buen espejo y entrenador competente ayudarán a marcar la postura correcta.

3. ¡Máquinas! ¡Siempre las máquinas! Usar los llamados *pesos libres* o las pesas tradicionales puede tener su ventaja, pero no en el caso de nuestro objetivo. Las máquinas suelen ser más seguras, puesto que corrigen o previenen malas posturas o movimientos incorrectos. Además, permiten acomodar los brazos de palanca a la carga a desplazar. Esto significa adaptar peso al largo de nuestros brazos, piernas o tronco, lo que implica menor riesgo de lesiones.
4. ¡Estiramiento! Luego de entrenar la fuerza, recuerde siempre dedicarle un tiempo a estirarse. La flexibilidad es muy importante. Será una forma de que al otro día estemos más recuperados, pero además ayudará a mejorar la postura y mantener la "soltura en los movimientos", una cualidad que desde el propio nacimiento tiende a disminuir a lo largo de la vida.

Un buen kinesiólogo, fisioterapeuta o entrenador sabrá orientarlo en el gimnasio. ¡Eso sí! No acepte un preparador más preocupado en sumar músculos a su cuerpo o que luzca mejor su traje de baño que por su salud. ¡Estas son las premisas! No lo olvide: es su salud y no un trofeo lo que está en juego. ¡A moverse más y si es haciendo fuerza mejor!

La *sarcopenia* es un término utilizado para definir la pérdida de masa muscular y de la fuerza que se produce con el envejecimiento. Se cree que la sarcopenia cumple un papel importante en la patogénesis de la fragilidad y el deterioro funcional que ocurre con la vejez. El desgaste muscular progresivo ocurre con el envejecimiento. Se estima que la prevalencia de sarcopenia clínicamente significativa oscila entre el 8,8% en las mujeres mayores y el 17,5% en los ancianos. Hay una atrofia desproporcionada de fibras musculares tipo IIa con el envejecimiento. También hay evidencia de una disminución, relacionada con la edad, en la tasa de síntesis de proteínas de cadena pesada de miosina, la principal proteína anabólica. Las unidades motoras que inervan el músculo disminuyen con el envejecimiento, y hay una mayor irregularidad en el disparo de la unidad muscular. Existen indicios de que las citocinas, especialmente la interleucina-1beta, el factor de necrosis tumoral alfa y la interleucina 6, desempeñan un papel en la patogénesis de la sarcopenia. Del mismo modo, la disminución de las hormonas anabólicas, es decir, testosterona, hormona del crecimiento dehidroepiandrosterona y factor de crecimiento similar a la insulina I, también está implicada en el proceso sarcopénico.

La *fragilidad* es considerada un síndrome, lo que en medicina significa un estado al que se puede llegar por diversos motivos u orígenes. Es una condición que aumenta con la edad y su consecuencia es la de un pronóstico malo para la persona aquejada. Hoy sabemos que las personas frágiles tienen un mayor riesgo de ingreso hospitalario, institucionalización e incluso la muerte. De hecho, dada su alta frecuencia y sus pésimas consecuencias es uno de los grandes objetivos de las intervenciones que se llevan a cabo desde las ciencias aplicadas. A pesar de todo esto, aún existe mucha controversia en el mundo médico sobre cómo definir esta entidad y así poder identificar mejor aquellas personas que la padecen. Lo que sí es claro es que hablar de fragilidad es hablar de una persona con alto riesgo de dependencia, que padece de condiciones o problemas de salud que se suelen superponer y que se definen como comorbilidad. Son personas que además poseen una edad avanzada y que, en definitiva, tienen una reserva funcional disminuida lo que los vuelve susceptibles a los factores estresantes como pueden ser un cambio de temperatura, un golpe o un desequilibrio o estrés emocional. De esta manera, la persona se vuelve mucho más vulnerable a cambios que aparejan como consecuencia la institucionalización, el ingreso hospitalario o la muerte.

El tan preciado equilibrio

Lilian Obligado es una mujer como pocas a quien la vida la llevó a recorrer una buena parte del mundo de la mano de sus ilustraciones. Ha dibujado para las principales editoriales del mundo y eso fue lo que la llevó a dejar Buenos Aires, su ciudad natal, desde muy joven. Apenas cumplió 22 años partió hacia Nueva York, luego fue a París y, más tarde, a una infinidad de lugares. Actualmente, vive en Suiza y a sus 86 años nos conocimos en uno de sus viajes a Buenos Aires. Hablamos de muchas cosas. Y en ese de todo hubo lugar para preguntarle por sus miedos. "Normalmente le tengo miedo a la muerte por lo desconocido y lo que significa", se adelantó a responderme; luego hizo una pausa reflexiva y prosiguió: "Lo otro a lo que le tengo mucho temor es a las veredas de Buenos Aires, que son completamente irregulares, muchas están en mal estado y además escupen donde nadie escupe". Cuando me dijo eso, estuve por soltar una carcajada a causa de la observación tan borgeana, pero, al mismo tiempo, supe muy bien de qué hablaba. Las veredas de muchas ciudades suelen ser una trampa imprevista para gran cantidad de personas y, en especial, para las personas mayores, sobre todo para aquellas con alteraciones del equilibrio —algo frecuente a medida que envejecemos—. La sensación de inestabilidad y la falta de confianza, en particular esta última, suelen ser marcadores de una pérdida o disminución del equilibrio. Sentirse algo menos fuerte o seguro en la marcha refleja una alteración sobre nuestra capacidad de control del centro de gravedad y nuestra base de sustentación. Esto es algo muy frecuente y se torna no solo un problema sino también un verdadero desafío. Según el Centro de Control y Prevención de Enfermedades de Estados Unidos (CDC, por su sigla en ingés), tres de cada cuatro personas mayores de ese país sufren alteraciones del equilibrio. Su origen suelen ser problemas en la visión o audición, la pérdida de fuerza muscular por falta de ejercitación que genera una alteración en la mecánica de la marcha; son además factores que predisponen para una caída, un momento que todo profesional de la salud teme con las personas mayores. Otros problemas como la artrosis, una mala postura e incluso muchas medicaciones favorecen la pérdida de equilibrio, agravando la situación. Por eso la importancia de la prevención, en especial, si consideramos su peor consecuencia como son las caídas. Las caídas del adulto mayor es todo un capítulo de los libros de medicina. Por eso uno de los mayores beneficios que tiene la actividad física y la condición de estar entrenados y activos es que nos permite mantener ajustados y en forma los mecanismos del equilibrio. La variedad de ejercicios para mejorar el equilibrio es muy amplia, de hecho, todo movimiento o actividad física involucra en cierta medida el equilibrio. Con la ayuda de un apoyo como una silla, un mueble hogareño o un teléfono celular, podremos lograr un variado menú de movimientos que nos ayuden en el cometido. Aquí van algunos. Lo animo a que los pruebe e incorpore a su vida diaria:

- Haga como si se estuviera lavando los dientes mientras de manera lenta y alternada avanza con un pie por delante del otro, haciendo contacto talón con punta de pie y así sucesivamente.

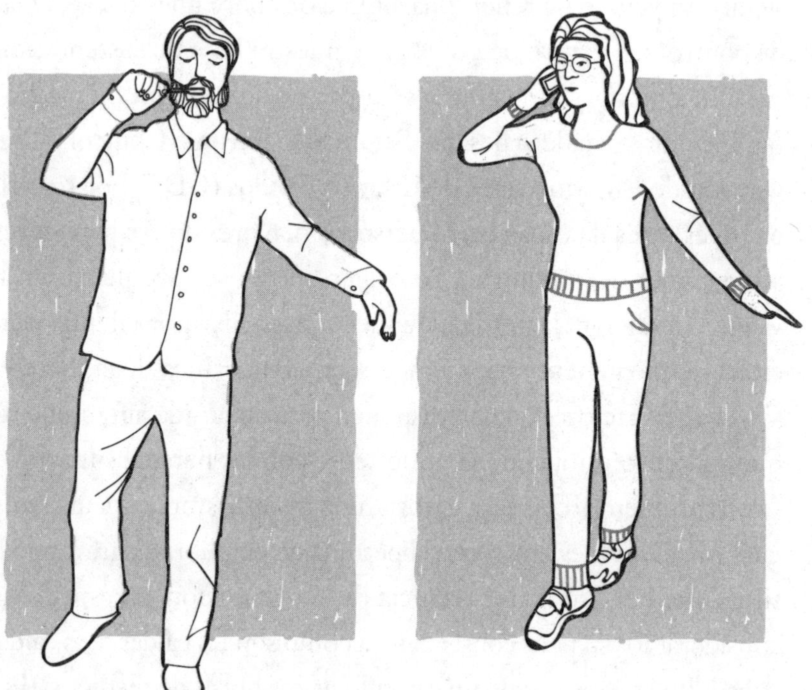

Cepillarse los dientes con solo un pie de apoyo, el otro levemente despegado del suelo, ayudará a mejorar su equilibrio.

Hablar por teléfono con un pie por delante del otro ayuda a mejorar su equilibrio.

- El mismo ejercicio que el anterior, pero con su teléfono móvil como si estuviera hablando, primero sobre el oído derecho y después de recorrer varios metros, lo cambia al oído izquierdo.

- Igual que antes, pero ahora con un vaso con agua que irá sorbiendo de a poco mientras avanza, luego
- cepíllese los dientes estando parado solo en una pierna. Al cabo de 10 segundos, alterne con la otra.
- Flexione ambas rodillas, sin llegar a los 90 grados, distribuyendo el 50% de su peso en cada pierna mientras su espalda está recta, y perciba cómo su peso se reparte de manera pareja en sus músculos.
- Desde la silla en la que se encuentra sentado, párese sin ayuda de sus brazos. Repita el movimiento varias veces.

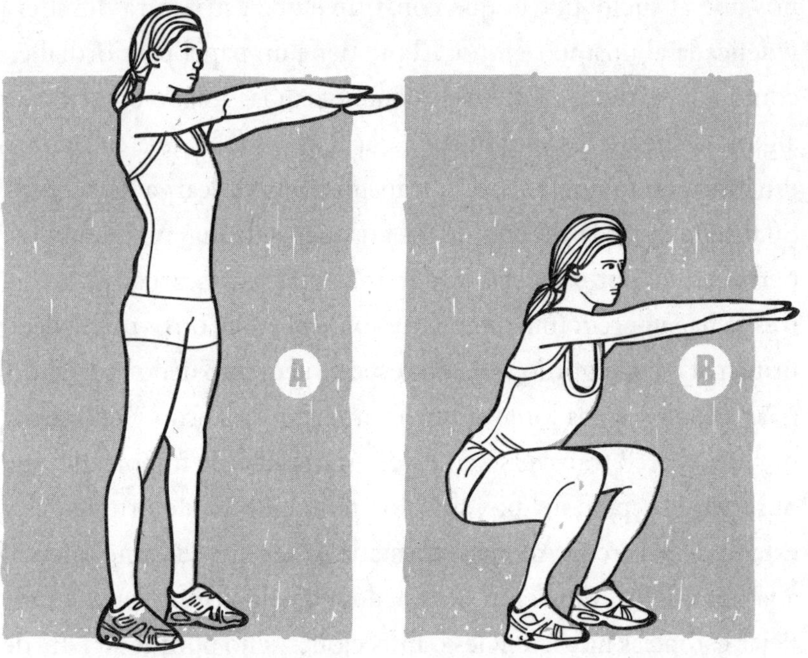

Desde la posición de partida, flexionar las rodillas hasta algo menos de 90 grados y elevarse ayudará a fortalecer la musculatura del tren inferior, determinante en la marcha, el equilibrio y la autonomía.

Todos los ejercicios o movimientos que permitan mover o trasladar el peso de su cuerpo desde un pie al otro, como pararse sobre un pie, caminar con los talones, luego hacerlo en punta de pies o levantar la pierna hacia delante y mantenerla un instante antes de seguir avanzando, constituyen estímulos para mejorar la fuerza y el equilibrio de sus piernas. A medida que usted sienta que su equilibrio mejora, busque nuevos desafíos para su equilibrio; y recuerde que con ayuda de un kinesiólogo o terapeuta de confianza le resultará mucho más fácil.

Una buena postura, una marcha segura y la posibilidad de realizar ejercicios de equilibrio tienen como punto de partida común tener los pies en buen estado. Son la parte de nuestro cuerpo que nos une al suelo, por lo que constituye una estructura duradera y delicada al mismo tiempo. El pie tiene un papel primordial en cómo uno se mueve y todos los que se han lastimado o herido en algún momento los pies pueden dar fe de ello. Es una estructura dinámica en lo que hace a la transmisión y descarga de fuerzas. Su diseño sigue las pautas de los bosquejos de ingeniería, que así permite que por cada seis kilogramos que se descargan sobre él, tres lo hagan predominantemente sobre el talón, otros dos al dedo principal o dedo gordo y el kilo restante al quinto dedo utilizando, para ello, los arcos longitudinales interno y externo y en menor medida el arco transverso anterior. Aquí radica la importancia de observar el estado del pie, su color, temperatura, deformidades y estado de los arcos. Además, el estado de las uñas es fundamental a la hora de la evaluación o cuidado, no solo porque pueden reflejar carencias nutricionales o infecciones, sino porque su falta de higiene y longitud puede generar lesiones que provoquen dolor, inestabilidad y, por lo tanto, inmovilidad. Por eso, si usted tiene problemas o signos que denotan una pérdida o disminución del equilibrio, consulte a su médico, quien debería examinar aspectos dinámicos, como su andar, pero también cuestiones estructurales, como el estado de sus pies. Un profesional de rehabilitaciones será el más indicado para que lo guíe a lo largo de estos ejercicios. Pero para una revisión del estado de nuestros pies y especialmente las uñas, la consulta y la acción de un podólogo puede ser primordial no solo para el cuidado de nuestros pies, sino también para el equilibrio.

Bajo impacto, alto beneficio

Cuando elegí kinesiología como primera carrera universitaria, lo hice por mi interés en adentrarme en los aspectos relacionados a la medicina deportiva que tanto me atraía y a la cual había estado relacionado como atleta y curioso lector, desde mis años de escuela secundaria. Una vez completados mis estudios como kinesiólogo, tuve la posibilidad de ser parte de un gran equipo de rehabilitadores que nos dedicábamos mayoritariamente a la atención de deportistas, tanto profesionales como aficionados. Trabajábamos en un espacio atípico. Nuestro centro de rehabilitación estaba integrado a un gran gimnasio porque para nosotros el movimiento y el trabajo físico propiamente dicho eran la base del esfuerzo del paciente. Todo paciente era, en cierta medida, tratado como un atleta, con la diferencia de que los objetivos eran diferentes. Para uno podía ser llegar en forma a una competencia nacional y para otro, poder volver a su tarea diaria lo más pronto posible. Por eso, disponer de un gran gimnasio nos brindaba muchas posibilidades. No solo de trabajo propio en rehabilitación, sino que también nos permitía observar las nuevas actividades o modas deportivas que se imponían en los gimnasios. Era la década de los noventa, y eran tiempos del pádel, las clases multitudinarias de aeróbic o el *step* —un banco sobre el que ejercitarse y que solía tener la misma altura desde el suelo sin importar que quien lo usara midiera 1,60 o 1,80 metro de altura—.[87] Aún no habían llegado el *spinning*, la zumba y mucho menos el *crossfit* o el fenómeno del *running* en masa. Así fue como junto a la explosión de estas actividades le siguió una explosión de lesiones, todas ellas por un determinado gesto deportivo, un movimiento común o mecanismo de producción específico, pero que al mismo tiempo respondían a dos características: daño por repetición de la acción y sobrecarga o impacto. Lo que técnicamente se llama *lesión por sobreuso*.

Sabemos que hacer ejercicio o actividad física de manera regular trae profundos beneficios. Desde el aumento de la movilidad, mejorar el equilibrio, aumentar la resistencia o la fuerza, disminuir el peso corporal o mejorar el metabolismo de la glucosa. También mejora el proceso de aposición de calcio en los huesos, volviéndolos más fuertes, y mejora la respuesta adaptativa de la tensión arterial, haciendo que con el tiempo sus valores desciendan. Por si fuera poco, en las personas de más edad disminuye el riesgo de caídas. Sin embargo, la actividad física también puede provocar lesiones, sobre todo si se practica siguiendo modas o simplemente haciendo algo que no es adecuado para nuestro organismo. Por eso, el principal argumento que tiene que guiar toda elección de una actividad física debe ser el hecho de que sea para mejorar nuestra salud y no para dañarla, algo que los médicos tenemos presente en el día a día con nuestro principio: “Primero no dañar”. Hacer o comenzar a realizar una actividad física, como ya vimos, no tiene límite de edad. Además, si la actividad está bien prescripta,

87 Esto es importante porque tiene que ver con el ángulo de tracción de la rodilla y las lesiones, que influye en el grado de esfuerzo o estrés mecánico que sufren los ligamentos y la articulación.

las mejoras ocurren independientemente de la edad de la persona. Sin embargo, a medida que nos hacemos mayores, las precauciones también deberían ser consideradas con mayor atención. Dentro de las precauciones y recomendaciones que debemos seguir está la intensidad del "impacto" sobre articulaciones, músculos y demás estructuras de nuestro organismo. Este principio es clave y se resume en una de mis frases favoritas con las que aconsejo a mis pacientes: "No corre quien quiere sino quien puede", así que cuidado. Por eso, las actividades llamadas de *bajo impacto* deben ser consideradas, en primer término, de cara a una longevidad exitosa, especialmente si la persona no ha realizado actividad física regular en mucho tiempo. Recordemos que quienes hoy son personas mayores no suelen tener incorporado el concepto de actividad física y sus beneficios, como está ocurriendo con las generaciones más jóvenes, donde la concientización al respecto es mayor.

Seguramente usted fue testigo de alguna carrera o maratón que pasó delante de su casa o que tuvo la suerte de cruzarse en su ciudad. Quizás pensó en lo bueno de correr o en lo divertido que podría ser participar de una carrera. Pero para ello se requiere de un entrenamiento, así que consideremos a una persona que decide comenzar con un entrenador personal, que le indicará los pasos de un entrenamiento adecuado, aunque muchas veces se escapen detalles como los siguientes. Piense en esto: en promedio, cada pie entra en contacto con el suelo entre 80 y 100 veces por minuto. Si tenemos en cuenta una cadencia de 160 a 200 pasos por minuto —con variaciones, por supuesto, que tienen que ver, por ejemplo, con la velocidad de carrera—, cada vez que el pie impacta con el suelo, lo hace con una determinada cantidad de fuerza que es equilibrada con una fuerza igual, pero de sentido contrario a la que aplica su pie. Esta fuerza es absorbida por el sistema muscular y articular del cuerpo, que la transmiten por un sistema de líneas de fuerzas a través de las articulaciones, desde el pie y el tobillo hasta la columna vertebral, pasando por las rodillas y la cadera.

Ahora le pido que se imagine a esa persona que está junto a su entrenador personal, corriendo por los bosques de Palermo en Buenos Aires, por las veredas de Ipanema en Río de Janeiro o por el parque del Retiro en Madrid; una persona que ronda los 55 o 60 años y tiene 15 kilos de sobrepeso y le indicamos un programa para correr. ¿Se imagina usted corriendo con una mochila de 15 kilos en su espalda por una determinada cantidad de minutos o kilómetros? Pensemos ahora qué ocurre en una persona sin la mochila y consideremos el peso corporal, sea cual sea. La compañía de calzado deportivo Saucony informa que la carga que recibe cada pie durante la carrera puede superar en tres veces el peso corporal, dependiendo de la velocidad, y puede llegar incluso a representar siete veces el propio peso. Por eso, pensar en el *impacto* que nuestra actividad genera y a la cual someterá a nuestras propias estructuras físicas es fundamental no solo a la hora de elegir cómo movernos, sino también al momento de considerar la actividad física como un medio en la búsqueda de una longevidad exitosa. Como puede observar no corre quien quiere, sino quien puede. Así que aquí le comparto algunas recomendaciones a la hora de elegir actividades de bajo impacto.

1. Las clases de natación, gimnasia acuática o todo lo que se realice en piscina es, por naturaleza, lo mejor si hablamos de bajo impacto. Con actividades en el medio acuático se logran movilizar y activar los grandes grupos musculares y las articulaciones, se evitan los problemas de equilibrio y la misma resistencia del agua genera una sobrecarga

muscular. Por el contrario, la accesibilidad de las piscinas comunitarias o de clubes suele ser un frecuente impedimento, así como la falta de dispositivos de adaptación para la entrada y salida de las personas que tengan algún tipo de dificultad en sus movimientos.

2. El tai chi demostró ser una actividad ideal para personas mayores y aquel que tenga problemas de equilibrio. Es considerado una meditación en movimiento y su trabajo en la coordinación de la respiración, el equilibrio y la concentración ha demostrado ser altamente efectivo. Por si fuera poco, la evidencia científica[88] respalda fuertemente esta actividad por sus beneficios, en especial, en personas mayores.
3. Si elige un gimnasio o centro de *fitness* para su actividad física, estos lugares suelen disponer de una variada oferta de máquinas o cintas para correr, elípticas, bicicletas o escaladores que permiten ajustar su programa de entrenamiento con un mínimo impacto sobre articulaciones. Además, suelen disminuir al mínimo el riesgo de accidentes.
4. El yoga es un clásico. Este tipo de actividad permite combinar posturas que mejoran la flexibilidad, el equilibrio y la fuerza, mientras coordinamos la respiración y la relajación. Si usted nunca lo experimentó, lo invito a que lo haga y no lo menosprecie pensando que es una actividad demasiado pasiva y aburrida. Busque un instructor para

---

88 Jahnke, R.; Larkey, L.; Rogers, C. y Etnier, J., "A comprehensive review of health benefits of Qigong and Tai Chi", *American Journal of Health Promotion*, vol. 24, núm. 6, julio-agosto de 2010, e1-e25. Solloway, M.; Taylor, S.; Shekelle, P.; Miake-Lye, I. M.; Shanman, R. y Hempel S., "An evidence map of the effect of Tai Chi on health outcomes", *Systematic Reviews*, vol. 5, 2016, p. 126.

principiantes que pueda darle mayor atención y así ayudarlo en su intento. Le aseguro que no se arrepentirá y esa noche descansará mejor.

5. La caminata enérgica y a ritmo sostenido es algo que nunca debería ser menospreciado, especialmente porque se puede realizar alrededor de la propia casa. Si además vive en un edificio no desestime la posibilidad de agregar a su programa de ejercicios subir y bajar por la escalera cada vez que entra o sale de su casa. ¿Que son muchos pisos? Pruebe entonces tomar el ascensor hasta dos o tres pisos por debajo del suyo. Recuerde que cuando se trata de moverse para mejorar la salud ¡todo suma!

Prescripción versus recomendación

Seguramente usted habrá escuchado frases como: "Es recomendable que beba suficiente líquido", "se recomienda la ingesta de alimentos refrigerados y en buen estado", o "lo recomendable es mantener estilos de vida saludables que incluyan actividad física". Todas estas recomendaciones están en sintonía con la que, por ejemplo, podrían darnos ante un estado de fiebre, malestar general y catarro: tomar antibióticos. Sin embargo, distinto es una indicación que diga: "Usted debe tomar un antibiótico determinado cada ocho horas por siete días". Así dicha, se convierte en una prescripción. Lo mismo ocurre con la actividad física. Por eso, es necesario diferenciar entre recomendación y prescripción. En los ejemplos previos, prescripción sería "usted debería beber no menos de un litro y medio de agua por día", "incluya en su dieta cinco porciones de vegetales frescos" o "camine cuatro veces por semana a ritmo enérgico por lo menos durante treinta minutos". Como puede ver, y a pesar de sonar parecidos, recomendar es muy diferente a prescribir.

La prescripción de actividad física por principio debe ser sistemática e individualizada, especialmente, cuando se trata de una persona adulta o un adulto mayor, y debe incluir aspectos como el tipo de actividad, su intensidad, duración, frecuencia y escala de progreso. Estos cinco principios se aplican a personas de todas las edades, tengan o no condiciones médicas preestablecidas. La prescripción ideal es la que se obtiene luego de evaluar a la persona y ver cómo se adecua la respuesta de su frecuencia cardiaca, tensión arterial y la propia percepción del esfuerzo de la persona. Asimismo es muy variable la forma en que las personas se adaptan al ejercicio realizado de manera regular. Algunas tardan más tiempo y otras consiguen los objetivos mucho más rápido, y de eso depende cómo la persona modifica e integra en su conducta y vida diaria esta nueva actividad. En este último punto está no solo el gran desafío, sino también el mayor y más importante objetivo perseguido: que la persona integre en su vida diaria la actividad física como algo habitual. En el caso de los adultos y las personas mayores, a diferencia de otros grupos etarios, la capacidad funcional ya pasó el momento de su mayor rendimiento y, dado que el proceso de envejecimiento sobre el organismo no es uniforme, se vuelve relevante la valoración individual. Sin embargo, y a pesar de una edad avanzada, la mejora de la capacidad funcional está documentada.[89] La gran dificultad

89 Fiatarone, M. A.; O'Neill, E.F.; Ryan, N. D.; Clements, K. M.; Solares, G. R.; Nelson, M. E.; Roberts, S. B.; Kehayias, J. J.; Lipsitz, L. A. y Evans, W. J., "Exercise training and nutritional supplementation for physical frailty in very elderly people", *The New England Journal of Medicine*, vol. 330, núm. 25, 23 de junio de 1994, pp. 1769-1775.

que muchas veces se presenta es poder diferenciar entre lo que es el mismo proceso de envejecimiento de la persona, el desacondicionamiento o la presencia de algún problema de salud o enfermedad. Veamos en detalle los principios de prescripción que toda persona adulta o adulta mayor debería considerar:[90]

- Tipo de actividad: lo primero y más importante es que la actividad elegida debe ser atractiva y accesible para la persona. Estos aspectos son los más relevantes a la hora de garantizar adherencia y cumplimiento al programa de actividad física. No hay peor programa de ejercicio que el que se abandona o no llega a comenzarse. Además, no debe imponer un estrés o sobrecarga ortopédica. Actividades como caminata, escaladores, máquinas elípticas, ciclismo o bicicleta estática, ejercicios en la piscina como gimnasia en el agua o natación son indicados y, por supuesto, aquel que tenga que ver con tareas diarias como subir escaleras o jardinería. ¡Todas ellas son bienvenidas! Es importante aclarar que hablamos de actividades de resistencia, o que permitan mejorar la cualidad resistencia, ya que es la que impacta preferentemente en la mejora de la condición cardiovascular y sus factores de riesgo asociados.
- La intensidad: esta es una de las dos variables que condicionan el gasto calórico (la otra es la frecuencia), nos habla de cuánta energía gastamos y ambas están relacionadas. Esto significa que la mejora de la condición cardiovascular, por ejemplo, puede estar dada por sesiones de baja intensidad

90 American College Sports Medicine, *ACSM Guidelines for Exercise Testing and Prescription*, 9ª ed., Wolters Kluwer, 2014.

y larga duración o por sesiones de corta duración, pero alta intensidad. Es importante a la hora de considerar la intensidad del ejercicio tener en cuenta cuestiones como la condición física propia de la persona, el uso de medicación, el riesgo cardiovascular u ortopédico de lesión y los objetivos. Una de las formas más utilizadas para calcular la intensidad del ejercicio es un porcentaje sobre la frecuencia cardiaca máxima teórica. Este método es uno de los más usados en el mundo y resulta de la fórmula:

220 - edad de la persona = frecuencia cardíaca máxima (FCMt)

Tomemos, por ejemplo, el caso de una persona al que llamaremos Álvaro y que tiene 65 años. Aplicando la fórmula presentada sería: 220 – 65 años = 155 de FCMt. Sobre este valor, se debe buscar un rango que permita desarrollar un ejercicio o actividad en una determinada duración que otorgue beneficios cardiovasculares. El rango de trabajo habitual suele estar entre el 65%, que equivale a 100 latidos por minuto, y el 80%, equivalente a 124 latidos por minuto. Frecuencias de trabajo cercanas al 70-85% son las elegidas para la mejora de la condición cardiovascular, mientras que frecuencias más bajas y cercanas al 65% son las elegidas para mejorar el metabolismo lipídico. Si en lugar de Álvaro, se tratara de Mercedes, de 72 años, el rango de esfuerzo debería oscilar entre el 50% y el 70% de su FCMt. Lo invito a calcularla, no solo la de Mercedes, sino la suya propia. ¡Adelante!

Otra forma de valorar la intensidad de la actividad es por la escala de percepción subjetiva del ejercicio. Se establece una escala de 1 a 10 donde 10 es el valor de máximo esfuerzo y 1, un esfuerzo muy liviano o apenas perceptible. De esta manera, se le pide a la persona que ubique su grado de esfuerzo en esta escala que encontrará en el siguiente gráfico.[91]

Escala de esfuerzo subjetivo de Bohr

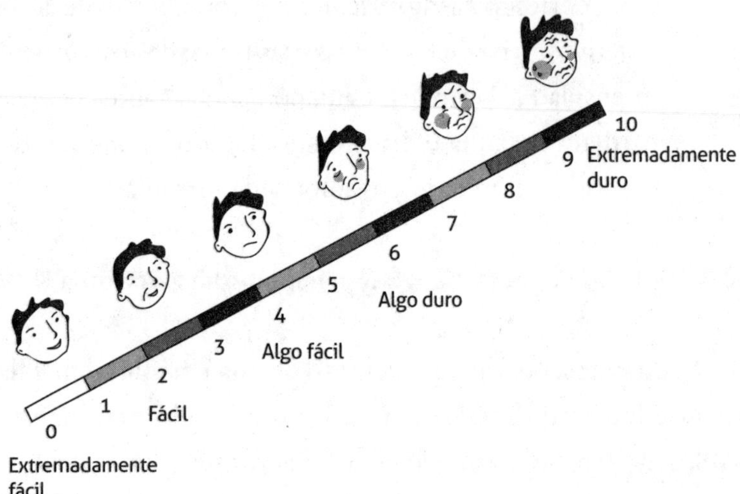

- La duración: al comienzo suele ser frecuente que haya dificultad para lograr veinte minutos de actividad ininterrumpida, una opción válida es desdoblar ese tiempo en dos sesiones de diez minutos cada una con una pausa en medio. Es importante considerar que, con el fin de prevenir lesiones o daños, es preferible comenzar el programa de entrenamiento con un nivel de seguridad más alto, donde es preferible extender la duración y no la intensidad del ejercicio. Algo así como que caminar más lento y más tiempo es preferible a mayor intensidad y menor tiempo. Recuerde: ¡la idea no es ganar medallas olímpicas!

91 Zamunér, A. R.; Moreno, M. A.; Camargo, T. M. *et al.* "Assessment of subjective perceived exertion at the anaerobic threshold with the Borg CR-10 Scale", *Journal of Sports Science & Medicine*, vol. 10, núm. 1, 2011, pp. 130-136.

- La frecuencia: lo ideal, como mencionamos, es poder integrar la actividad física a nuestra forma de vivir, por lo que poder realizarla de manera diaria sería ideal. Todo dependerá de la "dosis" y, en ello, interviene todo lo tratado hasta el momento. Por eso, una guía donde se alternen actividades de resistencia cardiovascular con ejercicios con sobrecarga en distintos días sería lo deseable, aunque es un objetivo que debe buscarse de modo gradual.

Un punto aún no resuelto y un desafío extra, que puede ser la diferencia entre el triunfo o el fracaso de un programa de actividad física, es: ¿quién guía a la persona?, ¿quién monitorea el progreso? Así como existe el médico para prescribir antibióticos o el nutricionista para prescribir una determinada dieta, la pregunta que toca hacerse es quién es el profesional más adecuado para prescribir actividad física. Lo cierto es que aún no hay un perfil específico para ello. Veamos cuál tiende a ser la situación más frecuente.

Si uno va al gimnasio, habrá un entrenador que probablemente esté formado a partir de cursos cortos y generales, en su mayoría con algo de conocimiento de la fisiología, la biomecánica y quizás mucho menos del proceso de cómo el paso del tiempo impacta en las personas, en el mejor de los casos y con suerte podrá encontrar un profesor de educación física debidamente formado. Los kinesiólogos, terapeutas o rehabilitadores no suelen estar en un gimnasio y los médicos formados en prescripción del ejercicio son muy pocos y no abundan; en general, son quienes se encargan de la rehabilitación de pacientes cardiacos o respiratorios en instituciones de mayor complejidad, por ejemplo. Así que cuando se trata de actividad física en personas adultas y/o mayores que buscan mejorar su calidad de vida a través del movimiento, por lo común, el primer inconveniente es quién prescribe y supervisa el programa de actividad. El segundo problema son las instalaciones como puede ser un gimnasio, una piscina o un *fitness center*. A pesar de que asisten personas mayores, estos lugares suelen estar más preparados para un universo de gente joven, por lo que habrá que buscar horarios donde las personas mayores se puedan sentir más a gusto. En general, esto sucede en los horarios matinales, franja horaria donde además se suelen localizar actividades más acordes, como estiramiento, yoga o gimnasia de intensidad baja. Hay países, como Estados Unidos, donde existen centros de *fitness* o gimnasios específicos para personas mayores. Sin embargo, en la mayor parte del resto del resto del mundo, aun es una demanda insatisfecha. Creo que ya pasó tiempo suficiente leyendo este libro, es hora de moverse un poco. Marque la página, deje el libro un rato y lo invito a dar un par de vueltas por su barrio o por la manzana de su casa. ¡Adelante!

Una papa de sofá

Era 1995 y estaba caminando por Londres con un amigo que se dedicaba a la creatividad. En un momento de reflexión nocturna, no dejaba de comentarme sobre las bondades del Reino Unido como cuna de gran parte de la cultura y el conocimiento occidental contemporáneo. Su recorrido abarcaba desde las artes, la moda y el desarrollo tecnológico y comunitario. Como no podía ser de otra forma, me encargué de recordarle que la salud, y sobre todo la pública, no fueron ajenas a esa cuna del saber. El Sistema Nacional de Salud británico conocido por sus siglas NHS es una marca registrada de ello. Los británicos se lo recordaron al mundo en la fiesta inaugural de sus Juegos Olímpicos en 2012.

Para ello la salud pública inglesa contó con sus propios héroes. Desde John Snow, que identificó el origen de la epidemia de cólera que devastó parte de la ciudad, hasta Jerry Morris y su impacto en la concepción de los factores de riesgo de enfermedad cardiovascular. Su trabajo publicado en 1949 consistió en el análisis de los problemas de salud cardiovascular que presentaban los conductores de los *double decker* —los famosos autobuses de dos pisos de color rojo que circulan por Londres—, en comparación con los inspectores que, si bien iban a bordo, se la pasaban subiendo y bajando las escaleras.[92] Fue a partir de este y otros estudios de Morris que la actividad física pasó a ser una intervención exitosa o, como dicen los anglos, un *best buy* en la salud pública,[93] algo así como una intervención de éxito. Hoy ya prácticamente todos sabemos que moverse más es bueno para la salud. Sin embargo, la expresión sajona *couch potato*, traducida al español como "papa de sofá", aún sigue vigente y gana adeptos día a día en gran parte del mundo, como los fanáticos y seguidores de las múltiples series de televisión o de las consolas de juegos, que nos llevan al sofá o la silla por muchas horas. Es una expresión que traduce conductas sedentarias y que si bien alude a quien pasa horas viendo televisión, el entorno social actual hace que debamos incluir también a quienes pasan largos periodos frente a pantalla, conduciendo automóviles, o simplemente sentados frente a un escritorio en su lugar de trabajo. Esto hace que se haya convertido en un nuevo foco de estudio dentro de lo que es la actividad física y la salud. La perspectiva propuesta es que demasiado tiempo sentado es un factor

92 Morris, J. N. y Crawford, M. D., "Coronary heart disease and physical activity of work", *British Medical Journal*, vol. 2, núm. 5111, 1958, pp. 1485-1496.

93 Morris, J. N., "Exercise in the prevention of coronary heart disease: today's best buy in public health", *Medicine & Science in Sports & Exercise*, vol. 26, núm. 7, julio de 1994, pp. 807-814.

independiente a la actividad física que se pudo haber realizado durante el día. ¿Acaso quién no ha terminado un día de trabajo y luego de cenar se ha echado en el sofá con el control remoto en su mano? Quizá usted es de los que además de trabajar, ha pasado un tiempo ejercitándose al aire libre o en el gimnasio. Pues bien, sepa que, a pesar de haber hecho ejercicio ese día, pasar varias horas sentado, ya sea por placer mirando la televisión o porque su trabajo lo obliga a ser sedentario, hoy es considerado un factor de riesgo de mortalidad. Los últimos estudios sobre sedentarismo y actividad física están cambiando el foco de la discusión, y si alguien lo acusó de holgazán por pasar varias horas frente a la televisión luego de la cena o pasar mucho tiempo del día sentado, después de todo quizás tenga razón. El estudio liderado por Ekelund, publicado en *The Lancet Public Health* en 2016, puso en evidencia que mirar tres o más horas de televisión por día estaba asociado a un aumento en todas las causas de mortalidad… a menos que usted realice entre sesenta y setenta y cinco minutos de actividad física moderada por día.[94] Convengamos que este nivel de actividad física se encuentra por arriba de lo recomendado semanalmente como un nivel básico para obtener beneficios, tanto en las recomendaciones de los estadounidenses como las de los australianos. Por eso, seguramente, se estará preguntando: ¿cuánto tiempo de actividad física es necesario? Este estudio mostró que aquellas personas que realizan lo que en general se recomienda de ejercicio, entre veinticinco y treinta y cinco minutos por día, tienen, a

94 Ekelund, U.; Steene-Johannessen, J.; Brown, W. J.; Fagerland M. W.; Owen N.; Powell K. E.; Bauman A.; Lee, I. M. (Lancet Physical Activity Series 2 Executive Committee - Lancet Sedentary Behaviour Working Group), "Does physical activity attenuate, or even eliminate, the detrimental association of sitting time with mortality? A harmonised meta-analysis of data from more than 1 million men and women", *The Lancet Public Health*, vol. 388, núm. 10051, 24 de septiembre de 2016, pp. 1302-1310.

pesar de ello, un leve incremento en su riesgo de mortalidad, si pasan más tiempo sentados. Si comparamos con otros factores de riesgo de una condición de mala salud, el incremento de mortalidad que, según el estudio fue del 58% en aquellas personas que pasan más de ocho horas por día inactivas o sedentarias, es similar a los riesgos que acarrea el tabaquismo o la obesidad.

¿Qué entendemos por sedentarismo?

La palabra *sedentario* viene del adjetivo latino *sĕdentārĭus*, el que está sentado o trabaja sentado, que permanece sentado y el verbo infinitivo *sĕdĕo* significa sentarse, estar sentado, lo que se hace sentado. En todo caso, nos habla de una actividad que apenas provoca gasto energético. Para medir este "gasto energético" se utiliza como unidad el MET, que es una unidad de medida de gasto metabólico y que equivale, en términos generales y sin entrar en tecnicismos, a la cantidad de energía (oxígeno) que uno utiliza cuando se encuentra en reposo y equivale a 1 MET. Sin embargo, cuando hablamos de las consecuencias que tiene para la salud una conducta sedentaria, hay que considerar más allá de este descriptor genérico situaciones tales como diferentes actividades realizadas para diferentes propósitos en diferentes contextos. La realidad hoy nos muestra que la mayor parte de nuestro tiempo la pasamos quietos o realizando actividades de baja intensidad, como es conducir un vehículo, trabajar en escritorios o frente a computadoras.[95]

95 Owen, N.; Healy, G. N.; Matthews, C. E. y Dunstan, D. W., "Too much sitting: The population-health science of sedentary behavior", *Exercise and Sport Sciences Reviews,* vol. 38, núm. 3, 2010, pp. 105-113.

Si a esto le agregamos el tiempo frente a la televisión en nuestras casas… es solo cuestión de sumar y el resultado quedará a la vista.

La investigación en actividad física desde los tiempos de Morris se concentró en medir el tiempo de actividad de una intensidad de moderada a alta. Se supone que cuanto más trabaja el organismo, más alto es el nivel de MET a los que se está trabajando. Dentro de estas actividades, se consideran aquellas que provocan un gasto energético de entre 3 y 6 MET, mientras que la actividad vigorosa es aquella por arriba de los 6 MET. Sin embargo, hace relativamente muy poco que comenzó a cobrar importancia la actividad física de baja intensidad, aquella que se realiza entre los 2 y 3 MET, como puede ser una caminata a ritmo suave, por ejemplo, la que se podría hacer al lugar de trabajo a diario. De esta manera, se dice que una persona tiene una conducta sedentaria cuando su gasto energético no supera los 2 MET. Pasar una gran cantidad de horas quieto o sedentario acarrea una serie de cambios o modificaciones fisiológicas.[96] Entre ellas, cobra relevancia la consecuencia sobre el metabolismo de la enzima lipoproteinlipasa (LPL) —que interviene en el metabolismo de triglicéridos y producción de colesterol HDL, el colesterol bueno—, la regulación de la glucosa y la falta de estimulación contráctil del tejido muscular.

El estudio australiano de diabetes, obesidad y estilos de vida[97] estableció el vínculo entre el tiempo frente al televisor y el síndrome

96 Hamilton, M. T.; Hamilton, D. G. y Zderic, T. W., “Role of low energy expenditure and sitting in obesity, metabolic syndrome, type 2 diabetes, and cardiovascular disease”, *Diabetes*, vol. 56, núm. 11, 2007, pp. 2655-2667.

97 Dunstan, D. W.; Salmon, J.; Owen, N.; Armstrong, T.; Zimmet, P. Z.; Welborn, T. A.; Cameron, A. J.; Dwyer, T.; Jolley, D. y Shaw, J. E., “AusDiab Steering Committee. Physical activity and television viewing in relation to risk of undiagnosed abnormal glucose metabolism in adults”, *Diabetes Care*, vol. 27, núm. 11, 2004, pp. 2603-2609.

metabólico,[98] especialmente en aquellas personas que pasaron más de cuatro horas mirando televisión. ¡Claro! Usted podría ser de aquellas personas que dicen: "Sí, miro televisión, pero también realizo actividad física moderada como se recomienda". La evidencia en estos casos demostró que ser saludable y físicamente activo pero pasar varias horas frente al televisor provoca, de todas maneras, un aumento en la circunferencia abdominal de los hombres, en los valores de tensión arterial, el metabolismo de la glucosa, los triglicéridos y el colesterol. Todo esto muestra y refuerza la importancia de las consecuencias sobre la salud que tiene estar quieto demasiado tiempo, independientemente del efecto de protección que pudiera tener la práctica de actividad física. No solo el estudio australiano demostró consecuencias dramáticas en relación con una conducta sedentaria. Una investigación realizada en Canadá mostró la relación entre expectativa de vida y tiempo que una persona pasa sentada durante el día, algo que fue más determinante en aquellos que eran obesos o tenían sobrepeso.[99] ¿Qué le parece si cerramos el libro y salimos a caminar un rato? Dar una vuelta por su barrio puede que sea una buena idea considerando lo que acaba de leer, ¿no cree?

---

98 El síndrome metabólico es una serie de desórdenes o anormalidades metabólicas que en conjunto son considerados factor de riesgo para desarrollar diabetes y enfermedad cardiovascular. En la actualidad ha tomado gran importancia por su elevada prevalencia y es una referencia necesaria para los profesionales de la salud en la evaluación de los pacientes.

99 Katzmarzyk, P. T.; Church, T. S.; Craig, C. L. y Bouchard, C., "Sitting time and mortality from all causes, cardiovascular disease, and cancer", *Medicine & Science in Sports & Exercise*, vol. 41, núm. 5, 2009, pp. 998-1005.

5
La segunda mitad, la segunda mordida

Introducción

Los ingleses suelen utilizar la frase "a second bite of the cherry",[100] cuando quieren decir o hablar sobre la posibilidad de una segunda oportunidad para hacer algo. Dentro de todas las posibilidades que nos ofrece la vida, en la segunda mitad se encuentra la de corregir algunos hábitos en busca de conductas más saludables que nos permitan envejecer más felices y sanos. La forma en la que nos alimentamos es uno de ellos. La dieta y los elementos que la componen son uno de los cuerpos de conocimiento más estudiados, aunque también, vale decir, una de las áreas de mayor interés comercial y, por lo tanto, muy vulnerable a las modas o regímenes milagrosos. Solo hay que pensar en algunos años atrás para recordar la moda por el consumo del brócoli, los aceites Omega 3, las vitaminas o la fibra sintética, entre muchas otras, y más recientemente las semillas de chía, la dieta paleo, el veganismo o el açai, y la lista podría seguir.

Este capítulo presenta una serie de temas vinculados con la alimentación y su intersección con la salud y la longevidad. Son temas que en este momento ocupan la agenda médica y de salud pública, y que cuentan con evidencia científica que respalda al día

100 "Una segunda mordida a la cereza".

de la fecha lo que se sabe y conoce de ellos. Van desde lo interesante de compartir un almuerzo en un típico restaurante local, sobre una ruta en Costa Rica, con el gurú de las zonas azules, Dan Buettner, pasando por el desafío que representa, en el mundo actual, la pandemia de sobrepeso y obesidad y su influencia en la diabetes, hasta llegar a los aspectos relacionados con la salud y el consumo de café, chocolate o vino, además del gran aporte del tesoro que implica la dieta mediterránea o la más recientemente reconocida dieta nórdica. Todos ellos y algunos otros temas son tratados de una manera en que la evidencia y la experiencia hagan que la segunda mitad se convierta en una nueva oportunidad para mejorar nuestra salud, en este caso, eligiendo mejor lo que comemos, aunque sea algo más que una cereza.

¿"La Bomba" de la longevidad?

Dan Buettner nos lo repitió varias veces esos días, con su inconfundible acento gringo: "'La Bomba' es mi lugar favorito para comer aquí en Nicoya". Además de ser cronista estrella de la National Geographic, por haber divulgado sus reportes de investigación sobre personas centenarias y sus estilos de vida, este estadounidense de casi dos metros de altura, originario de Mineápolis, encarna la pasión por descifrar las claves de esa longevidad exitosa. Una de ellas, la alimentación. Cuando llegué a Nicoya, una de las cinco regiones conocidas como zonas azules, Dan ya llevaba varios días en el lugar. Por eso, cuando nos habló de su restaurante favorito supimos que sería una cuestión de tiempo llegar a él.

La ruta de entrada a la ciudad de Nicoya muestra un sinnúmero de comercios, agencias y otros negocios que, como una seguidilla de color, acompañan al visitante en ese camino. Allí, sobre uno de los lados, está "Soda La Bomba", tal como se conocen estos establecimientos en Costa Rica. Especie de restaurante/ bar al paso que sacan del apuro a quien le corra el apetito. Una vez acomodados en la larga mesa, tocó el turno de aproximarse a la barra y fue allí cuando quedó claro por qué era el favorito de Dan. Lo que se podía elegir era una proporción de un 70% de vegetales y un 30% de carnes. De estas últimas, lo principal era pescado y pollo, y solo algo de carne vacuna o cerdo. En medio de la oferta, abundaban los dos alimentos que no pueden faltar en la mesa local: los frijoles y el arroz. "La Bomba" nos mostraba una de las claves de la longevidad en la zona azul costarricense.

Los cereales constituyen un elemento fundamental en toda civilización y cultura. Son la base de la pirámide alimentaria. En Costa Rica, no es la excepción y los granos son los elementos básicos de la dieta, especialmente los frijoles, el arroz y, en menor medida, el maíz. En este país, que abolió su ejército en 1948 y apostó a una educación de calidad y universal, se consideró la combinación del frijol con el arroz como una medida capital frente a la desnutrición. La combinación de un cereal como el arroz y una leguminosa como el frijol conforma una proteína de alto nivel nutricional comparable a las que aportan carnes y huevos.

En Costa Rica, los frijoles, el maíz y el arroz están omnipresentes en cada plato. El frijol es parte de la historia culinaria de América Central desde tiempos ancestrales. Los frijoles pueden ser negros, colorados y de muchas más tonalidades, y al contrario que la alubia española, son más pequeños, brillantes y sólidos. Requieren de mayor tiempo en remojo para su posterior cocción. Al contrario que en México donde el frijol refrito acompaña casi todas las comidas, en Costa Rica los suelen consumir enteos, sobre todo en el desayuno, donde la identidad del *gallopinto* se erige como columna vertebral culinaria de los "ticos" y su versión nicaragüense conocida como *moros y cristianos*. En todo caso lo curioso de ambos nombres es que destacan el color oscuro del frijol con el blanco del grano de arroz. Una complementariedad que se transmite a su aporte nutricional.

El caso del maíz es diferente, ya que esta gramínea es originaria de la región de Mesoamérica, y, al contrario que los frijoles y el trigo, siguió un camino opuesto llegando a Europa en el siglo XVI. Hoy en día constituye el cereal de mayor producción en el mundo y, desde tiempos históricos, es la base alimentaria en América Central y parte de su cultura. Aún hoy en día es posible ver en las casas rurales cómo se desgranan las mazorcas para que sus granos sean incorporados a un proceso antiquísimo como la *nixtamalización*. Este proceso de cocción de los granos en una solución de agua con cal permite que las cáscaras se disuelvan, el grano se hidrate incorporando potación y calcio, y una vez seco adopte una textura suave. Estos granos luego son molidos en morteros manuales o en el metate, una piedra plana utilizada en México y otros países de la región, y con ello se preparan luego las tortillas que acompañarán en la mesa. La cultura del maíz abarca desde México hasta Guatemala, Honduras, El Salvador, Nicaragua, Venezuela y los países andinos de América del Sur. Una estampa de cultura es ver cómo las señoras toman en sus manos la exacta porción de masa de la que saldrá luego de una serie de movimientos artesanales la fina tortilla que ira de cara al comal para ser cocida, una postal que recuerdo de la ciudad de Valladolid en la región de Yucatán, México.

El arroz llegó a la región de manos de los españoles, desde la isla de la Española saltó al continente. Sin embargo, gran parte del desarrollo como cultivo de base se le debe a la inmigración de esclavos africanos. De esta manera, la cocina de Costa Rica es la combinación de tres culturas: la indígena, la europea y la africana, lo que le otorga un mestizaje creativo que se aprecia en el colorido y el valor nutricional de sus platos, sobre todo en "La Bomba", a donde Buettner nos llevó a comer. Al finalizar el almuerzo, Dan nos tenía preparada una sorpresa. Colocó sobre la mesa una gran bolsa blanca y de allí comenzó a sacar, prolijamente fraccionados, lo que el llamó el tesoro de Nicoya. Eran frijoles colorados que nos llevamos cada uno de los comensales como obsequio. Un tesoro de Nicoya. Un tesoro que seguramente explique gran parte de su longevidad exitosa.

¿Qué es el gallopinto?

El *gallopinto* es ante todo una receta muy saludable. Es un tradicional plato que consiste en una combinación de arroz y frijoles. Este plato tiene una larga historia y ha sido importante para la cultura de numerosos países latinoamericanos, donde se lo considera el plato típico por excelencia en Costa Rica y Nicaragua. Los españoles introdujeron el cultivo del arroz que provenía de Asia sobre todo en México y América del Sur desde época muy temprana. En el caso de los frijoles, estos llegaron a Europa desde África. Una vez en Europa, fueron utilizados para alimentar dos veces al día a los esclavos que trasladaban hacia América. Para ello empleaban cuencos y cucharas de madera en los cuales se colocaba principalmente frijoles y arroz europeo o africano, además de maíz, ñame, yuca y bizcocho.

¿Expreso o de filtro?

La Clemence en la Place du Bourg de Four de Ginebra, el Landtman y el Central en Viena, el Eckberg o el Engel de Helsinki y el Coliseum de Kuala Lumpur. También el Comercial de Madrid o el Tacuba de México. Templos cafeteros por donde se los mire. Todos sirven buen café, todos tienen historia. El café es una de las bebidas de mayor consumo y mayor tradición en el mundo, sus fanáticos son legiones y sus efectos usualmente bienvenidos. Sus componentes activos incluyen desde la cafeína, ácido clorogénico, diterpenos y muchas otras sustancias; de hecho, la bioquímica del café ha sido muy documentada. Solo el café tostado posee más de mil componentes bioactivos algunos de ellos con propiedades potencialmente terapéuticas que comienzan a ser asociadas a la salud y la epidemiología. El café sufre una metamorfosis química desde el verde grano cultivado en la planta, que luego es sometido al proceso tostado y, por último, en su método de preparación, sea por filtrado o expreso. Todo ello influye en la composición química final de la bebida. Cada día es más la evidencia que dice que beber café de manera regular tendría efectos beneficiosos para la salud. Uno de estos últimos estudios incluyó un seguimiento por más de diez años a alrededor de medio millón de personas en dieciséis países de Europa.[101] Los hallazgos de este estudio mostraron que el consumo de café estuvo asociado a un bajo riesgo de muerte por causas hepáticas y cardiovasculares principalmente, que fue acompañado, en los bebedores, por de una mejor respuesta al pro-

101 Gunter, M. J.; Murphy, N.; Cross, A. J.; Dossus, L.; Dartois, L.; Fagherazzi, G. *et al.*, "Coffee drinking and mortality in 10 european countries: A multinational cohort study", *Annals of Internal Medicine*, vol. 167, 2017, pp. 236-247.

ceso inflamatorio y al funcionamiento hepático. El café contiene elementos con propiedades antioxidantes que son los polifenoles, y que tendrían un factor protector sobre la resistencia insulínica y la inflamación. Lo interesante de este estudio es que, a diferencia de otros previos, fue realizado en personas de diferente origen racial y étnico. Pero quizás el artículo que mayor claridad aportó fue una revisión de la prestigiosa revista médica *British Medical Journal*, que evaluó más de doscientos estudios que incluyeron al café y su efecto sobre la salud.[102] Esta evaluación concluyó que el consumo a niveles habituales de tres a cuatro tazas diarias tiene más beneficios que riesgos para la salud. Sin embargo, el café no es la única bebida con efectos beneficiosos. El té, por ejemplo, también los tiene. Un estudio llevado a cabo en Singapur en cerca de mil personas mayores, de las cuales el 70% eran bebedores regulares de té, encontró que aquellas personas que no formaban parte de este grupo desarrollaron con mayor frecuencia desórdenes cognitivos.[103] Los tipos de té bebidos más fueron el verde, el negro y el oolong, y a pesar de que este estudio mostró sugestivamente los beneficios del té, aún no se puede afirmar que existe una relación causa-efecto. Por ello, siempre es bueno recordar que, ante todo, sea café o té el equilibrio en el consumo es la clave. Como decía Paracelso, el padre de la alquimia renacentista, todo es cuestión de dosis, porque la dosis hace al veneno, sea por exceso o por falta, el efecto para la salud es malo.

---

102 Poole, R.; Kennedy, O. J.; Roderick, P.; Fallowfield, J. A.; Hayes, P. C.; Parkes, J. *et al.*, "Coffee consumption and health: umbrella review of meta-analyses of multiple health outcomes", *British Medical Journal*, vol. 359, 2017.

103 Feng, L.; Chong, M. S.; Lim, W. S.; Gao, Q.; Nyunt, M. S.; Lee, T. S.; et al., "Tea consumption reduces the incidence of neurocognitive disorders: Findings from the singapore longitudinal aging study", *The Journal of Nutrition, Health and Aging*, vol. 20, núm. 10, 2016, pp. 1002-1009.

Entremesas

Las tres mujeres entraron y eligieron el rincón. Una mesa que hacía esquina de manera que los sillones, de un tapizado color colorado y ámbar, permitían a quien se acomodara en ellos una precisa y estratégica vista del salón.
Decía que las tres se anotaron en esa mesa —se abalanzaron fatigadas por el calor— y no tardaron en notar su presencia. Ocupaba Él una posición opuesta en otro de los rincones. Estaba pegado, relajado sobre el ventanal que daba a San Marco. Su mirada perdida en el devenir de turistas. Su atención estaba, quizás, en la orquesta que amenizaba en vivo el atardecer, con esa música que nunca pasa de moda. Vestía elegante. El traje era blanco, de lino, lino de alta calidad. Su calzado anaranjado, unos mocasines sobrios y elegantes a tono con el resto de su presencia. Un estilo refinado que tradujo aires de bon vivant...
Ordenó un aperitivo. La tarde aún clareaba, pero la noche adivinaba los primeros vestigios de oscuridad. Eso provocaba un efecto de contraluz con aire de suspense. Las tres mujeres maduras observaban, comentaban por lo bajo sin disimulo y sin pausa. Se supo observado, pero no se inmutó. Era local. Su presencia ausente conmovía. Pagó su cuenta y se marchó, sin mirar. Sin levantar la vista.
Cualquiera hubiese podido decir que nunca ocurrió, que nunca existió. Pero allí estuvo. Porque las mujeres siguieron comentando aun en su ausencia.
Fue en el café Florián. Fue en Venecia.

Breves relatos de la crónica distraída, 2013

No se metan con el jamón

Hace tiempo que la salud dejó de ser patrimonio exclusivo de quienes trabajamos en salud —nótese que no digo médicos, sino "quienes trabajamos en salud"—. Decisiones direccionadas desde un ministerio de economía, transporte, industria, infraestructura o comercio pueden y suelen tener mayor impacto en salud que las que salen de la propia cartera sanitaria. La salud dejó de ser salud para convertirse en desarrollo. Un bien público, un bien de todos. Esto, que es algo tan básico, parece ser aún desconocido para algunas personas que tiene su despacho en la Via Appia de Ginebra donde tiene sede la OMS.

El revuelo mundial que causó la declaración, en agosto de 2015, sobre el vínculo entre consumo de carne roja y procesada con el cáncer, provocó una ola de críticas y opiniones a una institución que es referencia en la salud mundial.[104] No es la primera vez que la OMS queda en el ojo de la tormenta y el cuestionamiento por anuncios de esta índole. Ya había ocurrido con la crisis de la gripe A y el glifosato, o con las ya olvidadas conclusiones sobre las ondas provocadas por los teléfonos celulares. Fue, como se suele decir, poner la cara para el cachetazo. Pareciera ser un ejercicio de autoflagelo que se repite periódicamente en la OMS. Desde que la noruega Harlem Gro Brundtland dejara su dirección en 2003 y, luego de una corta y malograda gestión del coreano Lee, una cadena de desaciertos persigue a la institución, que supo estar bajo la dirección de la doctora Margaret Cham y ahora del etíope Tedros Adhanom Ghebreyesus, un rumbo

104 "El Centro Internacional de Investigaciones sobre el Cáncer evalúa el consumo de la carne roja y de la carne procesada", Organización Mundial de la Salud, 2015.

que pareciera, recién ahora, estar recuperándose. Sorprende que desde la propia OMS se generara el efecto inverso en uno de los temas clave de la salud pública. En lugar de hacer una comunicación responsable para una buena gestión, provocaron una crisis por el malentendido que originaron. A ojos del conocedor no sorprende. Al resto del mundo le provoca alarma. Digamos a muchos millones de personas.

Una rápida mirada desde la salud pública y la gestión

En salud pública se entiende como riesgo la probabilidad que un evento ocurra. Si uno cruza a las cuatro de la tarde y sin mirar a los lados la avenida 9 de Julio en Buenos Aires o el Paseo de la Reforma, en Ciudad de México, un día entre semana, es altamente probable que sufra un accidente. En cambio, si lo hace un día de festejo nacional seguramente este riesgo sea menor. Al riesgo no escapa ninguna conducta humana. Por otro lado, el desarrollo ha traído para la salud dos cambios fundamentales cuanto menos. Uno de ellos es el avance tecnológico, lo que entre otras cosas permite detectar y curar problemas de salud que antes no se podía. Lo otro es que, como consecuencia en parte de estos adelantos, vivimos más tiempo, hemos ganado en longevidad. Vivir más y tener mejores métodos de diagnóstico y cura —pero fundamentalmente de diagnóstico— hace que la probabilidad de detectar e identificar algún tipo de cáncer aumente a lo largo de nuestra vida. Así de sencillo.

La recomendación de la OMS, así como gran parte de la salud de nuestros propios pacientes, parece adolecer del mismo problema. Falta de buena gestión, pero además de sentido común. Toda decisión en nuestras vidas entraña riesgos. Cuesta entender que la OMS no haya medido las consecuencias de este anuncio que van mucho más allá del sector salud y que nos involucra a casi todos.

Hace unos años se publicó un estudio en el que se buscó medir los intermediarios moleculares del estrés oxidativo, esto es, los mecanismos que afectan el envejecimiento de las células.[105] La investigación se realizó en una residencia de mayores en España. A un grupo se les reemplazó la ingesta de proteína por jamón ibérico, mientras que el grupo control continuó con las proteínas que formaban parte de su dieta habitual. Al cabo de un tiempo, el grupo intervenido con jamón mejoró de manera significativa sus valores, otorgando a este alimento el carácter de factor protector ante el estrés. Evidencia pura y dura. Hoy a vista de las nuevas noticias que, de manera confusa, emitió la OMS parecería ser que no nos queda más remedio que elegir entre el cáncer o el infarto.

Las recomendaciones dietarias sostienen que una alimentación equilibrada es aquella que proporciona cantidades adecuadas de diversos nutrientes para mantener la salud y el bienestar. Las proteínas, los carbohidratos, las grasas, las vitaminas, los minerales y el agua son todos nutrientes. Cada nutriente tiene una función particular en el cuerpo humano.[106] Los alimentos de origen animal con un alto contenido de proteínas son la carne, el pescado, los huevos, la leche y muchos otros productos lácteos. También existen productos como granos, vegetales leguminosos y las nueces que son ricos en proteínas. Las sugerencias de la Agencia Europea de Seguridad Alimentaria compilan requerimientos que muestran

105 Mayoral, P.; Martínez-Salgado, C. S.; Santiago, J. M.; Rodríguez-Hernandez, M. V.; García-Gómez, M. L.; Morales, A.; López-Novoa, J. M. y Macías-Núñez, J. F., "Effect of ham protein substitution on oxidative stress in older adults", *The Journal of Nutrition, Health and Aging*, vol. 7, núm. 2, 2003, pp. 84-89.

106 "Dietary reference values", European Food Safety Authority (EFSA).

que el consumo promedio de proteínas en los países europeos varía entre 67 y 114 gramos por día en hombres adultos y 59 a 102 gramos por día en mujeres, o aproximadamente entre el 12% y el 20% del consumo energético total (E%) para ambos sexos; mientras propone un 45% a 60% como el rango de ingesta de referencia para carbohidratos. Un componente esencial de la dieta son las fibras, para ello la recomendación es que sean al menos 25 gramos diarios, los cuales pueden provenir de fuentes como los cereales integrales, las legumbres, las frutas y también las verduras y las papas.

Las grasas son una fuente muy importante de energía para el organismo, ya que los ácidos grasos intervienen en procesos vitales como regular actividades enzimáticas, la conformación de las membranas celulares, ser precursores de moléculas bioactivas y regular la expresión genética. Al mismo tiempo, la grasa es una fuente muy importante de energía y facilita la absorción de componentes dietéticos solubles en grasa, como las vitaminas; así es como el porcentaje recomendado de ingesta de ácidos grasos debería estar entre el 20% y no ser mayor al 35%.

Tanto la ingesta como los diferentes elementos que la componen se deben acomodar al momento de vida de la persona, ya sea que se trate de un niño, un adulto o una persona mayor, así como a sus niveles de actividad física, una actividad que ayuda a mantener el equilibrio entre el ingreso y el gasto energético. Así que mientras tanto saldré a correr —ya que la actividad física es un factor de protección contra el cáncer de colon que podría traer un elevado consumo de carnes rojas o jamón—, y luego brindaré con una copa de tinto y un pan con aceite de oliva, elementos de la dieta mediterránea, esa misma que la OMS y la evidencia dice que prolonga la vida, y de la cual hablaremos más adelante, aunque contenga jamón, hoy cuestionado. Después de todo no se trata solo de gestionar la salud, sino también de asumir riesgos que suelen involucrar la calidad de vida y nuestro bienestar. En definitiva, no se metan con el jamón. Todos seremos fiambre eso sí. ¡Cuánto más tarde mejor!

Un desafío llamado diabetes

El sobrepeso, la obesidad y la diabetes forman una triada y juntos constituyen la nueva epidemia del siglo XXI. El estudio "Global burden of disease 2016" reportó que la diabetes es la duodécima causa de discapacidad en todo el mundo y le atribuyó casi 1,5 millones de muertes en todo el mundo. Otros estudios estiman que el número de personas que viven con diabetes en la actualidad varía de 415 millones a 425 millones, con una proyección de hasta 700 millones de personas que viven con la enfermedad para 2025; números que no parecen nada desdeñables. El número registrado de personas que viven con diabetes diagnosticada ha aumentado a nivel mundial. Sin embargo, este aumento podría deberse a factores como un mejor diagnóstico e informe, junto con el envejecimiento de la población.

En definitiva, la diabetes es el gran problema de salud de hoy y de los próximos veinte años, y afectará al desarrollo de los países. La ecuación es simple: los jóvenes y niños que hoy son obesos serán los adultos con problemas de salud que consumirán mayores recursos de atención médica, tendrán mayor ausentismo laboral, provocarán una menor productividad, y en lo personal, tendrán una condición de salud que implique una probable menor expectativa de vida que la de sus padres. Las posibles soluciones están en el trabajo intersectorial entre gobierno, sector privado y sociedad civil; pero también en nosotros mismos. Por ello la importancia de fechas conmemorativas como, en este caso, el "Día mundial de la diabetes", que se celebra todos los 14 de noviembre.

Muchas veces me he preguntado si la cantidad de "días mundiales" no son parte de la intoxicación de información que vive nuestra sociedad. Los hay de todo tipo. Del corazón, del abogado, el día sin automóviles, de lavarse las manos, del amigo y también del padre, la madre, el niño y las personas mayores. Para todos los gustos. Mismo en salud, si el calendario tuviera más de 365 días seguramente las organizaciones internacionales se encargarían de llenarlos de más "días mundiales". En este contexto, es razonable pararse a pensar sobre el significado de un "día mundial" ante el riesgo de menospreciarlo y quitarle la importancia que merece. Sin embargo, uno de los "días mundiales" de mayor importancia es el "Día mundial de la diabetes". Es un llamado de atención, ¡pero también un llamado a la acción! Un "día mundial", dedicado a un tema de salud, es un grito de alerta en medio de la vorágine de la cotidianidad, en medio del mar de información que informa, pero que puede confundir, y que dio origen a un fenómeno conocido como "medicalización de la sociedad", por el cual la salud dejó de ser patrimonio médico para estar en boca de toda la sociedad. Entre todos esos días, dedicamos todos los 14 de noviembre a hablar de la diabetes, una enfermedad que se caracteriza por el aumento anormal de los valores de glucosa en sangre, por una alteración en la producción y/o acción de la hormona llamada insulina.

¿Por qué decimos que es "el" gran problema de salud?

Porque en los últimos treinta años ningún país ha logrado disminuir las cifras de obesidad en su población, siendo la obesidad y el sobrepeso condiciones que predisponen para la diabetes tipo II.

Debemos ayudar a concientizar sobre la importancia de la educación en salud, de optar por un curso de vida más sano, que no solo nos permita vivir más tiempo sino mejor. El desafío es muy complejo, por eso, no esperemos que la solución sea simple de encontrar. En Argentina, según el Atlas Mundial de la Obesidad publicado por la OMS en 2014, dos de cada tres varones y mujeres adultos tienen sobrepeso, y 1 de cada 4 varones y 1 de cada 3 mujeres tienen obesidad; ambas condiciones, precursoras de diabetes tipo II. Se estima que viven 1,6 millones de personas con diagnóstico de diabetes. México vive en estos momentos una emergencia sanitaria nacional en relación con el sobrepeso, la obesidad y la diabetes; con los más altos índices de obesidad infantil del mundo y el primer puesto en el *ranking* de consumo de bebidas gaseosas azucaradas.

El impuesto a las bebidas azucaradas en México es muestra de la presencia del Estado como regulador y rector; o el caso de Chile con el etiquetamiento de los alimentos, en Colombia con las iniciativas de actividad física comunitaria como es la bicisenda o las actuales políticas que se llevan a cabo en las escuelas primarias de Brasil, España o Finlandia, país donde los estudiantes reciben clases de cocina. Todo ello constituye un muestrario de "lecciones exitosas". Sin embargo, las políticas públicas son una aproximación desde "arriba hacia abajo" o *top-down* como se dice en inglés. Necesitamos de una aproximación inversa que la complemente. Todo esfuerzo desde "abajo hacia arriba" (*botton-up*), o lo que equivale a decir que se origine en la ciudadanía, en la misma sociedad civil, es por sí mismo valioso.

¿Cuáles son las claves de este cambio de conducta propio para prevenir la diabetes?

Lo primero es disminuir la ingesta de azúcar y alimentos procesados. Lo siguiente que debemos intentar es aumentar el consumo de frutas y vegetales, así como mantener una dieta equilibrada. Por último y muy importante, realizar actividad física de baja intensidad cardiovascular y de manera regular. La prevención de la diabetes es una cuestión personal pero también del Estado. Hoy las respuestas son más simples de lo que pueden ser en un futuro cuando la diabetes se manifieste clínicamente. ¡Por eso es tiempo de acción! Nunca es tarde para el cambio, así que cambiemos.

Cuando llegamos tarde y la diabetes ya ha sido diagnosticada, el afrontamiento de este problema de salud debe darse en varias dimensiones. Los hábitos dietarios, la prescripción de actividad física y los apoyos terapéuticos son de suma utilidad. Estas estrategias multidimensionales junto con la terapia farmacológica y el seguimiento y monitoreo médico son de elección, en especial para pacientes adultos y personas mayores. En lo que respecta a las ayudas farmacológicas, dentro de las prescripciones más utilizadas para tratar la diabetes mellitus tipo II, hay una que viene llamando la atención por su vínculo con la longevidad: la metformina. Es la más común de las drogas con las que se trata esta enfermedad y fue aprobada en el mercado canadiense en 1972, aunque se la utiliza desde hace sesenta años. La metformina es una droga de primera elección y está indicada en la mayoríade las guías clínicas, si no en todas, para el tratamiento de la diabetes tipo II.

La relevancia de esta droga viene por el lado de que el envejecimiento, y su manipulación, ha sido el objetivo de la genética, de las intervenciones dietéticas y de los medicamentos; todo ello con el fin de aumentar la esperanza de vida y la salud, sea en modelos de investigación animal o humana. La metformina mostró evidencia en modelos animales y estudios in vitro que sugieren que, además de sus efectos sobre el metabolismo de la glucosa, la metformina puede influir en los procesos celulares y metabólicos asociados con el desarrollo de afecciones relacionadas con la edad, como inflamación, daño oxidativo, autofagia disminuida, senescencia celular y apoptosis. Es en este sentido que la metformina ocupó la atención, ya que ha demostrado efectos protectores contra varias enfermedades. Una de ellas es que se ha visto hace unos años atrás que los diabéticos que tenían prescripta metformina no vivían más tiempo que aquellos que no la consumían, pero sí lo hacían con mucha menor incidencia de enfermedades como cáncer, deterioro cognitivo o Parkinson. Muy especialmente llama la atención su relación con la demencia, que es muy baja en aquellos pacientes con diabetes, pero donde la evidencia disponible aún no es convincente para su utilización en pacientes no diabéticos.[107] En ese sentido, gran parte de las esperanzas están puestas en el estudio "Targenting aging with metformin" (TAME), un nuevo ensayo clínico que evaluará si la metformina puede retrasar la aparición de

107 Campbell, J. M.; Stephenson, M. D.; De Courten, B.; Chapman, I.; Bellman, S. M. y Aromataris, E., "Metformin use associated with reduced risk of dementia in patients with diabetes: A systematic review and meta-analysis", *Journal of Alzheimer's Disease*, vol. 65, núm. 4, 2018, pp. 1225-1236.

enfermedades, como el Alzheimer, y otras afecciones relacionadas con la edad, como el cáncer y la enfermedad cardiovascular. Este estudio se realizará en Estados Unidos e involucrará a cerca de 3.000 hombres y mujeres comprendidos entre los 65 y los 79 años.

Mientras la evidencia se sigue acumulando, no son pocos quienes han elegido, en países como Estados Unidos, tomar clandestinamente metformina, dados sus pocos efectos negativos, algo que aún parece riesgoso pensando en lo más adecuado y fácil que podría ser modificar nuestra dieta y movernos más. De ello contamos con mayor evidencia y por supuesto menos efectos adversos.

Como agua para chocolate

El refranero mexicano dice: "No le pido pan al hambre, ni chocolate a la muerte". No se sabe si don Miguel Hidalgo y Costilla, conocido como el cura Hidalgo y líder de la revuelta patriótica contra los realistas en México en 1816, conocía este refrán, pero lo cierto es que cuando fue capturado en Chihuahua, y antes de ser fusilado, repitió su costumbre de toda la vida que era beber una taza de chocolate caliente a diario. Cuenta la historia que, notando que el último chocolate que bebería en su vida llevaba menos cantidad de leche en su vaso de siempre, reclamó que si por el hecho de que le fueran a quitar la vida debía recibir menos leche que lo habitual. Lo cierto es que el chocolate, para bien o para desgracia, siempre estuvo relacionado con México, con la guerra… ¡pero también con el amor!

El chocolate tiene su origen en México. Se dice que el dios Quetzalcóatl regaló a los hombres el árbol del cacao, cuyo nombre científico es *Theobroma Cacao*, el alimento de los dioses. Ellos lo llamaron Xocoatl, y en la cultura mexica particularmente entre los aztecas, se lo utilizaba como moneda de cambio, también con ello se premiaba a los guerreros distinguidos, permitiéndoles el consumo libre de chocolate. En épocas bélicas más cercanas a nuestros tiempos, el ejército estadounidense desarrolló la llamada *D ration*, ya que el chocolate demostró ser el alimento más compacto y con valor nutritivo más alto. Además, por si fuera poco, con el chocolate se buscaba levantar la moral de las tropas. Gran parte de estos efectos se debe a los más de trescientos componentes que se identificaron que contiene el chocolate. El explorador prusiano Alexander von Humboldt se refirió a esto: "En ninguna otra parte ha concentrado la naturaleza tanta abundancia de las más valiosas sustancias alimenticias y en tan limitado espacio como en el grano de cacao".

El chocolate incluye grasas, carbohidratos y proteínas, pero además magnesio —que interviene en procesos del sistema inmune—, fósforo —que ayuda en el metabolismo óseo—, potasio —un componente del equilibrio ácido-base orgánico— y teobromina —que forma parte del grupo de los alcaloides y que es responsable del característico sabor amargo del chocolate, pero que asimismo es un estimulante del sistema nervioso central, como la cafeína—. Además, posee polifenoles como la epicatina,[108] que es un potente antioxidante y que actuaría como factor de protección cardiovascular por sus efectos sobre el sistema circulatorio.[109] También contiene alta concentración de triptófano, un precursor de la serotonina que junto con la anandamida, son dos psicotrópicos que facilitan

108 Engler, M. B.; Engler, M. M.; Chen, C. Y. *et al.*, "Flavonoid-rich dark chocolate improves endothelial function and increases plasma epicatechin concentrations in healthy adults", *Journal of the American College of Nutrition*, vol. 23, 2004, pp. 197-204.

109 Fisher, N. D.; Hughes, M.; Gerhard-Herman, M. y Hollenberg, N. K., "Flavanol-rich cocoa induces nitric-oxide-dependent vasodilation in healthy humans", *Journal of Hypertension*, vol. 21, 2003, pp. 2281-2286.

la sensación de placer. Los mexicas sabían de esto, o al menos lo intuían, ya que asociaban el cacao con el corazón; para ellos, ambos contenían líquidos preciosos, uno la sangre y el otro el chocolate. Se cuenta que el emperador Moctezuma tomaba varias tasas al día para "tener acceso con sus esposas" y que lo mismo hacia madame Du Barry, cortesana del rey Luis XV, quien acostumbraba a servirle a su amante una taza de chocolate antes de entrar a sus aposentos. Así se cumplía otra de las máximas del refranero chocolatero: "El chocolate excelente, para que cause placer, cuatro debe ser: espeso, dulce y caliente y de manos de mujer". Esto último hacía alusión a su supuesto poder afrodisíaco, que se debería a la feniletilamina, una sustancia que naturalmente se secreta en el organismo humano cuando uno está enamorado, y que junto con la teobromina, la serotonina y la dopamina alivian el dolor y promueven el buen humor. No es casualidad que el famoso amante y alquimista italiano Casanova, cuando bebía su taza en el Café Florián —un reducto del 1720 en la Piazza San Marco de Venecia— lo llamara el "elixir del amor".

Hoy el chocolate pasó a ser un bien global, un regalo de México para el mundo. Los principales productores en el mundo son Costa de Marfil, Ghana, Indonesia, Nigeria, Camerún, Brasil y Ecuador; recién después aparece México. Mientras que el consumo está encabezado por Suiza, Alemania, Irlanda, Reino Unido y Noruega. La realidad nos muestra cómo el chocolate pasó de muy diversas maneras a ser una costumbre en todo tipo de celebración entre familias, grupos o con los niños, y de los encuentros románticos. También, y por qué no, una recompensa o un presente que alegra y cambia el humor de las personas; aunque la frase "estar como agua para chocolate" exprese lo contrario a lo que muchas veces se piensa. Como los sentimientos que nos muestra la novela de Laura Esquivel, *Como agua para chocolate*, cuyo título tiene poco de romántico. Su verdadero significado es "estar molesto o muy furioso, hirviendo", la temperatura ideal con la que se prepara el chocolate y que, desde México, como la película, disfrutamos todos, aunque su significado nos juegue una mala pasada y no haya todo el romanticismo que queríamos.

Dieta mediterránea

Cuando en octubre de 2018 el Instituto de Métrica en Salud de la Universidad de Washington publicó su último informe sobre expectativa de vida, los diarios españoles no tardaron en hacerse eco de la noticia: España sobrepasaría a Japón como el país con mayor expectativa de vida en 2040, según las proyecciones del instituto. Se espera que para ese momento los españoles vivan en promedio casi 86 años por delante no solo de Japón, sino de Suiza y Australia, los tres países que, en 2018, encabezan el *ranking* de longevidad. Observando con mayor amplitud dentro del *top ten* de los países con población más longeva, encontramos también a Italia, Portugal y Francia; todos ellos países mediterráneos, todos ellos compartiendo formas de vida bastante similares, y entre todas, una muy característica: la dieta. Seguramente usted ya escuchó o leyó algo de ello, me refiero a la dieta mediterránea (DM). La DM es un modelo nutricional muy apreciado, que pertenece a lo cultural, histórico, social, territorial y ambiental. Está estrechamente relacionada con el estilo de vida de los pueblos mediterráneos a lo largo de su historia, un territorio que se conforma en la actualidad por veintidós países; y un producto que es el resultado de la unión de las dos culturas antiguas más significativas de esos territorios: la griega y la romana.

Hace más de veinte años que se publicó, en *The Lancet Public Health*, el estudio que marcó un antes y un después respecto de la dieta mediterránea: el "Estudio sobre dieta y corazón de Lyon" (Francia) mostró por primera vez cómo una intervención basada en aspectos dietéticos podía disminuir, de manera dramática, los eventos posteriores de un grupo de personas que ya habían sufrido un accidente cardiovascular.[110] La disminución del riesgo fue nada más ni nada menos que del 70%. Sin embargo, todos las investigaciones y la evidencia hasta ese momento, y la que le siguió, tuvieron la limitación de ser estudios observacionales, hasta que por fin apareció, en 2013, el estudio "Prevención con dieta mediterránea", conocido como PREDIMED, que incluyó más de 7.000 personas y que mostró una disminución del 30% en el riesgo de sufrir eventos cardíacos en personas que nunca lo habían tenido durante los casi cinco años de seguimiento que duró el estudio. Además de los efectos sobre las enfermedades cardiovasculares, el síndrome metabólico, la evidencia disponible ha demostrado el carácter preventivo de la DM sobre el envejecimiento y los procesos neurovegetativos o la enfermedad inflamatoria intestinal, que suele tener mucho menos presencia en países con este tipo de alimentación. Asimismo, se vio su efecto de carácter protector sobre el cáncer de mama y la diabetes tipo II.

¿Cómo actúa la DM para generar estos efectos preventivos?

110 De Lorgeril, M.; Renaud, S.; Mamelle. N.; Salen, P.; Martin, J. L.; Monjaud, I.; Guidollet, J.; Touboul, P. y Delaye, J., "Mediterranean alpha-linolenic acid-rich diet in secondary prevention of coronary heart disease", *The Lancet Public Health*, vol. 343, 1994, pp. 1454-1459.

Las diferentes investigaciones indican que las cinco vías más importantes por las que actuarían los diferentes componentes de la DM son: (a) la disminución de los ácidos grasos en sangre (efecto hipolipemiante); (b) la protección contra el estrés oxidativo, la inflamación y la agregación plaquetaria; (c) la modificación de las hormonas y los factores de crecimiento implicados en la patogénesis del cáncer; (d) la inhibición de las vías de detección de nutrientes por restricción específica de aminoácidos, y e) la producción de metabolitos mediada por microbiota que influye en la salud metabólica.[111]

Todo este cúmulo de evidencia llevó a que la Organización de las Naciones Unidas para la Educación, la Ciencia y la Cultura (UNESCO) incluyera la DM en la "Lista representativa del patrimonio cultural inmaterial de la humanidad". Decisión que estuvo basada en una variedad de valores intangibles, que esta dieta representa en la cultura de estos países. Por ejemplo, aspectos como el conjunto de conocimientos, competencias prácticas, rituales, tradiciones y símbolos relacionados con los cultivos y cosechas agrícolas, la pesca y la cría de animales, y también con la forma de conservar, transformar, cocinar, compartir y consumir los alimentos.

A pesar de que podría sonar como sentido común, no es habitual encontrar estos valores en muchas otras partes del mundo. En Estados Unidos, se calcula que cerca de 48 millones de personas —algo así como el 15% de los hogares— no son capaces de adquirir alimentos adecuados para satisfacer sus necesidades. Una situación que se exacerba en condición de pobreza.[112] En ese

111 Tosti, V.; Bertozzi, B. y Fontana, L., "Health benefits of the mediterranean diet: Metabolic and molecular mechanisms", *The Journals of Gerontology: Series A*, vol. 73, núm. 3, 2018, pp. 318-326.

112 U.S. Department of Health and Human Services and U.S. Department of Agriculture. 2015Y2020 Dietary Guidelines for Americans, 2015.

sentido, las "Guías dietéticas para los estadounidenses, 2015-2020" sugirieron que se puedan adoptar conductas de alimentación más saludables, donde se incremente el consumo de frutas, cereales, legumbres y hortalizas, al tiempo que se debería disminuir la ingesta de grasas saturadas, sodio y productos refinados, así como de azúcares. Dentro de estas conductas o patrones de alimentación, el documento de referencia hace mención a la DM como un modelo a seguir. Lo interesante de la DM es que es un modelo o patrón que integra una serie de variaciones sobre una dieta base que se adecua a las características de la cultura de los países que integran la cuenca mediterránea.

En muchos de estos territorios, pero no en todos, siempre existió una gran abundancia y diversidad de vegetales sin almidón. La base de la alimentación fueron los cereales integrales mínimamente procesados, las legumbres, las nueces y las semillas. En cambio, en otros territorios como el resto de Europa y América del Norte, la carne, el pescado, la leche, el queso y los huevos eran alimentos lujosos. De hecho, en el sur de Italia en la década de 1950, se consumía muy poca carne, generalmente solo una vez cada una o dos semanas, y la leche solía utilizarse para los niños. De la misma forma, con el azúcar y las papas blancas que se consumían de vez en cuando. La manteca o la crema nunca se usaron; en cambio, el aceite de oliva extravirgen prensado en frío fue el reemplazo natural como fuente de ácidos grasos. Se acompañaba todo esto de frutas y cantidades pequeñas de quesos locales, a lo que se sumaba un consumo moderado de vino tinto.

El gran desafío es que, desde la década de 1950, la composición de la DM ha cambiado dramáticamente, y la calidad y cantidad de alimentos que las personas comen hoy en día, por ejemplo, en Italia, Grecia y España, tienen poco que ver con la dieta tradicional mediterránea. Sin embargo, son todavía costumbres que se mantienen especialmente en el interior de los países mediterráneos. Aún hoy es posible ver en la zona de Mombeltran —una zona que se conoce como la Andalucía de Ávila en España y donde ejercí como médico rural en 2007— a la vieja almazara de piedra, en la que con cada cosecha cientos de kilos de aceitunas son prensadas de manera artesanal para poder obtener un aceite de primera calidad. Una zona donde la comida de cuchara, con generosos garbanzos y lentejas, están presentes en las mesas sin importar la época del año, y donde lo frecuente era que, cada vez que me tocaba visitar la casa de un local, era recibido con vino producido por esas propias manos. Me ocurría como médico rural en esa zona y durante el invierno de 2007. Una comarca donde pude conversar con don Licinio Prieto, el alcalde de las Cuevas del Valle y el alcalde de mayor edad de toda España a sus 90 años, cargo que además ejercía desde ¡1954! Seguramente su dieta tuvo que ver en su larga y activa vida gestionando un pueblo de más de mil habitantes, que es parte de la Andalucía de Ávila, un lugar donde la longevidad, la actividad y la buena mesa son moneda corriente. Así me lo aseguró don Licinio, palabra autorizada del lugar.

De caldos y polifenoles

Molinos es un pueblo de los Valles Calchaquíes, en la provincia de Salta al norte de la Argentina, un pequeño caserío que no llega a los mil habitantes. Su configuración no responde a la clásica colonización española, ya que el pueblo no creció en torno a la típica iglesia, sino que lo hizo alrededor de una hacienda. Su primer habitante y dueño fue el general Diego Diez Gómez, quien se trasladó allí en la segunda mitad del siglo XVII, por los servicios brindados a España. Posteriormente, fue pasando de mano en mano entre sus descendientes hasta que, en 1767, fue heredada por don Nicolás Severo de Isasmendi y Echalar, quien fue además el último gobernador realista de Salta y quien trajo las primeras vides a esa zona. Algunas de esas vides aún producen vino y lo hacen en condiciones inhóspitas para lo que son las costumbres vitivinícolas. Son vinos de altura, las vides están por arriba de los 2.300 metros de altura. Esa mañana de julio emprendimos un viaje de cerca de 23 kilómetros, que entre ripio, tierra y cerros nos llevaría desde la hostería hasta la bodega Colomé, fundada por el propio Isasmendi y Echalar en 1831. Quería conocer en primera persona uno de los lugares donde se producen vinos que concentran gran cantidad de sustancias relacionadas a la longevidad.

El vínculo entre vino y longevidad no es nuevo. Desde la descripción del primer artículo en 1819 de lo que luego se dio en llamar la "paradoja francesa",[113] un fenómeno que hace mención a la baja incidencia de enfermedades cardiovasculares y mortalidad de la población francesa a pesar de su alta ingesta dietética de grasas saturadas; un efecto que se atribuyó al consumo de vino y no solo al alcohol, ya que las concentraciones plasmáticas de colesterol HDL (el colesterol "bueno") fueron similares a las reportadas en otros países con una mayor prevalencia de enfermedad cardiovascular.[114] Según la literatura, varios efectos protectores

113 "Paradoja francesa" es el nombre de la supuesta paradoja nutricional que se da en Francia y que, en la actualidad, no encaja con una parte de la teoría nutricional mayormente establecida; dado que en ese país la incidencia de enfermedades cardiovasculares es mucho menor que en Estados Unidos, aunque siguen una dieta más rica en grasas saturadas.

114 Chiva-Blanch, G.; Arranz, S.; Lamuela-Raventos, R. M. y Estruch, R., "Effects of wine, alcohol and polyphenols on cardiovascular disease risk factors: Evidences from human studies", *Alcohol and Alcoholism*, vol. 48, núm. 30, 2013, pp. 270-277.

cardiovasculares se han asociado con un "consumo moderado de alcohol", aunque esto es definido de manera diferente en diversos países, ya que consideran que una bebida alcohólica contiene diferentes cantidades de alcohol. Pero esos efectos protectores no están dados por el alcohol en sí mismo, como dijimos, sino por los polifenoles —un conjunto de sustancias químicas, como la lignina, los flavonoides y los taninos condensados—, responsables de cerca del 40% de la capacidad antioxidante del vino. Lo que resulta interesante es que en su estudio se pudo determinar que variables como la ubicación del viñedo junto con sus condiciones ambientales, climáticas, tipo de suelo, madurez de la uva determinan no solo la calidad del vino, sino la concentración fenólica que, al mismo tiempo, se correlaciona con la actividad antioxidante.[115] Además, se vio que la coloración del vino (cuanto más rojo mejor) también se relaciona con el poder antioxidante.[116]

Al llegar a los viñedos, efectivamente uno se pregunta por el cuerpo de esos vinos, considerando un entorno donde el viento es fuerte, el sol no perdona y el agua escasea. Sin embargo, los vinos son caldos únicos producto de un cuidado esmerado. De todos ellos se pudo establecer que el mayor efecto antioxidante lo tiene el Cabernet Sauvignon, luego el Malbec y por último, el Tannat y el Syrah.[117] Estas características de vino fuertes y coloridos también las comparte el Cannonau, un vino típico hecho con uva Garnacha de la zona azul de Cerdeña, como me contó

115 Kanner, J.; Frankel, E.; Granit, R.; German, B. y Kinsella, J., "Natural antioxidants in grapes and wines", *Journal of Agricultural and Food Chemistry*, vol. 42, núm. 1, 1994, pp. 64-69.

116 Ursini, F., Tubaro, F., Rapuzzi, P., Zamburlini A., Maiorino, M., "Wine antioxidants: Effects in vitro and in vivo", *Wine and Human Health*, Udine 9-11, 1996.

117 Di Carlo, B., Pérez, N. y Gómez de Díaz, R., "Antioxidant characterístics of red wines from Calchaquíes Valleys in Salta", *Journal of Pharmacy and Pharmacology*, 2017.

el profesor Gianni Pes, el principal investigador de esa zona; a este vino local también se le otorga un poder preventivo y se lo relaciona con la longevidad de los habitantes de la isla.

Además de los polifenoles mencionados, las uvas contienen resveratrol, otro químico al que se lo ha relacionado con una disminución en el riesgo de enfermedad de Alzheimer, ya que promueve la degradación intracelular de la proteína beta amiloidea —proteína que se relaciona con esta enfermedad y que se deposita en el tejido cerebral de las personas que la sufren—. En otro estudio reciente, que incluyó cerca de 1.700 personas, se observó que en varios dominios cognitivos, el consumo moderado y regular de alcohol estuvo asociado con una mejor función cognitiva en relación con no beber o beber con menos frecuencia. Esto sugiere que los efectos cognitivos beneficiosos de la ingesta de alcohol pueden lograrse con niveles bajos de consumo, que probablemente no estén asociados con efectos adversos en una población que envejece.[118]

Otra experiencia muy interesante que está en desarrollo es el "Estudio 90+", que se inició en 2003 y que busca estudiar el grupo de personas mayores de 90 años, el sector de mayor edad y mayor crecimiento en Estados Unidos. Este estudio incluye a más de 1.600 personas. Uno de sus primeros hallazgos fue que las personas que bebían cantidades moderadas de alcohol o café vivían más tiempo que quienes se abstuvieron. Otra de sus conclusiones fue que las personas con sobrepeso en sus 70 años vivían más tiempo que las personas normales o con bajo peso. Hallazgo muy interesante para aquellos que gustan del buen comer, aunque

118 Reas, E. T.; Laughlin, G. A.; Kritz-Silverstein, D.; Barrett-Connor, E.; McEvoy, L. K., "Moderate, regular alcohol consumption is associated with higher cognitive function in older community-dwelling adults", *The Journal of Prevention of Alzheimer's Disease*, vol. 3, núm. 2, 2016.

la restricción calórica o disminución en la ingesta de alimentos a edades más tempranas se relacione con la longevidad. De eso hablaremos en el próximo apartado. ¡Vayamos por él!

Mangia, che ti fa bene!

Cuando me adentré por la ruta en el pueblo, un vecino, al notarme forastero, me preguntó qué hacía por allí y así comenzó nuestro diálogo. Su última frase fue "este pueblo es ideal, se ubica entre la montaña y el mar, y ni muy alto en la montaña, ni muy bajo como el nivel del mar, así que aquí se come muy bien". El pueblo es Sant'Angelo in Pontano, provincia de Macerata, Italia. Desde allí llegó mi bisabuelo, Alfredo Bernardini, a Argentina en 1907, de profesión agricultor. Habían pasado casi cien años, y me encontraba en las calles que lo habían visto nacer. Pude dar fe de lo que me dijo mi anónimo anfitrión cuando en la recorrida para visitar a mis familiares, fui invitado a desayunar en las tres casas de mis descendientes, sin posibilidad de rehusar el convite y sugerencia al grito de: *Mangia, che ti fa bene!*

La alimentación, como hemos visto a lo largo de este capítulo, es una de las grandes áreas que se investigan en la actualidad con relación a la longevidad. Uno de los aspectos específicos, lo que se dice una de las áreas con mayor desarrollo actual por lo que promete, tiene que ver con el volumen, con la cantidad de alimento que ingerimos. No es algo nuevo. El primer estudio en modelos animales se realizó en 1935 y mostró cómo la restricción calórica (RC) alargaba la vida en las ratas.[119] Posteriormente, en este aspecto, aparecieron muchos

119 McCay, C. M.; Crowell, M. F. y Maynard, L. A., "The effect of retarded growth upon length of lifespan and ultimate body size", *Journal of Nutrition,* vol. 10, 1935, pp. 63-79.

otros estudios tanto en gusanos como en moscas y peces. Sin embargo, hablar de restricción calórica no solo es comer menos, sino que no falten los nutrientes necesarios para evitar caer en un estado de malnutrición. Hoy el método restricción calórica como tal se considera la única intervención que ha logrado retardar el proceso de envejecimiento al menos en ratones, que se calcula pueden llegar a vivir entre un 20% y 50% más. La experimentación en humanos, en cambio, apenas está en etapas iniciales. Uno de los estudios de referencia y que aún está en desarrollo es el estudio CALERIE, un consorcio entre la Universidad de Duke y el Instituto Nacional de Salud de Estados Unidos. En su primera fase, se realizaron tres intervenciones en tres grupos diferentes de personas en un rango del 10% al 25% de disminución de la ingesta en un periodo de tiempo que comprendió desde seis a doce meses. Los resultados lograron objetivar cambios en el peso corporal, el gasto energético, la masa de grasa libre, el metabolismo de la glucosa y la hormona tiroidea, entre los más significativos. Este estudio hoy ya se encuentra en la segunda fase y sus resultados se siguen publicando periódicamente. Uno de estos últimos tiene que ver con las complicaciones o efectos adversos que podría tener la restricción calórica. La progresión de este ensayo clínico aleatorizado (CALERIE), que reclutó a 220 adultos sanos no obesos, y la restricción calórica de largo plazo (doce meses) no tuvieron efectos negativos y sí algunos efectos positivos en la calidad de vida relacionada con la salud, entre ellos, el estado anímico, la calidad de vida, el sueño y la función y deseo sexual. Sin embargo, es claro que sin el control adecuado la RC puede llevar a la malnutrición. Además, podría actuar como disparador de otros trastornos de la alimentación, como son la bulimia y anorexia. Pero tratándose de estudios controlados la posibilidad de que esto ocurra es mínima, algo muy diferente a si cada uno de nosotros pretendiéramos adoptar un régimen que incluya la RC sin supervisión en nuestra vida.

Hay otros dos ejemplos de restricción calórica voluntaria en humanos que, al mismo tiempo, no son parte de estudios de laboratorio y que merecen ser mencionados. Uno de ellos es el grupo de las personas mayores de la isla de Okinawa, en Japón, que como mencionamos antes son parte de la zona azul más antigua y más importante de las que existen. Allí, la longevidad hace que sea el lugar del mundo con mayor proporción de centenarios, seguramente y en parte porque los okinawenses presentan la quinta parte de las enfermedades cardiovasculares, la cuarta parte del cáncer de próstata y mama y un tercio menos de demencia que los estadounidenses. La dieta típica del lugar tiene importancia por sí misma: muy poca azúcar, alto contenido en granos, algo de pescado, legumbres y soja. Pero su vínculo con la fe crea una sinergia que, bajo un principio del confucionismo, resulta en una RC fisiológica puesto que, según ese principio, deben alimentarse sin llegar a la saciedad. De ello hablaremos más tarde en el capítulo final.

El otro ejemplo proviene de Estados Unidos. Allí existe la Sociedad Internacional de Restricción Calórica (CRIS, por su sigla en inglés) desde 1993, cuyos objetivos son básicamente disminuir la ingesta calórica y no caer en malnutrición. Tienen su propio encuentro científico del que llevan cuatro ediciones, y lo interesante de este grupo es que algunos de sus miembros se han enrolado para un estudio de investigación que comenzó en 2012 con 45 voluntarios a los que seguirán por un periodo de doce años, coordinado por los doctores Luigi Fontana y John Holloszy, fallecido recientemente, ambos de la Escuela de Medicina de la Universidad de Washington en Saint Louis.

Como se puede ver, "comer menos" parece ser un camino prometedor en la correlación cantidad de alimento ingerido y longevidad. Pero, a pesar de que aún falta mucho por investigar y descubrir, no viene mal recordar que el *mangia, che ti fa bene*, que aún escuchamos en muchos hogares de boca de abuelas de origen italiano, suele tener el ingrediente de la dieta mediterránea que, como vimos, también se relaciona con longevidad. No solo es cuestión de cantidad, sino también de calidad. Un balance que debe estar siempre presente en nuestras vidas.

De berries y panes oscuros

Cuando el finlandés Pekka Puska dirigía el área de enfermedades no transmisibles de la OMS tenía muy claro por qué lo hacía. Puska había coordinado una experiencia que se convirtió en modelo para todo el mundo: el proyecto Karelia del Norte.[120] Durante mi experiencia en Ginebra, en 2003, Puska se encargó de marcar la importancia de este proyecto en cada una de las clases a las que asistí.

La mortalidad por ataques cardiacos en esa región de Finlandia, en 1970, era de las más altas del mundo y, curiosamente, afectaba a la población de mediana edad. La intervención que coordinó Puska consistió en una estrategia comunitaria de prevención primaria con el objetivo de disminuir los principales factores de riesgo para estas enfermedades, entre los que se incluye el infarto de miocardio y el accidente cerebrovascular. Así el foco de

120 Puska, P.; Tuomilehto, J.; Nissinen, A. y Vartiainen E., "The North Karelia Project. 20 years results and experiencies", The National Public Health Institute KTL, Finlandia, 1995.

atención se puso sobre el tabaco, el colesterol y la presión arterial. Fue una experiencia que duró cuarenta años y los resultados no demoraron en aparecer. Los datos se registraron de manera sistemática cada cinco años y lo que se observó fue una disminución del 73% de la mortalidad cardiovascular. En los primeros diez años, la caída de la mortalidad fue casi del 50% del total del estudio. En esos tiempos, la alimentación se basaba en carnes grasas y el uso intensivo de manteca de origen animal. No se usaba aceite, las verduras eran consideradas alimentos para animales y, por si fuera poco, en 1972 la mitad de los hombres finlandeses fumaba.

Para ese entonces, existía un estudio previo, de finales de los años cuarenta, que ya estaba buscando respuestas a por qué los hombres de mediana edad, aparentemente sanos, caían muertos en las calles de Estados Unidos. Siguiendo esa premisa, el médico estadounidense Ancel Keys se preguntó, en 1947, cuál era la diferencia entre quienes sufrían ataques al corazón o cerebrovasculares y los que se mantuvieron bien. La hipótesis planteada era que las diferencias entre estos dos grupos de personas podrían mostrar una relación entre sus características físicas y el estilo de vida, en particular, la composición de la dieta, especialmente en grasas (ácidos grasos), y con los niveles de colesterol sérico. Así nació el "Estudio de los siete países",[121] que involucró a Estados Unidos, Holanda, Italia, Grecia, la antigua Yugoslavia, Japón y ¡Finlandia!

Pero volviendo a Pekka Puska, fue desafiando lo que se entendía como razonable en esa época (actuar sobre la población) que focalizó sus esfuerzos en el entorno a través de una acción intersectorial, que involucrara espacios como las iglesias, las

121 Keys, A.; Menotti, A.; Karvonen, M. J.; Aravanis, C.; Blackburn, H.; Buzina, R. *et al.*, "The diet and 15-year death rate in the seven countries study", *American Journal of Epidemiology*, vol. 124, núm. 6, 1986, pp. 903-915.

escuelas y los centros comunitarios. La sociedad civil de hoy. Dentro de este grupo, propició la acción de las mujeres como parte de su estrategia de comunicación, que también se complementó por intervención en las radios y la televisión. Así nació todo un grupo de líderes comunitarios y unió dos aspectos que fueron disruptivos para la época: la participación y la comunicación. Pero no solo quedó allí, el siguiente paso fue el vínculo con los productores de alimentos, en especial, los de las famosas salchichas finlandesas conocidas como *makkara*, y que los mismos finlandeses bromean diciendo que son el vegetal nacional. Asimismo involucró a los productores de lácteos, panificados y aceites. Esto vino de la mano de la aplicación de políticas públicas que respaldaron todo este esfuerzo. De esa manera y casi sin que la población se diera cuenta, se pudo modificar y revertir una tendencia que estaba literalmente matando a su comunidad.

Hoy a más de cuarenta años del proyecto Karelia del Norte, la dieta nórdica vuelve a ser noticia. Esta vez de la mano de un manifiesto desarrollado en 2004 por un grupo de reconocidos chefs nórdicos, que hicieron una reinterpretación de la tradicional dieta nórdica bajo cuatro principios básicos: salud, potencial gastronómico, sustentabilidad e identidad nórdica. Este documento fue adoptado por el Consejo Nórdico de Ministros, lo que le dio el apoyo político que, además, se vio potenciado con la creación del Programa Nórdico de Alimentos.

La evidencia actual, a través del ensayo clínico NORDIET,[122] demuestra los efectos positivos sobre los factores de riesgo cardio-

122 Adamsson, V.; Reumark, A.; Fredriksson, I. B.; Hammarström, E.; Vessby, B.; Johansson, G. y Risérus, U., "Effects of a healthy Nordic diet on cardiovascular risk factors in hypercholesterolaemic subjects: a randomized controlled trial (NORDIET)", *Journal of Internal Medicine*, vol. 269, núm. 2, 2011, pp. 150-159.

vascular que no solo incluyeron los perfiles lipídicos y los valores de tensión arterial, sino la sensibilidad de la insulina, hallazgos que, por otro lado, fueron confirmados por otros estudios comunitarios. Los principios de Puska entraban en una fase 2 y no solo se mantenían vigentes, sino que cobraban auge.

Por si fuera poco, en 2018, la Oficina Regional de Europa de la OMS publicó un reporte muy exhaustivo donde se revisa la evidencia disponible y las políticas públicas basadas en el modelo no solo de la dieta nórdica, sino también de la dieta mediterránea.[123] La DN comparte muchas características con la DM, pero comprende alimentos tradicionalmente con su origen en Dinamarca, Finlandia, Islandia, Noruega y Suecia. Los componentes esenciales son los frutos del bosque y los vegetales locales, diferentes tipos de pescado como el graso (arenque, caballa y salmón) y también el magro, legumbres, hortalizas como el coliflor y otras hortalizas de raíz; así como cereales de grano entero como la cebada, la avena y el centeno.[124] Otra diferencia con la DM es el uso del aceite de canola o de colza en lugar del aceite de oliva.

La dieta nórdica es parte de la vida diaria en un país como Finlandia. Eso se aprecia con el solo hecho de ir al supermercado. Allí las secciones de los alimentos que caracterizan este régimen dietético pueden extraviar al visitante. Es lo que me sucedió en la sección de lácteos donde las variedades de leche incluyen las de diferente origen como las de vaca o las de soya u otros vegetales, además, pueden ser orgánicas, sin lactosa y con diferente grado de

123 "What national and subnational interventions and policies based on Mediterranean and Nordic diets are recommended or implemented in the WHO European Region, and is there evidence of effectiveness in reducing non communicable diseases?", 2018.

124 Kanerva, N.; Kaartinen, N. E.; Schwab, U.; Lahti-Koski, M. y Männistö, S., "The Baltic Sea Diet Score: a tool for assessing healthy eating in Nordic countries", *Public Health Nutrition*, vol. 17, núm. 8, 2014, pp. 1697-1705.

tenor graso. Hoy la leche de mayor consumo en Finlandia es la descremada o desnatada con un tenor graso del 1 o 1,5% y apenas el 10% de toda la leche consumida es del tipo entera. En 2015, cada finlandés consumió en promedio 123 litros de leche en el año, esto en parte porque tanto la leche desnatada como la leche fermentada baja en grasa son las bebidas recomendadas en las comidas.

Lo mismo ocurre con la sección de los panes. Allí el más común es el pan de centeno conocido como *ruisleipä* en finlandés, es un pan oscuro, amargo producido en cantidad. Se lo compara con el de estilo alemán que es el más popular internacionalmente. El pan de centeno es famoso por su gran resistencia al deterioro; se lo puede almacenar por semanas o meses en su forma desecada y se transforma en un pan crujiente. A esta modalidad se la conoce como *varrasleippa*. Otro de los panes más característicos es el *limppu*, un pan redondo y bulboso, con un aspecto oscuro, de sabor amargo, denso, pesado y comparativamente seco. Lo que es claro es que, en estas tierras nórdicas, el pan blanco se consume en mucho menos cantidad que el pan oscuro. De hecho, el consumo del tipo de pan muestra una correlación con el grado de educación y esto con los hábitos saludables. Así se pudo observar que el pan blanco fue consumido con mayor frecuencia por los menos educados en las zonas urbanas. Mientras que, de manera inversa, el consumo de pan de centeno no se asoció con el hábito de fumar, el ejercicio o el consumo de alcohol. De esta manera, el lugar tradicional del pan de centeno en el patrón dietético finlandés se ha mantenido bastante constante a lo largo del tiempo. Como resultado, los finlandeses que están preocupados por su salud evitan el pan blanco. Lo cierto es que si piensa ir a un supermercado en uno de estos países, no solo le recomiendo que lleve la lista de alimentos que necesita, sino también paciencia para poder observar y quizás saborear las exquisitas variedades de productos que han hecho de la dieta nórdica un modelo para el mundo, como le viene ocurriendo a Pekka Puska desde que llegó a Karelia con 27 años, dispuesto a cambiar las conductas y los hábitos de vida de sus habitantes y que, a vistas de lo hecho, también cambió parte del mundo.

La dieta nórdica enfatiza las fuentes de alimentos sostenibles y cultivadas localmente, con un fuerte enfoque en los alimentos considerados saludables de acuerdo con la ciencia de nutrición "convencional".
Coma con frecuencia: frutas, bayas, verduras, legumbres, papas, granos enteros, nueces, semillas, pan de centeno, pescado, mariscos, productos lácteos bajos en grasa, hierbas, especias y aceite de colza (canola).
Coma con moderación: carnes de caza, huevos de corral, queso y yogur.
Coma raramente: otras carnes rojas y grasas animales.
No consuma: bebidas azucaradas, azúcares añadidos, carnes procesadas, aditivos alimentarios y comidas rápidas refinadas.

6

Las relaciones interpersonales y sociales en la segunda mitad

Identidad y percepciones

> Mi hermana va a cumplir 80 años.
> Manda una carta estándar invitando a una pequeña celebración. La cifra me impresiona un poco. Ninguno de nuestros padres alcanzó esa edad. Mi hermana, aquella chica lista que en los años cuarenta conducía su automóvil cuando apenas había automóviles y casi ninguna mujer conducía, aquella muchacha espabilada y estudiosa que tenía bastante éxito con los hombres, cumplía 80 años. Inaudito, normal.
>
> Salvador Pániker,
> *Diario del anciano averiado*, 2015

Salvador Pániker fue una de las mentes contemporáneas más lúcidas que tuvo España hasta su muerte en abril de 2017. Nos conocimos en diciembre de 2015, en su casa del barrio de Pedralbes en Barcelona. Estaba en sus 88 años y fue allí, durante nuestro diálogo, que me disparó con su habitual y brutal honestidad:

> Mire usted, no vamos a engañarnos, para mí la vejez es una devastación. Ahora bien, lo que se llama la senectud puede ser otra cosa, puedes sentir otra sabiduría. Tocando madera siempre y si hay suerte en la salud. En este contexto me

> parece muy atinada la pregunta de usted, porque siempre me pregunto dos cosas: quiero seguir estando vivo, y el día que no tenga esas condiciones tengo resuelto las órdenes de salir de la vida. Mantener la curiosidad en activo es fundamental, creo que la juventud de una persona no se mide por los años, sino por la curiosidad que mantenga. Hay jóvenes que ya son viejos y viejos que siguen siendo jóvenes. La segunda cosa importante es que cada día te suceda algo nuevo, es decir, que la vejez no sea uno sentarse en un sillón a esperar. En ese contexto me parece que puedes mantenerte vivo.

Uno de los desafíos que tenemos como personas, y por extensión como sociedad, es reconocernos como tales. Lo usual es externalizar la vejez, ponerla en el otro o en el próximo, fuera de uno, cuando somos todos y cada uno de nosotros los que envejecemos. Eso requiere de un ejercicio intelectual, que lleva a organizar e interpretar la información que proviene de nuestro entorno, sean estímulos, pensamientos o sentimientos. Un desafío, que, con todas las letras, significa romper con las concepciones ya establecidas y buscar una narrativa nueva que caracterice la realidad de hoy. Una narrativa acorde a esta nueva longevidad.

Lo primero es comprender que no hay una "típica" persona mayor. Si algo caracteriza a las personas mayores es la diversidad y, con ello, el desafío de la construcción de una identidad propia y de erigirse, de manera colectiva, como nuevo grupo social. Cada uno de nosotros incorpora a lo largo del curso de vida los componentes de nuestra identidad, entre los que se encuentran el del propio desarrollo existencial, los cambios de la apariencia y el significado en nuestro propio cuerpo, así como las diferentes formas en que nos adaptamos, asimilamos y acomodamos las experiencias vividas durante el devenir. En las personas mayores, la identidad como tal no existe si consideramos el origen etimológico del término *identidad*, que refiere a "lo mismo" según su raíz latina. Un ejemplo de la variación que provoca el curso de vida es considerar la diversidad en cuanto a identidades que caracterizan a los adultos mayores. Fíjese usted que puede haber cuatro lactantes llorando, y pueden ser sus causas tan diferentes como el disconfort que provocan sensaciones como el frío, el abrigo excesivo, el hambre o el haber mojado sus pañales. Una misma respuesta (el llanto) para cuatro estímulos diferentes. Mientras que en el otro extremo los mayores, todos distintos y diferentes. ¿Acaso encontró dos personas mayores iguales?

En una oportunidad, un paciente me confesó:

> Un día estaba de viaje en Europa y al sacar una entrada, me cobraron la tarifa reducida de una cuarta parte, porque soy *senior*, o directamente me ha pasado en otros lugares donde se entra gratis. Eso fue lo primero que me shockeó. Pero más tarde me ocurrió algo que para mí fue una experiencia sensacional y hasta inconfesable. Estando en el subte un joven se puso de pie para darme el asiento. Ya me sentía muy fuerte y reaccioné desde mi orgullo herido por lo que le dije: "No, no te preocupes, yo puedo estar de pie". Y él me respondió: "De ninguna manera, señor, es su lugar". Entonces fue cuando me pregunté quién es uno: ¿el que uno cree ser o el que la sociedad está viendo?

La diversidad en las personas mayores no es al azar. A pesar de que existe parte de ese sustrato en la carga genética, la mayor parte de la diversidad que nos caracteriza a las personas (mayores o no) proviene del entorno físico y social en el que habitamos y nos desarrollamos. El efecto acumulativo que registran, por ejemplo, las desigualdades a lo largo del curso de vida es el responsable de una gran parte de nuestra trayectoria vital. El "Estudio australiano de mujeres y salud" es uno de los grandes estudios longitudinales que refleja el amplio rango de la capacidad física y la dependencia con que se puede llegar a edades avanzadas, en donde las disparidades muestran relación directa con el grado de ingreso económico o mejor estatus socioeconómico.[125] La relación suele ser que a mayor ingreso económico hay menos dependencia. Otra percepción generalizada que se suele observar en la narrativa actual que rodea a las personas mayores es que la edad avanzada es sinónimo de dependencia. Mucho de esto tiene que ver con los estereotipos, que a veces son el origen de conductas o actitudes de discriminación. En Argentina, solo el 10% de las personas mayores de 60 años presentan algún grado de dependencia para actividades básicas. Este porcentaje aumenta con la edad hasta llegar al 21% en el grupo comprendido entre los mayores de 75 años. En un estudio de Malasia, se comprobó que el porcentaje de mayores de 60 años dependiente es del 15%.[126] En Estados Unidos, alrededor del 20% de los mayores muestran dependencia para por lo menos una actividad básica. Como ve, seguramente, estos son valores menores de lo que se suele pensar.

Estas suposiciones, la mayoría de ellas basadas en estereotipos negativos, dan lugar a cuestiones que se dan por asumidas

125 Lee, C.; Dobson, A. J.; Brown, W. J.; Bryson, L.; Byles, J.; Warner-Smith, P. y Young, A.F., "Cohort profile: The australian longitudinal study on women's health", *International Journal of Epidemiology*, vol. 34, núm. 5, octubre de 2005, pp. 987-991.

126 Puteh, SEBW; Bakar, IMA; Borhanuddin, B.; Latiff, K.; Amin, R. M. *et al.*, "A prevalence study of the activities of daily living (ADL) dependency among the elderly in four districts in selangor, Malaysia", *Journal of Epidemiology and Preventive Medicine*, vol. 1, núm. 2, 2015, p. 110.

muchas veces bajo frases establecidas como "los 70 de ahora son los 60 de antes" o "los 50 de ahora son los 40 de antes". Es claro que quienes hoy tienen 70 años transitan este momento de vida muy diferente a como lo han hecho sus padres, y quienes hoy están viviendo sus 50 seguramente lo harán diferente cuando lleguen a sus 70 respecto de los septuagenarios de hoy. Lo que es claro es que los 70 de hoy se pueden vivir con una serie de cuidados, conocimientos y avances tecnológicos que antes no existían. Sin embargo, aunque hay fuerte evidencia que las personas están viviendo más, especialmente en los países más desarrollados, y de acuerdo al último "Estudio global de la carga de la enfermedad en 2016", vivir más años no significa siempre que sean años de buena salud, ya que cada vez son más los países donde están siendo más importantes las causas de discapacidad prematura que de muerte. La OMS ha revisado estudios de personas nacidas entre 1916 y 1958 que han participado de grandes investigaciones longitudinales, y ha encontrado que la prevalencia de dependencia severa —aquella en la que se requiere de la ayuda o asistencia de otra persona para las actividades básicas de la vida diaria— ha disminuido levemente.[127] Por esto, intentar generalizar es algo que no es posible con las personas mayores. El devenir se vive de manera personal e individual. La identidad de los mayores se vuelve atributo único incapaz de caer en la generalización a la que nos acostumbra el rotulado social, y que muchas veces, como muestra de desconocimiento hacia los adultos mayores, se vuelve agresión.

127 Chatterji, S.; Byles, J.; Cutler, D.; Seeman, T. y Verdes, E., "Health, functioning, and disability in older adults -present status and future implications", *The Lancet Public Health*, 7 de febrero de 2015, pp. 563-575.

> La latente sombra de la enfermedad y decadencia, el declive fisiológico, las usuras del envejecimiento, eso, digo no es muy brillante, no es romántico, no es grandioso. Es meramente trivial. La vejez de l'homme enfant, además, es complicada. Le pilla a uno desprevenido. De hecho, uno no se siente psicológicamente viejo. Hay gente que ya de jóvenes son viejos. Yo, el hermano pequeño, acostumbrado a ser querido por todos, no acabo de acomodarme a los acumulados años, a las inevitables agresiones.
>
> Salvador Pániker,
> *Diario del anciano averiado*, 2015

Mi amigo Bumpei

Era pasado el mediodía de un día de calor típico en Salamanca, cuando en el despacho de la Facultad de Medicina sonó el teléfono. Al atender, mi interlocutor se presentó con nombre japonés, pero su discurso transcurría con acento argentino. Me informaba que estaba en casa del embajador de Japón en Madrid y que al día siguiente se haría presente, porque tenía un proyecto del que quería que fuésemos parte con el grupo de trabajo de la Universidad de Salamanca, a la cual pertenecía en ese momento. Así comenzó nuestro vínculo con el doctor Bumpei Uno, un médico argentino de origen japonés que estaba tras la conformación de una sociedad de especialistas en gerontología y geriatría, para integrar América Latina y España con Japón. Un desafío sorprendente no solo por lo complejo que podría resultar la idea, sino por quien lo proponía. El doctor Uno era un médico de 80 años que vivía a medio tiempo, lo que se dice a saltos, entre Japón y Argentina. Corría el año 2007 y no era frecuente encontrar a alguien de esa edad embarcándose en semejante propuesta y con la enorme pasión que transmitía. Con el doctor Uno me reuní en Salamanca y también varias veces en Buenos Aires, para finalmente terminar siendo mi amigo Bumpei, un vínculo donde nos aconsejamos mutuamente.

En una oportunidad nos encontramos en Japón donde el doctor Uno fungía como coordinador de la sección internacional de un congreso sobre envejecimiento, que se celebraría días después en la ciudad de Kyoto. Allí fue cuando pude conocer de primera mano el vínculo ancestral y cultural que existe entre las personas mayores y la sociedad japonesa. Pero también pude ver a través del doctor Uno un rasgo de la identidad y, seguramente, parte del secreto de la longevidad que hace que Japón no solo sea el país con mayor expectativa de vida, sino con mayor porcentaje de personas mayores de 65 años —un 27% aproximadamente de su población, que equivale a cerca de 33 millones de personas— y mayor número de centenarios en el mundo, más de 70.000. Lo que movía al doctor Uno y a muchísimos japoneses más tiene nombre propio y en japonés se llama *ikigai.* Su traducción al español sería "plan de vida" y en francés *raison d'être.*

Según la filosofía japonesa, todos tenemos una razón de ser, un *ikigai*, y para identificarlo y conocerlo es necesario un riguroso ejercicio de introspección y reflexión. El origen de la palabra *ikigai* tiene dos raíces: *iki*, que significa estar vivo, y *kai*, que hace referencia al "efecto de" o el "resultado de"; así estas dos palabras juntas dan como producto la "razón de ser".

Más recientemente, pude conocer al profesor Makoto Suzuki, un médico e investigador ya retirado, quien inició los estudios sobre los centenarios en la isla de Okinawa hace más de cuarenta años. Durante nuestra conversación, me contó que, en esa isla, el *ikigai* es considerado "la razón por la cual despertar y comenzar cada día en la mañana". El doctor Suzuki fue aún más lejos y se encargó de explicarme en detalle de qué hablamos cuando hablamos del *ikigai*. Mencionó que tiene cuatro determinantes y que cada uno de ellos se conforma de dos componentes, los cuales a su vez se relacionan entre sí y podrían ser explicados si pudiésemos responder a estas cuatro preguntas:

- ¿Qué es lo que amo?
- ¿En qué me considero bueno?
- ¿Qué pienso que el mundo necesita de mí?
- ¿Por qué pienso que me podrían pagar?

Lo primero de todo es saber y tener muy en claro qué es lo que se ama, puesto que lo que amamos es lo que hacemos con pasión, muchas veces como motivo, propósito o razón de ser de la propia existencia; es lo que hoy conocemos en el ambiente corporativo como misión. También es muy importante saber en qué somos buenos. Generalmente, somos buenos en lo que hacemos con pasión. Otro punto relevante es pensar lo que el mundo necesita de nosotros. La profesión que solemos elegir como medio de vida suele ser producto de una vocación y poder ejercerla como aporte al mundo puede ser origen de una gran satisfacción vital. Por último, el cuarto determinante es saber a través de qué podemos o podríamos recibir una compensación económica. Esto se relaciona con el punto anterior. De esta manera, esos cuatro componentes de lo que los japoneses llaman *ikigai* perfectamente pueden pensarse y ser aplicados a nuestro propio proyecto, aunque no estemos o vivamos en Japón.

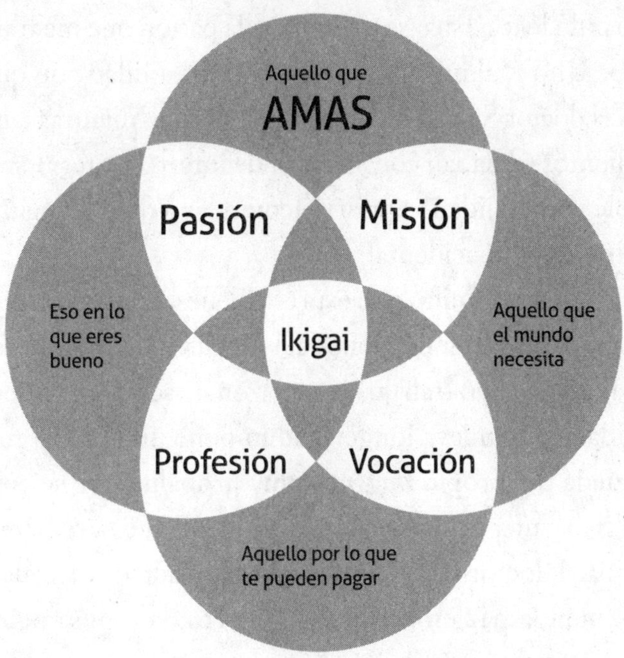

Considerar la idea de solidaridad como una proyección hacia el otro que también redituará en mí es la clave. El *ikigai* es el "otro" y somos el "nosotros", y si hay algo que el mundo necesita son personas con pasión y con una misión muy clara. Todo eso es el *ikigai*. Pero llegar a ello no es fácil. El psiquiatra japonés Kobayashi Tsukasa afirma que las personas pueden sentir el *ikigai* solo cuando, sobre la base de la madurez personal, la satisfacción de los deseos, el amor y la felicidad, el encuentro con otros y el sentido del valor de la vida, proceden y dan paso a la autorrealización. Una de las cosas que me decía el doctor Uno era que encontrar las respuestas y un equilibrio entre las cuatro áreas podría ser una ruta hacia el *ikigai* para las personas de Occidente que suelen buscar una interpretación rápida de esta filosofía. Pero en Japón, *ikigai* es un proceso más lento y personal, no tiene nada que ver con el trabajo o los ingresos económicos.

Cuando leía a Tsukasa, recordaba la pasión que me transmitía el doctor Uno y, al mismo tiempo, la tranquilidad con que a sus 84 años el doctor Suzuki me hablaba del *ikigai*. Mientras tanto, mis pensamientos tomaban consistencia de interrogante. ¿Este grado de simple complejidad se podría acomodar a quienes venimos de un modo de vida occidental?

Ikigai es un término que expresa bienestar, propósito y significado con ciertas connotaciones del disfrute por vivir, en especial, para cualquiera cuyo trabajo sea su razón de ser o algo importante en su vida. Así la nueva longevidad impone un tiempo en el que la búsqueda del propio *ikigai* es muy probable que se convierta en un alivio y una razón de vida. Esto fue lo que percibí mientras escuchaba al doctor Uno en su primer llamado desde Salamanca. Fue también la paz en la mirada de Yoko, la esposa del doctor Suzuki, mientras lo veía bailar danzas japonesas esa noche en que nos conocimos. Ese punto fue importante para darme cuenta de que había acompañado al doctor Uno en una cruzada que muchos no supieron ver, como su Ikigai, y también para ver cómo el profesor Suzuki, con sus más de ochenta años, había cruzado el mundo no solo para compartir su saber, sino para bailar esas extrañas danzas japonesas que a muchos nos costó comprender, pero que admiramos respetuosamente, al son del *sanshin*, un milenario instrumento musical de Okinawa. Quizás tan milenario como el mismo *ikigai* y no por ello fuera de época.

Soledad: la nueva epidemia

El primer departamento que elegimos con mi familia para vivir en Washington era parte de una serie de dieciséis viviendas, con corredor común. Así, la ventana de mi cocina no solo daba a ese corredor, sino que tenía a la misma altura la ventana del vecino que vivía exactamente frente a mí. Era un hombre de mediana edad que vivía solo. El correo funcionaba seis días a la semana. En un promedio de cuatro o cinco veces semanales, mi vecino recibía paquetes de compras por Internet. Pude conocer su cara apenas antes de que se cumplieran los dos años en que finalizaba mi contrato de alquiler. Las ventanas de su departamento, cubiertas por las típicas persianas americanas, me permitieron adivinar algo de su vida interior tan solo en dos oportunidades. Siempre estuvieron cerradas.

Más allá de que las ciudades funcionan como polo de atracción en la búsqueda de oportunidades, suelen mostrarnos rasgos que le son propios, que le pertenecen. Uno de ellos es la soledad, que puede ser elegida o no, especialmente entre adultos y personas mayores; un dato importante, porque vivir solo se relaciona con una pobre satisfacción vital. Por ello, la ecuación es simple: vivir solo muy probablemente lo vuelva a uno más solitario y menos feliz.

En febrero de 2018, nos anoticiamos de que, en el Reino Unido, su primera ministra, Theresa May, anunciaba la creación de una secretaría de Estado para tratar el problema de la soledad. Se estima que la mitad de las personas mayores de 75 años o más viven solas, muchas de ellas sin relacionarse con gente durante días e incluso semanas. En Argentina, según el Barómetro de la Deuda Social con las Personas Mayores, uno de cada cuatro mayores de 75 vive solo, el mayor porcentaje, en la Ciudad Autónoma de Buenos Aires. En otros lugares como Canadá, una de cada cuatro personas dice sentirse sola. En Estados Unidos, dos estudios muestran que el 40% de los estadounidenses padecen de soledad indeseada. Pero la soledad es un problema que no solo afecta a la gente mayor como se suele pensar. También en Canadá una encuesta realizada a 34.000 universitarios mostró que dos tercios decían experimentar sentimientos de soledad a diario.

Los humanos como especie somos seres sociales. Desde que en tiempos inmemoriales se descubrió la agricultura y se pasó de un estilo de vida nómade a los primeros asentamientos, el nivel de conexión social pasó a ser parte de nuestra forma de vida, una vida que mejoró las condiciones y con ello la longevidad de nuestra especie. Hoy, en la segunda década del siglo XXI, vivimos la era de la hiperconectividad, el conocimiento compartido, el *coworking* y el *telecommuting*, como expresiones en muchos casos de ese esfuerzo colaborativo en versión 3.0 de los primeros asentamientos. Sin embargo, las redes sociales no dejan de ser un engaño, ya que muchos de los que dicen sentirse solos son personas que viven conectadas gran parte del día. Como podría haber sido el caso de mi vecino de Washington que parecía proveerse de todo lo necesario vía *online*. La soledad es un tema serio. En agosto de 2017, la Asociación Americana de Psicología, basada en un estudio de la AARP,[128] publicó un manifiesto fundamentado en investigaciones donde coloca a la soledad como un peligro para la salud pública, en el mismo nivel que la epidemia global de obesidad. El análisis incluyó setenta estudios que reunieron casi tres millones y medio de personas, en los que se pudo observar que el aislamiento social, la soledad y el vivir solo tienen fuerte impacto sobre la mortalidad. La soledad afecta el sueño y su calidad, altera los niveles hormonales de los mediadores del

128 Anderson, G. O., "Loneliness among older adults: A National Survey of Adults 45+", Washington, AARP Research, septiembre de 2010.

estrés, incrementa los niveles de inflamación y debilita el sistema inmune. No parece ser poca cosa. El documento de la Asociación Americana de Psicología alerta sobre el fenómeno de la transición demográfica y el crecimiento de personas mayores, lo que hará que la soledad tienda a aumentar y alcance nivel de epidemia, y finaliza diciendo que el desafío que enfrentamos ahora es qué se puede hacer al respecto.

En el Reino Unido, las personas mayores tienen una línea telefónica de emergencia donde poder ser escuchadas y hablar con alguien sobre el tema que sea y a la hora que sea. Se reciben cerca de 10.000 llamados semanales. Pero ¿qué hay de nosotros en países donde las prioridades son diferentes? ¿Hay alguna otra alternativa para paliar este mal en el siglo de la hiperconectividad?

Investigadores de la Universidad de Uppsala, en Suecia —un país donde para tener una mascota se requiere de un registro obligatorio en el Estado—, evaluaron en 2001 a más de tres millones de personas, entre los 40 y los 80 años, que nunca habían tenido problemas cardiovasculares, y comenzaron a hacerles un seguimiento por los siguientes doce años. Al cabo de ese tiempo, encontraron que los dueños de perros tenían muy bajo riesgo de muerte cardiovascular respecto de aquellos que no tenían una mascota, cerca de un 33% menos. Tener un perro no solo le garantiza compañía, sino también alguien a quien cuidar y pasear. Salir al exterior no solo aumenta las posibilidades de interactuar socialmente, sino que nos permite movernos, hacer actividad física y esto también es predictor de longevidad. Así que ya sabe, si tiene un perro, sáquelo a pasear más seguido y si aún no lo tiene, pida que le regalen uno. Son tiempos de una nueva longevidad, tiempos de pensar diferente, especialmente si se vive en países donde las prioridades no son las de países desarrollados como el de Theresa

May, donde ya existe un ministerio para la soledad, donde muchos suelen vivir como mi vecino de Washington.

Supo que no sería igual que otras veces. Supo que debía bajarse del tren y verlo pasar. Sí, verlo pasar sentado desde la estación. Podía ser Paris Bercy, podía ser Medina del Campo (como aquella vez) y también podía ser la estación Caseros del San Martín. Allí estaba él, acompañado por su abrigo largo recuerdo de un ser querido, su diario bajo el brazo y una novela de aquellas que siempre lo seguían. Siempre le gustaron los abrigos por debajo de la cintura.
También estaba ella, su fiel aliada, la que lo ayudaba a sobrevivir en la soledad del anonimato no elegido. ¡Oh!, pensar en aquellas civilizaciones y culturas que la reniegan. La metáfora era aliada y amiga, con ella y desde el banco de madera seca y descolorida de la estación decidió que vivirán, al menos, un largo tiempo juntos. Serían socios en el hambre y la fortuna. Supo que la vida de un artista consistía en no aburrirse. Sabedor que algún día le ocurriría con ella, decidió que en ese momento se transformarían en compañeros.
Los grilletes ya lo habían atrapado en otras vidas, él supo cómo evadirse. Los grilletes volvían a apretar. Decidió (por enésima vez) pensar lo vivido. Vio el hambre pasado. Supo que sería socio de su soledad. Supo que su cómplice, la metáfora, le daría protección. Después de todo ella, la metáfora, le susurró al oído en un descuido… "cuidadito, el prójimo es el próximo…". Dejó pasar uno, dos, tres y vaya a saber cuántos trenes más. Había decidido ver pasar la vida desde el banco descolorido y de madera de alguna estación del mundo.

Breves relatos de la crónica distraída, 2013

Redes para ayudar y no para pescar

Juan Sebreli sigue siendo, a sus 87 años, un reconocido sociólogo y ensayista de Argentina. En gran parte, su reconocimiento le fue dado por oponerse a muchos de los cánones establecidos y hoy a su edad continúa siendo fiel a ellos. Siempre vivió solo. Un día le pregunté si se sentía solo. Su respuesta fue: "Sí, pero lo que pasa es que un intelectual se comunica con un público que es anónimo". Mi reacción fue entonces preguntarle a quién sentía como su familia. Lo que escuché podría haber descolocado a más de uno. Sin embargo, sonó muy razonable viniendo de quien venía: "El portero, el encargado del edificio para mí es fundamental. Tengo amigos que viven a cinco cuadras, pero no es lo mismo. Otro tema es la empleada doméstica. Cuando se va de vacaciones se me desorganiza todo. ¡Yo delego todo!, y en otros lugares como en Estados Unidos hay mucha gente que piensa igual que yo". De hecho, Sebreli tenía razón cuando me habló del encargado de su edificio.

Cuando me integré al International Longevity Center, un *think tank* especializado en temas de longevidad en Río de Janeiro, en Brasil, acababan de terminar un programa de capacitación con encargados de edificios financiado por una de las empresas de seguros más importante del país. Previamente se había buscado identificar a qué personas recurrirán los adultos mayores; su primera y más frecuente respuesta fue al encargado del edificio. Así dieron lugar al programa llamado en portugués "Porteiro amigo do idoso" [Portero amigo del mayor].

En Argentina, hay cerca de 6 millones de personas mayores de 60 años, según el Observatorio de la Deuda Social Argentina, de ellos 1,2 millones viven solos, y de estos, 260.000 declaran sentirse solos. En México,[129] un 12% de las mujeres y un 9,2% de los hombres adultos mayores viven solos en hogares unipersonales, lo cual puede significar que están en situación de vulnerabilidad ante cualquier emergencia o necesidad que no puedan satisfacer por ellos mismos. En España, según la Sociedad Española de Geriatría y Gerontología, hay 9 millones de personas mayores de 65 años, de las que más de 2 millones viven solas y de las que el 73% son mujeres. Un número dramático por sí solo. El perfil sociodemográfico de las personas que están en mayor riesgo de sentirse solas suele ser mujer mayor, bajo nivel formativo y escasos ingresos, no tener pareja y vivir sola. Por eso, poder tener y desarrollar redes de ayuda es fundamental, si pensamos en una nueva longevidad como un tiempo de satisfacción vital.

Construir y tener redes sociales o vínculos de ayuda implica poder disponer de apoyo como el caso del encargado del edificio, la familia o un asistente o empleado, pero también acceder a amistades y a diferentes estímulos de actividades y pertenencia social. El ser humano es una especie que antes que nada es social, por eso nos gusta compartir con otras personas que nos hacen sentir bienvenidos, nos prestan atención y nos abrazan. Nuestra salud física y psicológica se ven beneficiadas por este tipo de interacción que se traduce en pertenencia social. Esto hace referencia al hecho de que la inclusión o integración social, a medida que nos hacemos mayores, se vuelve más determinante y, paradójicamente, parecería ser que el sistema opera en dirección contraria. Integración social refiere a cuánto interactuamos con otras personas a lo largo del día y esto incluye todo tipo de interacción, sean personas extrañas,

129 "Situación de las personas adultas mayores en México", Instituto Nacional de las Mujeres, 2015.

amigos, familiares o conocidos. Tiene que ver con cuán a menudo vemos o hablamos con otra persona, aunque sea por teléfono, escribiendo o recibiendo cartas, también saludando a quien nos conoce ya sea a lo lejos mientras caminamos, incluso si lo hacemos vía Skype o por videollamada, también diciéndole buen día al cartero o a la madre que lleva a su hijo al parque. Sin embargo, cada persona es diferente en la forma y el deseo de integración social, pero quienes trabajamos con personas mayores debemos considerar que cuando un paciente nos dice "no necesito ver a nadie" puede ser equivalente a decir "no necesito comer", lo que, como todos sabemos, no es posible. Todos necesitamos dormir, comer, beber y estar integrados socialmente; pero como somos distintos, está en cada uno encontrar la forma que nos resulte más cómoda.

La exclusión como tal provoca sufrimiento y reconoce un pasado en el que, como especie, el individuo que no contaba con el apoyo de su grupo, clan o tribu perecía. Las relaciones nos permiten el beneficio de la reciprocidad ya que las dos partes dan, las dos partes reciben, sin importar la naturaleza de los apoyos que pueden ser instrumentales, económicos, de cuidado o de compañía. Todos ellos válidos, todos necesarios. A partir de allí se hace necesario enmarcar el rol de la amistad como algo que los adultos y adultos mayores privilegian como espacio a compartir entre pares, principalmente por la similitud de sus momentos vitales. Esto tiene que ver con algo que muchos mayores subrayan, con el hecho de diferenciar cómo son los "amigos de verdad", aquellos que se consideran incondicionales y con los que se comparten emociones y experiencias. Un estudio recientemente publicado en la revista médica *PLoS ONE*,[130]

130 Cook Maher, A.; Kielb, S.; Loyer, E.; Connelley, M.; Rademaker, A.; Mesulam, M.-M. *et al.*, "Psychological well-being in elderly adults with extraordinary episodic memory", *PLoS ONE*, vol. 12, núm. 10, 2017.

que evaluó un grupo de los llamados *superagers*[131] comparado con otras personas con desempeños cognitivos dentro de lo normal y esperado para su edad, mostró que los *superagers* poseían mayores niveles de relaciones sociales positivas. De allí, que tener actividades a modo de una agenda social es una de las formas de garantizarse el estímulo necesario para evitar el aislamiento social.

Otra situación relevante en cuanto al sostén social, pero no por ello para generalizar, es el abuelazgo. Para muchas personas mayores, la irrupción de los nietos permite canalizar satisfacciones e ilusiones, al mismo tiempo suele permitir un acercamiento a los hijos tras el alejamiento del hogar. En Argentina, uno de cada cuatro mayores cuida a un niño o niña de su entorno familiar. Sin embargo, es importante observar dos cuestiones relevantes. La primera es que no toda persona mayor quiere ser un "buen" abuelo, hay mayores que no sienten apego o devoción por ejercer de abuelos y es una posición que debe ser respetada. La segunda es cómo se confunde al adulto mayor y se lo llama "abuelito o abuelita". En ese caso, sepa el buen lector que el "abuelito o abuelita" goza de todo el derecho de mandar a pasear al voluntarioso o a la voluntariosa que lo llame así amparándose en que uno solo es abuelo o abuela de "sus" nietos.

Un comentario aparte merecen las redes sociales. Entre todas ellas, Facebook, que continúa siendo la más popular de todas, y en Estados Unidos ya es la vía de principal consumo de noticias, algo que parece ser una tendencia global. Según el Pew Research Center, de los adultos que utilizan Internet entre los 50-64 años, el 72% usa Facebook, y entre los mayores de 65, son el 62%. La

131 *Superagers* son personas mayores de 80 años que tienen desempeños cognitivos equivalentes a personas de entre 50-65 años por su *performance* en una serie de test cognitivos.

utilización de redes sociales puede llevar impuestas cuestiones que no representan la realidad. Popularidad y pertenencia van por carriles diferentes en las redes sociales. Poder tener un gran número de contactos o seguidores no siempre representa un mayor grado de comunicación e interacción, mucho menos de las llamadas "relaciones profundas", esto a pesar de la existencia de los llamados grupos de afinidad que constituyen espacios donde se podría facilitar un mayor grado de interacción, donde nunca se llegan a reemplazar las amistades genuinas. A contracara, las redes estimulan el anonimato y sus consecuencias que hace que muchas veces estos ciberespacios se conviertan en campos de batalla sin generar nada constructivo.

La realidad es que el 65% de los adultos estadounidenses utilizaban Internet en el periodo 2005-2015, y se espera que esto no solo aumente, sino que este perfil sea similar en los países occidentales; y si bien el 90% de los jóvenes utilizan las redes sociales, el caso de los adultos mayores no deja de ser llamativo. En 2005, apenas el 2% de ellos las utilizaban, en 2015, eran el 35% de aquellos de 65 y más años.[132] En diciembre de 2016, una de cada cuatro personas con perfil en Facebook era mayor de 55 años. En Noruega, durante 2017, el 73% de los mayores de 60 utilizaban esta red social y en Holanda eran el 40%.[133] Como se ve es un fenómeno de características globales.

Las redes (de sostén) son para las personas tan importantes como para los pescadores. A unos les brinda su alimento, a las personas su pertenencia. Una buena red de sostén hace a una vida integrada y al intercambio social, y en ello las redes sociales

132 Perrin, A., "Social networking usage: 2005-2015", Pew Research Center, 2015.
133 "Older generation catching up on social media", *CBS Netherlands*, 2017.

digitales valen, incluyendo las de citas que también son cada vez de uso más frecuente en adultos y adultos mayores. Una de ellas es Plenty of fish (en español, "lleno de pescado") algo a lo que un buen pescador acostumbrado al valor de las redes no se negaría, aunque lo persiga una frase muy usada por ellos mismo como la que dice "hay días de pesca que lo único que se pesca son historias de amigos". Después de todo parecería ser que es lo que más importa, los amigos y contactos.

Papel Nonos, instrumentos de papel para una vida de carne y hueso

Los inicios a veces nos dan finales insospechados. Lo que comenzó como un taller de instrumentos de papel para 15 "viejitos" terminó siendo un programa social. Así lo afirma Jorge Strada, psicólogo y músico fundador de este fenómeno en la ciudad de Mar del Plata. Su fundador es quien se encarga de dejar claro que el deseo y su búsqueda fueron y siguen siendo el principal motor de esta iniciativa, que ya cuenta con más de 65 agrupaciones, la mayoría en Argentina, pero también en otros países de la región, como Ecuador, Costa Rica, México o la lejana Australia. Pude conocer a los integrantes de la agrupación de La Plata y también a los de San Cayetano en Buenos Aires. Me recibieron en su ciudad cuando fui a presentar mi libro *De vuelta* y al verlos en acción me preguntaba: ¿cómo es posible crear canciones u obras de teatro con instrumentos de papel? El deseo de vida, el propósito y el acompañamiento son la fórmula, que como bien dice su creador tiene que ver con despertar el deseo. Escuchar las letras de sus canciones es escuchar sueños y utopías, es tomar partido y pasar a la acción, es comprometerse, es quizás escucharnos a nosotros mismos dentro de algunos años. Ellos no enseñan una forma de hacerlo de la manera más activa y saludable, siendo protagonistas de carne y hueso y no de papel. Eso fue lo que me pudo mostrar María Ester Aguirre que lidera el gran grupo humano que forma Papel Nonos en la localidad de San Cayetano en Buenos Aires. Allí María Ester guía y coordina con pasión más de treinta personas, que se reúnen semanalmente para compartir actividades que luego tomarán la forma de presentaciones en distintas localidades, donde ya son un clásico y un ejemplo de nueva longevidad.

Ser un sándwich no es estar lo más pancho

Seguramente escucho hablar de los *millenials*, la generacion X y también de los *baby boomers* o simplemente *boomers*, como se los suele llamar, pero estoy casi seguro de que no escuchó de la generación sándwich. Es más, puede que usted sea uno de ellos y aún no lo sepa. Si es de aquellos que nacieron entre 1950 y 1970, ¡sea usted bienvenido o bienvenida! Usted y yo pertenecemos a los sándwich. Somos aquellas personas que nos articulamos y convivimos con los dos extremos de la familia, nuestros padres y nuestros hijos. Ahora que ya lo sabe, seguramente la metáfora cobre otro significado, ¿cierto?

Cuando Mercedes me pidió que visitara en el domicilio a María, su madre, debió dejar todo arreglado en su casa por si los tiempos se demoraban más de lo previsto, y además, previó que la madre de una compañerita de sus hijas las retirara de la escuela para quitarse de encima una preocupación extra. Mercedes es el típico caso que, con dos hijas en edad escolar, está pendiente de los cuidados y la atención de su madre. A pesar de tener dos cuidadoras, el solo hecho de necesitar transporte público para ir de su domicilio a lo de su madre impone una carga extra a lo que ya supone la tarea del cuidador. Poder cuidar no solo complace o da un grado de satisfacción personal, sino que nos guste o no implica un desgaste físico, emocional y económico, que requiere de una buena gestión para poder preservarse. Esta carga que impone ser cuidador —en países como los de nuestra región donde el grado de apoyo institucional es inferior a los que encontramos en Europa, por ejemplo— hace que el peso de la relación familiar sea mucho más determinante. Es un fenómeno que permea sociedades tradicionales y otras no tanto. El cuidado, y más de una persona mayor, como un padre, la madre, tíos o abuelos, no es algo simple. Es uno de los grandes desafíos que tiene la sociedad y los sistemas de protección social. Cuidar es una tarea que impone una carga en muchas dimensiones y esto puede expresarse de múltiples maneras en la salud del cuidador o cuidadora. Estrés, fatiga, irritabilidad, pérdida de peso, ansiedad y depresión son algunas formas de ello. Existe una figura clínica que los médicos utilizamos para describir este estado y es el *síndrome del cuidador*. Suele estar acompañado de un deterioro en las relaciones familiares, sea hacia arriba con padre o madre o persona cuidada, pero también hacia abajo con los hijos y claro, con la pareja o compañero, si existe. Asimismo puede haber pérdida de interés en actividades que hasta hace poco eran importantes para uno, y que pueden expresar en la salud sensaciones como la de sentirse enfermo, cambios en la calidad de sueño o el apetito y también, por qué no, puede haber un aumento en el uso de sustancias como vía de escape: el alcohol y el tabaco suelen ser lo más frecuente. Todo esto es común que ocurra, porque cuidar a otros nos hace olvidar de cuidarnos a nosotros mismos. La demanda a la que es sometida la persona que cuida suele exceder los límites personales y sobrepasarnos, y allí es cuando nuestro organismo habla y se encarga de recordárnoslo.

Cuidar es una gran palabra. Entre el simbolismo que transmite están la emoción, la salud, la calidad, el detenimiento y la exhaustividad en la atención al otro, entre muchas otras cuestiones. Todos ellos son determinantes a la hora de la evolución de la persona que cuidamos. Pero además de todo ese ejército de cuidadores que en su mayoría son mujeres y que, por si fuera poco, no tienen ningún tipo de retribución económica, existen los cuidadores formales. Es el caso de los médicos, que por definición somos cuidadores. Pero también lo son los rehabilitadores y terapeutas, las enfermeras y los trabajadores sociales y por supuesto los psicólogos. Es más, es necesario aumentar la oferta de personas preparadas para estas tareas hacia cuadros profesionales que requieran de una rápida formación en aspectos básicos del sostén. Que sean sensibles a detectar cambios y que estén preparados para articularse con niveles de atención y cuidado de mayor complejidad y formales.[134] Por ello, me gustaría compartir unas recomendaciones para que si a usted le toca cuidar a alguien lo pueda hacer de la mejor manera y sin olvidarnos que aquellos que hoy estamos entre los 50 y los 65 años somos los que, en el futuro y con seguridad, ocuparemos otra parte del sándwich.

134 Bernardini Zambrini, D. A., "¿Quién cuidará a nuestros mayores? ¿Problema o necesidad insatisfecha?", *Revista Española de Geriatría y Gerontología*, vol. 47, núm. 2, 2012, pp. 45-90.

A todos nos gusta expresarnos: es importante permitir hablar a la persona

Muchas veces la persona enferma toca temas que pueden hacernos sentir incómodos. Como mecanismo de defensa es frecuente decir o intentar cambiar de tema rápido o desviar la conversación. Sin embargo, y a pesar de lo dificultoso que pueda resultar, es muy importante escuchar y no dar respuestas de compromiso o que menosprecien, al estilo "podemos hablar de algo realmente importante" o "hablemos algo que sea de ayuda y no de estas cuestiones…".

Nadie es infalible: decir "no sé" no está mal

Suele ser frecuente que los pacientes pregunten sobre aspectos espirituales, de medicación o temas médicos que los cuidadores no siempre están preparados para contestar. Es preferible decir "no sé" que dar una respuesta que cree confusión o pueda tener un efecto adverso para la persona.

Nadie puede solo. No tenga temor en solicitar ayuda espiritual

Aunque no todas las personas sean creyentes, la enfermedad suele acercarnos a la fe. En ello van preguntas o pensamientos vinculados al futuro, al después o por qué a mí. Por eso, solicitar ayuda espiritual no es algo desubicado o alocado. Acudir a un especialista puede resultar de mucha ayuda.

Deje que las lágrimas corran (las de la persona que cuida y las suyas también)

A ninguno de nosotros nos gusta el padecimiento que supone la enfermedad. Lo mismo sucede con el llanto ajeno o el propio. Se suele vivir con cierta vergüenza o incomodidad. Una mano sobre el hombro, un abrazo y un comentario compasivo pueden ser de mucha más ayuda que un "no llores, no es para tanto" o un "tranquila, ya va a pasar". El llanto es una respuesta natural y emocional. No hay que negarla, su efecto terapéutico puede resultar de mucha ayuda (para ambos, para el cuidador y para quien es cuidado).

Aceptemos de manera constructiva la angustia

La angustia es una emoción natural de la condición humana. Es diferente a la depresión, y es importante reconocerla como una parte del proceso de las personas en su pérdida de salud o vitalidad. En el vínculo de quien cuida a un semejante, la angustia suele aflorar y es importante aceptarla y gestionarla, sabiendo que es parte del proceso y no una cuestión personal.

El valor de ser compasivos

Compasión proviene del latín y literalmente significa "sufrir juntos, sufrir con el otro". Es ante todo un sentimiento que se genera por el contacto, pero también por la compresión hacia el prójimo. En este sentido prefiero elegir la aproximación del budismo que coloca a la compasión como una actitud piadosa, una animosidad o solidaridad con la finitud. El Dalai Lama habla de poder conectar con la sensibilidad hacia el sufrimiento del yo y de los otros, junto con un profundo compromiso para tratar de aliviarlo. Cuando hablamos sobre este tema con mi amiga, la terapeuta María Enriqueta Costa, me habló de la necesidad de poder enseñar a mostrar el camino de la autocompasión, y esto significa estar conscientes de ello y estar abiertos, aceptando el propio dolor individual. Enriqueta hizo fuerte mención a la importancia de ser amable y no condenarse a sí mismo, pudiendo compartir la vivencia con el otro del propio sufrimiento, trabajar en red. La idea es no esconderlo, no avergonzarse por ello, y así trabajar la conciencientizacion de que soy yo el que mañana puedo estar en su lugar. Los dos coincidimos en que poder ejercitar este recurso como un instrumento a alcance de la mano es muy valioso. Con el transcurrir del tiempo uno debería pensar y reformular cuáles son los recursos con los que vamos a contar en esta etapa, que, por cierto, son recursos muy distintos a los anteriores. Allí es donde la compasión y la autocompasión emergen como herramientas valiosas. La compasión no trata de evitar el dolor, sino de pensar cómo me explico y allano el camino frente a una determinada situación, cómo genero otros climas alternativos y cómo manejo esos escenarios que me pone frente a mí la vida. Escenarios que hacen a la vida misma y por los cuales seguramente todos pasemos en algún momento.

Sobre el duelo y las pérdidas

De chico cuando los domingos nos juntábamos con mi familia extendida alrededor de la mesa, siempre lo hacía a la izquierda de mi abuelo, que ocupaba una de las cabeceras. En diagonal a mí, y sobre el otro extremo, estaba mi abuela Rosa, que en realidad era mi bisabuela. Gallega de la zona de Lalín y dura al cien por ciento. A medida que pasaban las Navidades, las celebraciones de Año Nuevo y demás festividades familiares, mis pensamientos iban en si sería la última festividad con ella en la mesa. Me sentía culpable de pensar así, pero como niño era lo que se me venía a la cabeza al ver cómo mi abuela de más de

80 años observaba en silencio y no se le pasaba detalle. Falleció a sus 93, cuando yo tenía 18 años. Hoy a mis 52 acabo de perder a Elsa, la hija de Rosa, que, sí es MI abuela, y que falleció con 100 años y casi seis meses de vida. A mi abuelo, la vida lo hechó a los 94, porque si era por él nunca se hubiera querido ir. A mi otra abuela, la Tata, la disfruté hasta mis 40. Pero además de Rosa, mi bisabuela gallega, pude conocer dos bisabuelas más, y como comentaba en la presentación de este libro, en agosto de 2018, me enteré de que mi tía abuela Egle, que vivía en Italia, falleció con 107 años. Todo un privilegio.

En mi caso, las pérdidas me han ido acompañando a lo largo de mi vida, como a muchas otras personas. Quizás la mayoría. De hecho, las pérdidas, nos guste o no, son parte de la vida. Para mí, el primer contacto con la muerte, y por tanto las pérdidas, ocurrió de temprano. Cuando tenía 6 años, una tarde mis padres resolvieron que debía pasar la noche en casa de mis maestros de primer grado. A partir de allí, ya no vi más a mi abuelo materno, un *dandy* de corte italiano y habano en mano, una de las pocas personas que hubiese querido disfrutar más en mi vida. Luego vino mi madre, yo tenía apenas 23 años cuando el cáncer terminó de hacer lo suyo. A partir de allí, y como si alguien lo hubiera decidido, me llegaron a mi consulta de kinesiólogo tres pacientes terminales. A dos de ellos los recuerdo muy bien: me enseñaron a ser mejor persona y mejor profesional. Sigo en contacto con ambas familias y ya pasaron casi treinta años de haber conocido a Mario y Mauricio. En los dos casos, asistí a sus funerales, algo que llamó la atención de mi maestro Galperin, que cuando se enteró de ello, me preguntó por qué había ido. Se supone que los médicos no suelen ir porque lo consideran una derrota. Le respondí lo que sentí en ese momento, que fue ni más ni menos porque sentí que debía ir.

Los médicos muchas veces actuamos como sanadores, y como tal nuestra actitud debe ser imparcial, sin juicio alguno. Especialmente porque dentro de la significación de la palabra *juicio* califican dos dimensiones oportunas en este momento: juicio como crítica o censura y juicio como opinión. La primera suele ser de carácter destructivo cuando lo que se busca es el autoconocimiento, algo que nos ayuda como personas. La segunda es más compleja porque es imposible no juzgar a nuestros pacientes ni dejar de lado las emociones que nos provocan. Es algo que no dejo de repetir a mis estudiantes. En eso va la impotencia ante la pérdida y el duelo como proceso. Con cada paciente que se nos muere, se nos muere también un poquito de nosotros. Así lo creo. Lo importante es mantenernos atentos para que ese juicio no se vuelva algo contraproducente para el paciente. ¿Pero cómo lo ven quienes pueden ser nuestros propios pacientes? Una persona muy pensante que conocí me compartió esta reflexión:

> La familia extendida, la familia inmigrante, la de la mesa larga… los primos estábamos siempre en ese lugar de cohesión generado por los mayores… esto dicho con más perplejidad que nostalgia. Borges decía que la muerte le despertaba curiosidad, a mí lo que me despierta curiosidad es la vejez. Mis padres murieron después de una larga vida, muy longevos los dos, muy sano mi padre, enferma de Alzheimer mi madre; pero yo a los 70 años soy huérfano, tengo las vivencias de la orfandad y no porque me falten, sino porque me sigue resultando inverosímil su muerte. Una muerte lógica desde el punto de vista cronológico, hasta se podría decir bienvenida precisamente por eso en el caso de ellos, pero no obstante la muerte de los padres, cuando uno es ya una persona mayor, no solo señala un camino para uno también sino que nos sumerge con indicio más fuerte de que nuestro mundo ha pasado.

Las pérdidas, como dije antes, son parte de la vida nos guste o no, y lo esperado es que a medida que vivimos vayamos acumulando más pérdidas. Por eso, también es normal y esperado que ante una pérdida haya un sentimiento de tristeza. Cuando esa pérdida se da con alguna persona, relación o situación con la que existe un fuerte vínculo emocional y se percibe que esa pérdida será para siempre o irremplazable, a este sentir y pesar se llama duelo y es la respuesta saludable y normal ante una pérdida. Expresa las emociones de cuando alguien o algo importante se pierde, un familiar, un amigo, una mascota; y si hay algo propio de las personas es que hacemos duelo por muchas razones diferentes como una separación de pareja o divorcio, el desencuentro o "separación" de una larga amistad, como fue el caso de Chungo, el mejor amigo de mi abuelo, del cual les hablaré más adelante; pero también por los cambios en la salud de un familiar o amigo, la pérdida del trabajo, en la seguridad financiera o la jubilación que son causantes de duelos. La mudanza, el cambio de un domicilio también provoca un duelo, especialmente entre las personas mayores, es más, la evidencia muestra que tendemos a vivir nuestra vejez en el domicilio o casa en que vivamos alrededor de los cincuenta años, a partir de allí, las posibilidades de mudanza son estadísticamente más bajas.

El duelo es ante todo una emoción personal y puede ser vivido y manifestado a través de muy variados síntomas emocionales y físicos, como ansiedad, enojo, culpa, tristeza, confusión, negación, aislamiento, irritabilidad, *shock*, insensibilidad y también, por qué no decirlo, alivio. No está mal sentir alivio luego de un proceso largo, doloroso, desgastante y estresante para la persona que acompañó o la familia que contuvo hasta producirse la pérdida. No debe dar culpa mientras se sienta que se ha hecho todo lo mejor y posible para la persona que partió. También puede haber dificultad para concentrarse u otro tipo de preocupaciones. Las sensaciones físicas que acompañan el sentimiento de pérdida pueden ser llanto, desasosiego, palpitaciones o un pulso cardiaco acelerado, opresión o pesadez en el pecho o garganta, náuseas o sensación de plenitud estomacal, dificultad para respirar y también pérdida de peso o dificultad para conciliar el sueño. Sepa usted que lamentablemente no hay una única forma o un protocolo para superar el duelo. Tampoco hay medicaciones como existen para una infección respiratoria o la tensión arterial elevada. Cada uno de nosotros somos diferentes para elaborar el duelo. El tiempo suele ser un bálsamo que ayuda a aceptar y curar la herida que provoco la perdida, pero también hay recursos que nos pueden ayudar a superar ese tiempo de duelo. Aquí le comparto algunos principios que pueden facilitar ese tránsito:

- El dolor, como dijimos, es natural y normal, así que permítase llorar o expresar sus sentimientos. Sentir la pérdida es parte de la resolución.
- Cuide su salud física. Respete su descanso, evite excesos alimentarios y busque la forma de estar en movimiento. No es tiempo de quebrar récords o marcas personales, sí de moverse y que el movimiento se transforme en una descarga, un cable a tierra.
- Busque algún afecto o amistad que le permita hablar del tema sin sentirse juzgado. Escribir lo que uno siente también suele ayudar. Quizás sea un buen momento para comenzar un diario.
- Busque mantener una rutina, organice sus tiempos con anticipación y que esto no lo abrume. Son tiempos donde todo lo que antes parecía realizarse de manera automática costará el doble de energía.

- Evite beber alcohol a pesar de que al principio lo haga sentir mejor y relajado. Su efecto tardío suele afectar el ánimo y aumentar el sentimiento de tristeza y soledad.
- Intente no tomar decisiones importantes, es necesario volver a un punto de equilibrio donde el impulso no domine una decisión de la que después pueda arrepentirse. No es tiempo de grandes cambios.
- Si puede tómese un descanso, busque algo que sea un momento de disfrute. Pregúntese: ¿qué es lo que me gusta? ¿Qué me hace sentir bien?
- Pedir ayuda no está mal, hágalo si siente que lo necesita. Consultar con su médico de cabecera, un terapeuta o consejero no implica comenzar un "tratamiento".
- Intente no conducir y tenga mucho cuidado con el tránsito y los accidentes. Cuando uno está muy introspectivo y metido hacia dentro, se pierde atención con todo lo que nos rodea. Esté atento.

No hay un cronograma establecido para el dolor.
¡Recuérdelo!

Mi paciente Juan Carlos, el psicoanalista que mencioné antes, me contó de una situación que había vivido años antes y lo había marcado:

> Hace unos años me despedí en un lejano país de una extraordinaria persona, alguien muy bondadoso que nos llevó a descubrir su ciudad. Tenía él en ese entonces 88 años y cuando

nos despedimos fuimos muy francos. Lo abracé y le di un beso y le dije: "Es probable que ya no nos volvamos a ver nunca más. Porque vos no vas a ir a mi país y yo en estos años próximos seguramente a este lugar no voy a venir. Entonces nos toca vivir, al menos a mí, la experiencia única de despedirme por primera vez de un hombre en mi vida". Y lloramos mucho, abrazados. Porque presuntamente habría de morir antes que yo, y yo porque tenía la impresión de que estaba inscripto en esa misma temporalidad que él un poco más tarde, pero ya no lo iba a volver a ver. Y fue maravilloso llorar juntos y abrazados, porque atreverse a vivir esa experiencia extrema es conocer la verdad desnuda. Mi padre también se despidió de mí, lo hizo mucho antes de morir cuando cumplió 89, el murió a los 94. Me dijo: "Mirá, para mí ya está bien, todo lo que pase de aquí en adelante es un obsequio de la vida, pero si un día te encontraras con que ya no estoy créeme que está muy bien. Bueno a mí me gustaría despedirme de la gente que quiero, como de algún modo ocurría en la Edad Media donde según cuentan, las personas que estaban ya cerca de su fin antes de recibir la extremaunción, en el caso de los católicos, o de ingresar en la agonía llamaban a sus familiares cerca del lecho donde estaban para decirles adiós ".

Preguntas que podrían ayudar si se las hace a su médico:

- ¿Es normal lo que estoy experimentando?
- ¿Podría estar deprimido?
- ¿Debo ir a un consejero o terapeuta?
- ¿Cuánto tiempo pasará hasta que me sienta mejor?
- ¿Los medicamentos me ayudarían a sentirme mejor?

La orfandad en la segunda mitad

Solemos relacionar la orfandad y a los huérfanos con niños desamparados que ante el infortunio de la vida se quedan sin sus padres. Esa imagen nos remite a la desolación sin escala intermedia. Un estado de abandono en que queda el niño por la muerte de sus padres; pero que, además, un concepto o idea que considera huérfano aquel que está descuidado, abandonado y que no puede valerse por sí mismo para remediar su abandono, la falta de compañía y cariño.

El fenómeno de la nueva longevidad está haciendo que varias generaciones de la misma familia compartan hasta avanzada edad la vida familiar como consecuencia del aumento de la expectativa de vida; y por esto, el hecho de perder a los padres una vez superada la segunda mitad, se convierte en algo frecuente, pero no por ello, menos dramático. La orfandad vivida de adulto o adulto mayor no tiene por qué tener menos dramatismo o tristeza que la que ocurre a edades más jóvenes y nos muestran los cuentos o la misma realidad. De hecho, perdemos a quienes nos dan protección, cariño, cuidado y la enseñanza entre muchas otras cosas. El sentimiento de abandono no cambia por el solo hecho de ser adultos, por esto la orfandad a partir de los 50+ debe ser visto con cautela y atención, considerando ese momento como una crisis vital para la persona sufriente. No olvidemos que Superman, Batman y hasta Harry Potter pertenecen al mundo de la literatura y no de la realidad.

Familia, problemas y necesidades

Mucho se ha escrito y se escribe sobre fenómenos globales como cambio climático, migración o, como hacemos aquí, sobre la transición demográfica que no es más que el fenómeno que se traducirá en el hecho de que cada vez haya más personas disfrutando de esta nueva longevidad. Sin embargo, sobre la familia, eje central y eslabón primario de nuestras sociedades poco se ha publicado. La Organización para la Cooperación y el Desarrollo Económicos (OCDE), en un excelente informe titulado "El futuro de las familias a 2030", presenta información muy interesante de cara al futuro para quienes vemos, atendemos y trabajamos con personas mayores.

Como contracara, las facetas que modelan y modelarán la familia del siglo XXI incluyen el aumento en el número de divorcios, las viviendas unipersonales que son aquellas habitadas por una sola persona, el número de parejas sin hijos y la formalización de parejas del mismo sexo o multiculturales o ensambladas entre lo más significativo. Si consideramos que las dos variables de la dinámica demográfica son el número de nacimientos (que va en disminución) y la expectativa de vida (que va en aumento), el panorama parece cuanto menos desafiante.

En este escenario y como factores moduladores, aparecen el aumento en el periodo de educación formal de los jóvenes condicionado por una demanda laboral de alta especialización, el incremento en la inserción de las mujeres en el mercado laboral, el rol del Estado y sus políticas de protección social como un intento de proteger a los más vulnerables, el delicado balance entre el equilibrio del mercado de trabajo formal e informal y la provisión de cuidados para un mundo que envejece y que cada día estará más poblado de personas mayores que vivirán solas. Las opciones para resolver este intrincado y complejo escenario no parecen fáciles a simple vista.

Un principio de la planificación sanitaria subraya la importancia de diferenciar entre un problema y una necesidad. Un problema en sistemas de salud y protección social es el envejecimiento y sus desafíos. Por otro lado, la necesidad expresa una diferencia con el estado óptimo, o sea, con lo que queremos solucionar; de esta manera, una necesidad de salud provoca una necesidad de servicios.

¿Qué necesidades tendría una sociedad modelada por un nuevo perfil familiar?

El aumento de familias monoparentales o personas viviendo en soledad puede acarrear, entre otros riesgos, una mayor probabilidad de caer en situación de pobreza. Es aquí donde las medidas de protección social deben incidir adecuadamente. El fomento del entramado que brindan las redes de apoyo, las nuevas tecnologías y la solidaridad intergeneracional serán recursos de gran utilidad. También serán necesarios esfuerzos suplementarios en asistencia social que permitan brindar cuidados para las actividades de la vida diaria de los más mayores y, con esto, nuevos perfiles técnicos asistenciales. El incremento de parejas sin niños debería llevar a políticas sociales que protegieran a quienes los tienen y promovieran a aquellos que aún no los tienen. En las ciudades, su planificación debería considerar nuevos diseños de viviendas, entre ellos, más viviendas de menos superficie, así como la posibilidad de garantizar una cierta proporción de ellas para personas mayores con facilidades de acceso. Entre las intervenciones que han resultado exitosas se encuentran los programas de integración intergeneracional, que consisten en actividades o programas que incrementan la cooperación, el intercambio y la interacción entre personas de diferentes generaciones. Esto implica la posibilidad de compartir habilidades, conocimientos y experiencias, donde los dos ganan constituyéndose en un círculo virtuoso, constituyendo así el principio de la solidaridad intergeneracional. Este tipo de programas para las personas mayores mejoran la autoestima, provocan cambios en el estado de ánimo con un aumento de la vitalidad y una disminución del sentimiento de soledad y aislamiento. También se crean mayores oportunidades de asistencia y/o acompañamiento durante la vida cotidiana y crece el grado de integración comunitaria. Para las personas más jóvenes, estos programas se convierten en vías de cambio en la percepción de los mayores, en el acceso a redes de apoyo que en tiempos difíciles pueden escasear, en una apertura al conocimiento de temas nuevos, asimismo en un estímulo para cultivar la responsabilidad social y, por supuesto, en una oportunidad para poder seguir aprendiendo.

Un programa intergeneracional es un programa relacional. Todos hemos aprendido de nuestros mayores, de aquellos que nos precedieron y gracias a ellos pudimos comenzar a desarrollarnos. ¿Acaso sor-prender y a-prender no proceden de la misma raíz latina *prendere*? Los programas intergeneracionales son una forma de romper estereotipos creando una malla de sostén social más fuerte. Promueven un cambio de paradigma social donde la cultura de solidaridad encuentra base en la generosidad y en nuevos valores sociales que permiten transmitir tradiciones, historias, experiencia y sentimientos de riqueza personal, lo que abre el diálogo y el sentido de compartir. Por eso se necesitan políticas públicas pensadas y guiadas en su implementación con conocimiento, pero también un estímulo para que desde la sociedad se puedan lograr los objetivos. Para esto, y una vez más, la educación cívica vuelve, como valor intangible, a ser determinante.

Educar a la comunidad construye una sensación de responsabilidad que le da sentido a fenómenos como la explosión de información médica y la "medicalización" y el "alfabetismo médico" de nuestros días. Son tiempos que obligan a permear la salud y la cultura de cuidado a otras dimensiones del conocimiento y disciplinas. Politólogos, administradores, antropólogos, economistas y otros expertos hoy son y serán más determinantes en toda política que piense una salud inclusiva y equitativa. Todo esto requiere de un compromiso que trasciende las fronteras sociales tal como la hemos entendido en los últimos cincuenta años. Es tiempo de un nuevo pensamiento para nuevas familias y sus dinámicas. Una dimensión acorde a los nuevos tiempos que impone la nueva longevidad. Pensar en estas nuevas necesidades y en cómo satisfacerlas es prever. Pensar en las nuevas formas de constitución familiar será de alguna manera pensar por extensión en una nueva sociedad.

Maltrato sin edad

El abuso o maltrato siempre es malo se trate de quien se trate. En las personas mayores esto es un problema muy grave y un motivo de gran preocupación. Permanentemente nos estamos anoticiando de instituciones que no están preparadas para alojar o ingresar personas mayores o dentro de ellas de personas o profesionales que abusan de los internos llegando en muchos casos a provocarles la muerte. Esto es algo que no solo ocurre en las instituciones de acogida, sino que pasa en las propias familias. La razón es que hay muy diversas formas de maltrato cuando se trata de una persona mayor. Uno pensaría o imaginaria que un abuso tiene forma de insulto o agresión física, sin embargo, en las personas mayores el maltrato y abuso puede tener diversas formas, desde una agresión física a una impronta sexual, emocional, también el abandono u olvido y el financiero. La OMS considera que se somete a una persona mayor a maltrato y abuso cuando hay un acto manera aislada o repetitiva o también la falta de una acción apropiada que ocurren dentro de una relación donde debería haber un grado de confianza que se transforma en un daño o distrés para la persona mayor. Existe maltrato cuando se vulnera la dignidad y el ejercicio de sus derechos como persona, algo que puede ocurrir en el medio familiar, comunitario o institucional. Es lo que le ocurrió a mi amiga Betty, que a sus 87 años me relató esta situación:

> Ayer fui al banco a pagar una cuenta de ahorro y le pedí al chico que atendía al público que me ayudara porque para mí es un incordio el aparatito ese. Me trató tan mal; me trató como a una viejita. Me dejó esperando. Terminamos peleados, por supuesto. Me impresionó porque él no tenía nada contra mí, así trata él a las personas que salieron de la vida, ¿comprende? Es simple como eso.

Si bien en esta situación lo que le ocurrió a Betty es muy claro, el gran desafío es que es muy difícil de detectar el daño o sufrimiento que se provoca a la persona que lo sufre. ¿Cuál es la razón? Suele ocurrir que el maltrato se da en el seno de la misma familia. Además, se produce en el marco de una relación, que como dijimos está basada en la confianza. De esta manera el maltrato o abuso puede adoptar múltiples variantes. El abandono es una de sus formas más habituales, y tanto el maltrato como el abuso, son producto de una negligencia intencional o no. La OMS estima que más del 15% de los mayores de 60 años han sido sujeto de maltrato o abuso. Esta prevalencia se piensa que está subestimada porque muchos de los casos no son denunciados o reportados. En Argentina el 10% de los mayores que fueron entrevistados para la Encuesta Nacional de Calidad de Vida 2012, conoce una persona mayor que fue golpeada o agredida por sus familiares. Casi la mitad de las personas mayores señalan a los bancos y las oficinas públicas como los ámbitos donde este maltrato es más notable, y una de cada cinco a los consultorios médicos, la familia o el entorno cercano, siendo las mujeres aquellas que perciben con mayor frecuencia este maltrato. Un dato interesante es que su percepción disminuye a medida que aumenta la edad, lo cual no significa que desaparezca. Un metaanálisis[135] publicado en *The Lancet Public Health*,[136] que incluyó 52 estudios de 28 países diferentes, encontró que lo más frecuente fue el abuso psicológico, seguido del financiero, luego el olvido o abandono, el físico y por último el abuso sexual. ¿A qué todo esto resulta más complejo de lo imaginado?

En América Latina, existe un esfuerzo interinstitucional muy fuerte para instalar en la agenda pública la Convención Interamericana sobre la Protección de los Derechos Humanos de las Personas Mayores. Un esfuerzo que reconoce sus orígenes en

---

135 *Metaanálisis:* es una nueva disciplina científica que revisa críticamente y combina estadísticamente los resultados de investigaciones previas. Al mismo tiempo, se convierte en una integración estructurada y sistemática de la información obtenida en diferentes estudios sobre un problema determinado; y constituye una clase de revisión sobre una cuestión que debe dar una estimación cuantitativa y sintética de todos los estudios disponibles al momento.

136 Yon, Y.; Mikto, C.; Gassoumis, Z. y Wilber, K., "Elder abuse prevalence in community settings: a systematic review and meta-analysis", *The Lancet Public Health*, vol. 5, núm. 2, 2017, pp. 147-156.

Chile, Argentina y Brasil, y que fuera ratificada por el Parlamento argentino en 2017. También han apoyado y ratificado la iniciativa, a la fecha de la publicación de este libro, Bolivia, Chile, Costa Rica. Ecuador, El Salvador y Uruguay. Este instrumento jurídico ya en su artículo segundo menciona aspectos tales como la promoción y defensa de los derechos humanos y libertades fundamentales de la persona mayor, su papel en la sociedad y contribución al desarrollo, la dignidad, independencia, protagonismo y autonomía de la que debe gozar, así como la igualdad y no discriminación entre otros puntos relevantes. Existen esfuerzos locales o nacionales como programas de prevención, tal es el caso del "Programa nacional de promoción del buen trato a los mayores" en Argentina, pensado para capacitar profesionales, sensibilizar a la comunidad, empoderar a los mayores y fortalecer las redes de apoyo formal; sus prestaciones incluyeron charlas, cursos, financiamiento de proyectos y actividades, así como materiales y campañas de difusión. En cambio, no consideró apoyo psicosocial, asesorías técnicas, financiamiento de educación, prestaciones de salud y/o servicios básicos. Un programa pensado así no alcanza. La buena voluntad es poco sin *expertise*. Algo común en la urgencia de los tiempos políticos. El maltrato a las personas mayores es un tema urgente que merece la atención y preocupación para poder prevenirlo y enfrentarlo de la mejor manera. El maltrato a los adultos mayores produce daño y vulnera el respeto a su dignidad y el ejercicio de sus derechos como persona. Si usted tenía alguna duda, es más frecuente de lo que parece o nos muestran las noticias. Su importancia es ante todo moral. Habla de nosotros como sociedad.

Tips para prevenir el maltrato

- Túrnese con otros familiares para cuidar al adulto mayor.
- Propicie el contacto del adulto mayor con varias personas y salidas con frecuencia.
- Facilite al adulto mayor un cuaderno donde pueda escribir sus vivencias y expresar sus preocupaciones.
- Bríndele acceso telefónico y los números de una persona de confianza en caso de emergencia.
- Recuérdeles a los cuidadores sus derechos y obligaciones.

Coloridos

No es infrecuente ver aún a quienes piensan que echar canas y arrugas son parte de la derrota al ego que cada uno de nosotros llevamos dentro. También están quienes se refieren al fenómeno de la nueva longevidad como correntadas de personas mayores, que, como un fantasma, son muestra de la derrota ajena, pero que ellos ven como triunfo. Ignorancia pura y dura, quizás como rechazo ante la propia impotencia frente a un devenir para el que no se pensó ni imaginó. Un pecado del yo omnipotente. Eso pareció ser lo que el escritor argentino Martín Caparrós sintió cuando escribió la columna "Viejos de colores" en el diario español *El País*, desnudando quién sabe qué miedos propios.

Aunque no nos guste, los mayores hoy son efectivamente el determinante más significativo de lo que será nuestra sociedad de los próximos treinta años. Su presencia y actividad será tan relevante que modificarán muchas de las reglas de juego establecidas.

Pensemos que han sido las generaciones de los derechos civiles, de la postguerra, han derribado muros y acelerado revoluciones, han impulsado movimientos como el feminismo y el hipismo, movimientos de protesta social y de otros cambios fundamentales. ¿Acaso usted piensa que serán una generación o clase "pasiva" de mayores? Es más, no solo no lo serán, sino que condicionarán toda nuestra vida, porque disponen de tiempo y en general de necesidades básicas ya satisfechas, como la educación de sus hijos que ya han partido de sus hogares. Negarlo es desconocer el mundo. Generalizar en personas mayores que pueden lucir *hipsters* es una burla a la realidad. Además, y por si fuera poco, la tontuna, como alguna vez la llamó un escritor, no es patrimonio de los mayores, en cierta y justa medida a quien no ha afectado en algún momento de la vida.

Viejos existieron siempre. Aristóteles vivió 62 años, así como Platón 80, Sócrates 72 y Galileo 78. El fenómeno de hoy es que son mayoría los que llegan a esa edad. Están llegando los inaptos, los que antes perecían y hoy logran una calidad de vida satisfactoria. Son de alguna manera algo nuevo en el zoológico de la humanidad y que la sociedad aún no sabe cómo enfrentar.

Ahora bien, de allí a que la mayoría se comporte como lo que no son es similar a confundir hinchazón con gordura. Los mayores, en general, saben muy bien qué quieren y desean, y si no, pregúnteles a los especialistas en *marketing* social.

Así como en la academia lo que no se mide o escribe no existe, en lo social lo que no se conoce suele asustar. A los viejos ya se los mide, pero no se los conoce. No hemos aprendido aún a construir una nueva cultura para las personas mayores. Entonces gana el miedo y el temor. La amenaza ante la oportunidad. Algo para revisar como sociedad. Hoy la mayor parte de la longevidad se explica por los propios estilos de vida y el entorno, que en general nos brinda más oportunidades que amenazas. Por eso, la nueva longevidad debe verse como un triunfo y una celebración.

La mayor parte de los viejos no se pintan el pelo, no están desubicados en tiempo y espacio y viven en sus propias comunidades y con sus propios intereses. Si alguien repara en dos viejos con pantalones floreados, coletas y pelo pintado pueden dar lugar a confusión. Como aquellos que ven una nueva adolescencia en esta etapa vital. Un error. El adolescente, entre otras cosas, no sabe qué quiere. Está a merced de algo que se viene por delante, su propia vida, y que no termina de entender. Las personas mayores ya están de vuelta en el buen sentido. Saben lo que desean y a qué apuntan. Pensarlos como adolescentes es, reitero, estar confundidos. Ya lo hemos escrito e infinidad de veces hemos escuchado "todos llevamos un niño en el interior". Lo cierto es que también todos llevamos un viejo dentro de nosotros. Qué haremos y cómo conviviremos con ese viejo es, probablemente, el mayor desafío de nuestras vidas y tampoco estamos preparados para ello… Quizá hasta sea el propio miedo a la vejez el que dispare miradas y percepciones que generan emociones encontradas. ¿Por qué no hablar de "nosotros, los viejos"?

En *Diario de la guerra del cerdo*, la novela de Bioy Casares, la guerra la ganaron los jóvenes; en nuestra realidad, aún no. Bastaría preguntarle a Bioy Casares con su dandismo elegante y seductor, que llevó casi intacto hasta el fin de sus 85 años, sin por ello pintarse el pelo o caer en la tontuna. Una vida vieja y colorida, pero diferente a la que muchos aún piensan es lo normal. Quizás producto de sus miedos más profundos.

Estereotipos

El psicólogo estadounidense Gordon Allport, además de haber sido uno de los primeros que estudió la personalidad, dedicó gran parte de su vida al estudio del prejuicio. En 1954, publicó su obra *La naturaleza del prejuicio*, en donde pudo definir conceptualmente esta entidad como la acción de etiquetar de manera negativa a alguien basado en la forma de pensar que cada uno de nosotros adoptamos desde pequeños. Es parte de la conducta humana de tomar decisiones de manera rápida en base a información no cotejada o superficial y sin verificar su veracidad. El prejuicio hace ante todo un juicio infundado donde se mezcla fuertemente el componente afectivo.

Cuando este prejuicio se da sobre las personas mayores es diferente. El primero que describió este fenómeno fue Robert Butler. Este médico también estadounidense entendió que el prejuicio como tal era la base sobre la que se sustentaban las actitudes negativas hacia las personas a medida que envejecían. Así, el prejuicio y la actitud negativa contribuyen a la creación de estereotipos y discriminaciones que se aplican a las personas por el solo hecho de cumplir años. Butler, en 1969, denominó esta conducta en inglés *viejism*, lo que en español ha sido traducido y utilizado como *edadismo*. En nuestro medio, el profesor Leopoldo Salvarezza le gustaba utilizar la expresión *viejismo*, por aquello tan particular que denota la expresión viejo y que según él representaba mucho más a nuestra forma de pensar. El problema es que el estereotipo como se sabe provoca segregación y discriminación. Separa. Divide. Rechaza. Actúa como un falso cliché. Se produce generalizando, naturalizando situaciones de una minoría hacia todo un universo, en este caso de los mayores. Un fenómeno curioso, pero no por ello sintomático de la sociedad, es que la evidencia muestra que cuanto más primitiva es la sociedad investigada en términos comparativos con las sociedades industrializadas, las actitudes hacia las personas mayores son más positivas. Un ejemplo de lo que pasa en la sociedad actual es lo que ocurre cuando se suele preguntar a la gente qué porcentaje de personas mayores cree o piensa que vive institucionalizada. Las respuestas suelen ser mucho más elevadas que la realidad. Cuando les pregunté a mis estudiantes de segundo año de la carrera de Medicina de la Universidad Nacional de Mar del Plata qué porcentaje de personas mayores creían ellos que se encuentra institucionalizada, el rango de respuestas osciló entre el 90% y el 4%. Apenas hubo seis respuestas que señalaron un dígito, frente a un promedio que pensaba en ese momento que entre el 40% y el 50% de las personas mayores vivían en instituciones como residencias, asilos, hogares u hospitales. En países de América Latina, la institucionalización de adultos mayores escasamente supera el 4% como promedio, lo que nos muestra que los mayores están en sus casas, en sus comunidades.

Pero si de estereotipos se trata, los límites del etiquetamiento suelen ser difícil de encontrar llegando a rótulos como los del "viejo verde", la "incapacidad de aprender" de los mayores, el de una "vejez desgraciada", "el conservadurismo" e "inflexibilidad" o el de la incapacidad para sentir placer o la falta de "sexualidad". Sin olvidar por supuesto el de "todos los viejos son iguales".

Este tipo de situaciones ocurren en todo el mundo. Veamos el caso estadounidense. La generación de los *baby boomers* (aquellos que nacieron entre 1946 y 1964) es la más exitosa, con mayor grado de confianza, pero al mismo tiempo más individualista que se ha visto sobre la tierra. Ellos son los responsables de haber convertido a los Estados Unidos en primera potencia mundial. La mayor parte de ellos han disfrutado de una envidiable calidad de vida, sin embargo, hoy están frente a un problema colectivo: la discriminación. La Asociación Estadounidense de Retirados y Pensionados que nuclea a más de 38 millones de personas mayores de 50 años, refleja en sus estudios que dos tercios de sus miembros han sufrido o han sido testigos de la discriminación por su edad. A pesar de lo que ocurre en ese país que, además, se repite en prácticamente todo el mundo, todos los expertos coincidimos en que la educación es el mejor medio para contrarrestar estos prejuicios que generan conductas no deseadas. En ello, las relaciones intergeneracionales que tocaremos más en detalle en el próximo apartado son fundamentales. En ese sentido, América Latina tiene mayor ventaja que otras sociedades, ya que las interacciones familiares y los intercambios de apoyo entre personas mayores y los más jóvenes de la familia son muy frecuentes por ser parte de la cultura. Es este intercambio el que nutre el tejido familiar y permite romper con las estereotipias. Los mayores son dadores de apoyo material, consejos, tradiciones, cuidados y sabores; mientras que las generaciones más jóvenes pueden brindar a sus mayores ayudas económicas, apoyo emocional, cuidados en momentos de enfermedad y ayuda doméstica. Todo ello se da muchas veces dentro del llamado fenómeno de *verticalización familiar*,[137] aquel por el cual conviven más de dos generaciones de la misma familia bajo un mismo techo. Sin embargo, no todo es como parece. Mi amiga Betty, a sus casi 87 años, me decía:

> Siempre le digo a todo el mundo que hay mucho racismo con los viejos; yo soy una luchadora de la vejez porque me encanta

137 Abellan, A. y Esparza Catalan, C., "Solidaridad familiar y dependencia entre las personas mayores", *Informes Portal Mayores*, 99, 2010.

la vejez, usted sabe que me encanta esta edad. Siempre cuento que cuando era joven era feminista y ahora soy viejista. Lo que yo busco es entender la vejez; no entendemos la vejez. Le digo una cosa primaria y usted la debe saber mejor que yo porque es un especialista: la gente que lo quiere a uno, mis hijos, por ejemplo, que son divinos conmigo, usted no puede imaginar lo generosos, buenos, que son conmigo, pero en su amor me quieren proteger. Ahora, proteger es lo que se hace con los nenes chiquitos. A los chiquitos hay que llevarlos de la mano; si no se los lleva de la mano no se los protege…

Más claro imposible, ¿cierto?

Clandestino

Fue en 1999, quizás en 2000. El lugar: mi consultorio en Buenos Aires. Mi abuelo, que en ese momento andaba por los 83 años, no tuvo mejor idea que recomendarme a su mejor amigo y así se me presentó en la consulta. Era su amigo de toda la vida. Le decían Chungo y nos conocíamos de encuentros familiares varios. Su porte era delgado, pintón, un cabello rubio que casi había tornado a plateado natural. Su postura delataba que era un tipo de éxito, de esos a los que bellas mujeres nunca le faltaron. Decidí que nos viéramos en un bar cercano, dada la confianza previa. Supuse que era donde más cómodo se sentiría y no me equivoque. Era un día de buena temperatura, había luz y la tarde comenzaba a caer. Un buen momento para un café cómplice.

El diálogo comenzó por una queja típica de aquellos que doblan los 70 casi arrimando a los 80 años. De hecho, calculo que en ese momento él ya los tenía, y no solo eso, los llevaba con mucho garbo.

Igual nadie le daría esa edad porque aparentaba menos. Ventaja del género masculino. No recuerdo si era dolor de hombros, ciática o malestar de columna, no lo recuerdo. De lo que sí me acuerdo era que él, como muchos pacientes, al poco tiempo de dialogar me decían que sentían como si nos conociéramos de mucho tiempo. Esa era la parte que me gustaba. Ese era el comienzo del diálogo más rico, más ameno y más íntimo. Con el flaco no fue la excepción.

Me contó que estaba casado con la misma mujer desde hacía muchos años y que la quería mucho. Pero —y en este caso un "pero" no inhabilita todo lo previo— en algún momento de su vida había conocido a una joven. Una dama que apenas pasaba los 20 cuando él ya estaba cercano a los 40 años. El caso es que se enamoraron y decidieron andar juntos, compartir, dialogar, confesarse y quererse... clandestinamente. Me confesó que después de muchos años de verse, ella, que ya tenía una pareja, no dejaba de verlo y que él entonces le sugirió que debía hacer su propia vida. Eso implicaba casarse con ese hombre que la amaba, que ella debía y tenía derecho a hacer un camino propio. Así lo hizo ella, se casó e hizo familia… pero se siguieron viendo con el flaco.

Fue ese momento del diálogo, el momento cómplice, ameno e íntimo de la consulta, cuando me dijo casi como al pasar, casi sin querer queriendo, que después de casi o más de cuarenta años de conocerse, amarse, verse y compartirse clandestinamente, habían decidido terminar con la relación de mutuo acuerdo, como habían hecho todo lo que pudieron hasta ese momento de sus vidas.

Solo pude decirle que me sentía un tonto hablando de su dolor de columna, ciática u hombro. Que eso ya no importaba. Solo atiné a decirle: "flaco, vos te estás separando del amor de toda una vida. Eso es lo que te duele". Abrió los ojos. Hubo un silencio de miradas compartidas, una mueca de complicidad que se transformó en risa triste. Me miró y asintió. "Sí, Dieguito, eso es lo que me duele...".

A partir de allí, creo que solo nos vimos un par de veces más. Siempre supimos del uno por el otro a través de mi abuelo. Siempre nos sentimos cerca en la lejanía. Preguntábamos por el otro. El flaco falleció años después de nuestro encuentro "médico". Yo ya estaba viviendo en el exterior cuando recibí la noticia y me pregunté si su amor estaría presente en su despedida final. Si habían vuelto a verse...

En un viaje de regreso al país le pregunté a mi abuelo qué había pasado con esa relación. "Ella estuvo allí", me contestó. Estuvo como también estuvo la Garota de Ipanema cuando murió Tom Jobim en Nueva York, casi de incógnito. Pero mi abuelo la vio. Cuando me despedía de él para regresar me dijo que su amigo y la chica "fueron dos personas que sufrieron de lo mismo, compartieron sus penas..."; antes de cerrar el portón de su casa, me miró y con su sonrisa cómplice, me dijo: "Portate bien, no seas quilombero como tu abuelo", y nos despedimos.

Igual, pero con menos frecuencia

Armando llegó a mi consulta con 84 años, un gran dolor de cadera que le dificultaba la deambulación y muchas ganas de hacer cosas, entre ellas las que el resto de las personas —en general más jóvenes que él— piensan que no se pueden disfrutar pasados los 80, como el sexo; y Armando no solo disfruta de su vida sexual, sino que lo hace con su compañera que no es su pareja de toda la vida, ya que enviudó hace muchos años. Como él dice, es su novia.

Para los médicos, hablar de este tema no es algo fácil. Dos motivos principales suelen hacer de barrera. Durante nuestra formación no suele hablarse o enseñarse lo que incumbe a "eso" y nos hacen creer que "eso" no puede ser realizado y disfrutado por personas mayores de edad que podrían ser... ¡nuestros abuelos! Los médicos desde hace unas décadas estamos en "alerta" por lo que ha significado la epidemia del VIH/sida en el sentido que, a la fuerza, trajo a nuestros consultorios diálogo y discusión sobre sexualidad y sus diferentes prácticas. Hoy hablar de sexo en nuestras consultas es rutinario, aunque muchas veces no estemos o no nos pensemos preparados.

Nunca ha existido tanto interés en este tema. Mucho de esto tuvo que ver con la aparición del viagra y también de otras ayudas que mejoran o provocan mayor deseo y, por qué no, facilitan erecciones fulminantes, lubricaciones generosas o reducen el disconfort que para muchas personas implica el acto sexual. Sí, no a todo el mundo le viene bien esta práctica. Lo que está claro es que nunca ha habido tanto interés de la industria por estos temas, la demanda es demasiada y ellos lo saben. Si a eso se le agrega el reconocimiento de las diferentes identidades, la formalización de las uniones entre personas del mismo sexo y la intensidad con que se vive la nueva longevidad, situaciones como las de Armando son y serán cada vez más frecuentes, no olvidemos que una sexualidad plena hace una gran parte de la satisfacción de vida. La ecuación que me planteó Armando durante nuestra consulta es razonable y seguramente la mayoría de nosotros estaríamos de acuerdo con él: si a medida que vamos acumulando años mantenemos interés por nuestros amigos, familia y vida social, por nuestra pareja, por el cuidado del cuerpo, ¿por qué no mantenerlo por la propia vida sexual?

La sexualidad, a medida que pasan los años, va cambiando como cambia nuestro organismo, pero eso no significa que desparezca el deseo ni el placer. Hay dos puntos que sí me parecen importantes considerar cuando hablamos de sexualidad y personas mayores:

- La actividad sexual es muy importante en la vida de muchas personas mayores.
- Existe una tendencia al declinar de la actividad sexual con la edad.

Tener en cuenta estas dos cuestiones debe hacernos, cuanto menos, no menospreciar la importancia y mucho menos evitar tocar este tema en la consulta. Aspectos como la naturaleza de las relaciones sexuales actuales, el pasado y el presente desde el punto de vista comparativo, la frecuencia y el tipo, así como los cambios que el devenir del tiempo ha provocado en nosotros mismos deben ser considerados y analizados al hablar de sexualidad. Estos aspectos pertenecen a la esfera de la intimidad y muchas veces observamos cómo prejuicios y mitos intentan convencernos de que las personas mayores viven un declinar de posibilidades. Esta construcción social fue la que dominó durante muchos años la percepción de la sociedad, sin pensar que cada uno de nosotros seremos mayores el día de mañana; mayores a los que seguramente nos gustaría vivir en pleno de derecho de nuestras decisiones y conductas. Así como se transforma nuestro organismo, nuestros gustos y costumbres, la sexualidad también se transforma. No es razonable mantener relaciones sexuales como a los 20 años, pero sí podemos adecuarnos para poder disfrutarlas en el momento que nos toque. La narrativa actual suele vincular sexualidad con un único comportamiento como es el coito con penetración que debe finalizar en orgasmo. Una idea lineal y básica para todo lo rico que nos puede ofrecer una sexualidad plena. Hablar de sexualidad en adultos y adultos mayores es mucho más amplio, involucra expresiones muy diversas, que, en gran parte, no se encuentran afectadas por la edad. La sexualidad adulta es emoción y comunicación, es algo de a dos que se hace por pasión y no con presión. Allí es cuando la experiencia acumulada por los mayores puede hacer que el disfrute y placer de la sexualidad, no solo no disminuya, sino que sea mayor.

El paso del tiempo genera cambios en la respuesta al estímulo sexual. Desde erecciones menos rápidas e intensas en el varón a lubricaciones ausentes que a partir de la menopausia son parte de la vida de las mujeres. El clásico estudio del *Consumer Report*, que luego dio nombre al libro *Amor, sexo y envejecimiento*, pudo detectar, a partir de un cuestionario que respondieron más de 4.200 personas mayores en Estados Unidos, cerca de quince factores considerados "no sexuales", que influían en la felicidad marital. Cuando la satisfacción marital es baja, la actividad sexual y el grado de placer que se obtiene a partir de ella suele estar afectada. La ecuación parece simple, aunque el desafío enorme. ¿Cómo solventar el hecho de que las mujeres son de Venus y los hombres de Marte con el paso del tiempo y la intimidad de la pareja?

La actividad sexual cambia como cambia la vida y como cambiamos nosotros, ya lo dijimos. Se adquieren nuevas modalidades, se abandonan otras y cambian las frecuencias. Todo ello modulado por la nueva intensidad que impone esta nueva longevidad, el velo corrido que hoy nos permite acceder a ayudas o recursos, como son las dinámicas *Tupper-sex*,[138] o ayudas farmacológicas, como el mencionado viagra.[139] En una charla que mantuvimos con el poeta y ensayista Santiago Kovadloff sobre este tema me dijo:

> Uno de los fenómenos más interesantes de envejecer es lo que ocurre con el amor, entendido esto desde el plano de las relaciones afectivas como también en el plano de la sexualidad. Porque la sexualidad ha sufrido un proceso revolucionario en la medida que la naturaleza ha dejado de tener la última palabra, en términos de lo que podría llamarse habilitación o posibilidad de una genitalidad plena. En consecuencia, esto, especialmente en el caso de los varones, ha contribuido a que la autoestima no se vea expuesta a la jubilación sino a un nuevo protagonismo.

El sexo en la vida de las personas que pasaron los 50 suele ser predominantemente placer y comunicación, solo en una minoría es con fines de reproducción. Ya lo dice el dicho "cuando se cierra la fábrica, se abre el circo", y qué mejor que asumirlo, tomando precauciones. Con relación a la actividad sexual, la proporción de los que creen que las personas mayores tienen actividad es mayor en comparación con la creencia en la posibilidad de enamoramiento: alrededor de un 80% sostiene que los adultos mayores tienen

---

138 *Tupper-sex:* la prensa bautizó con este nombre, por su similitud con la dinámica de venta a domicilio, al fenómeno de una reunión de mujeres que puede convertirse en un encuentro diferente y divertido de la mano de una asesora que organiza esta clase de eventos, donde se habla de sexualidad y se ofrece una gran variedad de artículos para la intimidad.

139 El viagra o sildenafil, su nombre farmacológico, se usa para tratar la disfunción eréctil en los hombres, impotencia, incapacidad para tener una erección o mantenerla. Fue el primer fármaco en su tipo en salir a la venta, hoy existen nuevos fármacos con mejor resultado y con muchos menos efectos adversos, como el tadalafilo.

una vida sexual activa, según responden las personas mayores en Argentina. En los Estados Unidos el número de adultos mayores con pareja estable que se calificaban de "muy felices" era un 60% mayor en aquellos que tenían relaciones sexuales más de una vez al mes. Otro estudio publicado en *The New England Journal of Medicine*[140] mostró que el 73% de los estadounidenses entre 57 y 64 años practicaban sexo. La cifra bajaba al 53% entre los 65 y los 75 años, y caía hasta el 26% a los 85. En España, el 62% de los hombres y el 37% de las mujeres mayores de 65 años son sexualmente activos, según la Encuesta Nacional de Salud y Sexualidad realizada en 2009 sobre casi dos mil adultos mayores.[141] Pero también existen otros factores que limitan la actividad sexual en ambos sexos como ser mayor de 75 años, no tener pareja, poseer un bajo nivel educativo, una mala percepción de la propia salud y la sexualidad, padecer dos o más enfermedades crónicas y tomar dos o más medicamentos.

Sexo, afectividad y felicidad son un eje indisoluble. ¿Pero cuáles son los cambios más importantes que ocurren con el tiempo, en hombres y en mujeres?

140 Lindau, S.; Schumm, P.; Laumann, E.; Levinson, W.; O'Muircheartaigh, C. y Waite, L., "A study of sexuality and health among older adults in the United States", *The New England Journal of Medicine*, vol. 357, 2007, pp. 762-774.

141 Palacios-Ceña, D.; Carrasco-Garrido, P.; Hernández-Barrera, V.; Alonso-Blanco, C.; Jiménez-García, R. y Fernández-de-las-Peñas, C., "Sexual behaviors among older adults in Spain: Results from a population-based national sexual health survey", *The Journal of Sexual Medicine*, vol. 9, 2012, pp. 121-129.

Cambios más frecuentes en la función sexual del hombre relacionado al paso del tiempo

- El grado de satisfacción sexual no varía con el paso del tiempo.
- El deseo puede decrecer, pero hay una amplia variación.
- La actividad puede decrecer, pero también está sujeta a gran variabilidad.
- La erección requiere mayor tiempo de estímulo.
- La disfunción eréctil aumenta su prevalencia con la edad.
- Aumenta la duración del periodo refractario (el tiempo entre eyaculación y nueva erección).
- Disminuye la concentración de testosterona en sangre.
- La hormona luteinizante también disminuye con el paso del tiempo.

Cambios más frecuentes en la función sexual de la mujer relacionados al paso del tiempo

A diferencia del hombre, la mujer se ve afectada por relativamente menos factores para su actividad sexual. Impactan de manera significativa su estado marital, la edad y el grado de satisfacción por la actividad sexual relacionada a la experiencia pasada. Sin embargo, y comparativamente con los varones, la mujer suele experimentar una mayor disminución tanto en el deseo como en la actividad sexual. Elementos predictores de un deseo disminuido suelen ser la falta de confianza en el compañero, trastornos de la salud mental y abuso de sustancias por su pareja.

Un antiguo paciente psicoanalista, al que llamaremos Juan Carlos, hablando sobre este tema en una oportunidad me dijo que

> la práctica sexual en un hombre que es mayor o que empieza ser mayor, nunca es disociada, no es genitalidad. Con mi mujer tenemos una vida sexual muy intensa y esporádica, pero muy intensa, muy cariñosa y con mucho interés mutuo en cuanto a la práctica propiamente dicha. Pero mucho más esporádica y esto tiene que ver también, me parece a mí, con el descubrimiento de lo extraordinariamente sutil y gradual que es el envejecimiento. ¿Cómo fue que el deseo y la actividad sexual se convirtieron en una actividad esporádica cuando ayer eran preeminentes?

Fue entonces cuando le pregunté si , así como en la vida y con el tiempo uno se vuelve más selectivo, la sexualidad también pasaba a ser otra dimensión de esa selectividad. Su respuesta fue que le resultaba "curioso y esto se añade al sentimiento creciente de libertad para poder pronunciarse. La menor presión a lo que podríamos llamar la obligación de... el Superyó también envejece, la vida envejece. Entonces yo me siento mucho más libre a decir que no ante ciertos apremios sociales… En otra época hubiera dicho: 'Porque tengo mucho trabajo'. Ahora me escucho decir: 'Porque no tengo ganas'".

Cuando me tocó hablar de amor y sexo con una mujer, quien mejor lo pudo expresar fue Lía, con quien aún mantengo encuentros y amenas charlas desde que nos reencontramos luego de veinte años cuando decidí entrevistarla para mi primer libro *De vuelta. Diálogos con personas que vivieron mucho (y lo cuentan bien)*. Lía había sido mi profesora de psiquiatría en el Hospital Italiano de Buenos Aires. Le pregunté cómo era el amor a los ochenta y tantos.

Es más selectivo, desdichado, porque a esta altura es como decía Woody Allen: si uno es totalmente hétero se pierde la mitad de la humanidad. Es más selectivo, eso es complicado, eso es bastante más complicado. Lo que pasa es que el enamoramiento, uno siempre está enamorado de algo o de alguien, de una tarea, de una investigación, de un estudio, de una persona, del grupo de alumnos de primer año, como me dicen siempre: vos te enamoras de los de primer año y después se te va el enamoramiento. Lo cual es cierto, porque después les empiezo a ver las cosas que no están bien y me desenamoro. Es más selectivo, este es el problema, y no es tan fácil. Es difícil suponer que alguien se puede enamorar de una mujer de 83 años que tiene la cara llena de arrugas. ¿No es raro? Bueno, no pido respuestas, pero es un poco lo que me da vueltas. No es posible, no, está confundido, le debe pasar algo. Eso de cómo alguien se puede enamorar de mí no lo sé, no entiendo, pero bueno, ocurre.

Como me dio juego y transmitió confianza en su respuesta decidí ir más lejos. ¿Hay sexo a los 80?

Hay, sí, lamentablemente sigue habiendo, el sexo no desaparece ni los orgasmos desaparecen. No sé hasta cuándo, no te lo puedo contar todavía. Cambia la frecuencia, pero no la intensidad, por ahí de más joven se necesita más frecuencia de descarga sexual, cambia la frecuencia, eso sí, pero la intensidad no, no cambia. No, para mí no, no pierde nada, lo que pierde es frecuencia, eso sí, absolutamente. Yo funciono con la idea de que no tengo un cuerpo, sino que soy un cuerpo, entonces bueno, ese cuerpo tiene la mente como un acorde, algo que surge de variables del cuerpo.

Por lo visto según nos cuentan Armando, Lía o Juan Carlos las cosas cambian, pero no tanto en el sexo según pasan los años. Parte de este cambio parecería ser más en lo cuantitativo que lo cualitativo. Quizás, por eso, suene más relajado escuchar el famoso comentario "más vale calidad antes que cantidad" a que directamente nos digan que el sexo es igual que antes solo que con menor frecuencia. ¡Igual a ellos tres, como se dice en México, les vale la madre! Y que así sea.

Citas a ciegas y almas gemelas en la era de la nueva longevidad

Personas de todo el mundo utilizan sitios de citas y aplicaciones de citas para buscar almas gemelas. Las aplicaciones de redes sociales como Tinder han demostrado ser una excelente manera de encontrar coincidencias, especialmente si sabés lo que estás haciendo; y así como hay lugares en la vida real para que la gente madura encuentre parejas, también hay sitios de citas para personas mayores que buscan almas gemelas. En Estados Unidos, tres de cada diez *boomers* no tienen pareja, por eso no es de sorprender que sea un grupo que aumente y se adapte a estos nuevos recursos. Una de las aplicaciones de más uso entre personas 50+ en ese país es Stich, una aplicación de "búsqueda complementaria" según se define, a diferencia de Tinder, que tiene como objetivo establecer personas mayores geográficamente cercanas para fines tan diversos como el romance, actividades o conversaciones telefónicas sencillas. Sin dudas un recurso más para paliar la soledad, el aislamiento y estar socialmente conectados, aunque muchas veces sea por el corazón y el amor, y no está nada mal.

Ocurrió en la primera fila. Una mesa casi al borde del diminuto escenario. La complicidad entre público y cantante era invisible para el novato. No era su caso.
Sobre la mesa se disponía el resto de un menú clásicamente porteño, de los cien barrios. El vino era un Toro, vino de mesa. Se emparejaba con un sifón de medio litro. Los platos ya no estaban y el postre se adivinaba. Ella sabedora de la atención que le dispensaba el cantante disparó sin meditarlo. Él, micrófono en mano, sonrió gustoso. Las dos guitarras que secundaban afirmaron y desgranaron acordes de un tango añejo… tango del 62, música de Troilo y letra de don Cátulo Castillo... Desencuentro.
Era la mesita de la primera fila. De allí partió el deseo. Su cara se iluminó y dio el marco a una cabellera blanca inmaculada. Extendió, buscó con la mano y encontró su amor. Él con sus ochenta y tantos. La letra dice "Amargo desencuentro, porque ves que es al revés".
No fue el caso. Mirándose viajaron de la mano. Juntos.

Breves relatos de la crónica distraída, 2013

De claves y mitos (sexuales)

Si hay algo lleno de creencias, mitos, falsedades y otras elucubraciones es el sexo. Aún más, si es la sexualidad de las personas mayores. Aquí resumimos dos de las claves más relevantes para considerar en la sexualidad adulta y cinco de los mitos más comunes que rodean la sexualidad de las personas mayores.

#Clave 1: La falta de comunicación con su médico suele ser lo primero que debe superarse para poder resolver las dificultades que se plantean en su vida sexual si es que piensa que su médico puede ayudarlo. Esto suele ser una tarea de a dos, del paciente y del médico.

#Clave 2: Dar continuidad al pensamiento juvenil que el hombre tiene como objetivo lograr una erección duradera y llegar al orgasmo en el mismo momento que la mujer y si es posible que ella logre varios orgasmos, conlleva a frustración y desencuentro. Cambie su manera de pensar, no es ese el camino.

#Mito 1: Las personas mayores no tienen interés por la actividad sexual ni tienen deseo. ¡Falso!

#Mito 2: Los mayores no tienen la capacidad física para poder mantener relaciones sexuales satisfactorias. ¡Falso!

#Mito 3: Las personas mayores pueden hacerse daño o sufrir descompensaciones cardiacas por realizar o mantener actividades sexuales. ¡Falso!

#Mito 4: El placer que obtienen los mayores durante las relaciones sexuales es menos intenso llegando incluso a desaparecer: ¡Falso!

#Mito 5: Las personas mayores que viven en residencias u otras instituciones no tienen deseos ni necesidades sexuales. ¡Falso!

7
Pensando nuestra segunda mitad

Saludables, activos y seguros

¿Dónde está la felicidad? Pregunté y la respuesta no se demoró: "Si pudiera darte una receta diría que en el entusiasmo. Por ejemplo, a mí me pagan para trabajar acá, pero si no me pagaran yo pagaría para que me dejaran trabajar, porque yo ahora estoy desarrollando ideas que se me han ocurrido en los últimos cinco años. Antes tenía otras. Todos los viejos inteligentes que conozco son viejos entusiasmados con algo, con un berretín, si querés, pero no conozco ningún tipo boludo que se siente a mirar la televisión. Y no, esos se van... Porque además nuestro cuerpo tiene una economía muy grande con nosotros: vos, por ejemplo, te fracturas una pierna y te la enyesas, y es como si tu organismo dijera: ah, vos no lo vas a usar, me llevo el hueso y los músculos. Y al mes, cuando te sacan el yeso... Los astronautas, que pasan cuatro meses en gravedad cero, como el esqueleto está preparado para soportar 70 kilos, bajan hechos unos calamares. El problema ya no es cómo se los mantiene allá arriba, es cómo haces para que no se atrofien. Entonces creo que el entusiasmo en lo que estás haciendo es fundamental".

Quien me contestaba de esta manera es Marcelino Cereijido, el más argentino de todos los mexicanos que he conocido y esa respuesta es parte de la charla que mantuvimos en su laboratorio del Instituto Politécnico Nacional en la Ciudad de México. Marcelino, quien entre sus múltiples actividades es médico, profesor, investigador, divulgador científico y escritor, encerraba en sus palabras lo que creo es el gran secreto de un envejecer exitoso: salud, trabajo, seguridad de pertenencia y de un ingreso económico. En gran medida hemos ido desarrollando estos diferentes aspectos a lo largo del libro. Ahora bien, poder llegar a sus 80 años de esta manera exigió una construcción que en parte condicionó su espíritu optimista, pero también su decisión personal.

Estar saludable, activo y con un cierto nivel de seguridad es un reto del siglo XXI. El paradigma de la nueva longevidad cuestiona con fuerza una visión del adulto mayor dependiente, receptor de cuidados y en un rol estereotípicamente pasivo, una visión, por otro lado, muy anclada en el modelo médico centrado en el hospital y el carácter curativo que predominó en los cuidados de la salud durante gran parte del siglo XX. También viene a cuestionar la jubilación tal cual la entendemos, los modelos de trabajo y consumo actuales y hasta el papel que el resto de la sociedad debe darles a las personas mayores. Estar saludable es consecuencia de haber tenido hábitos saludables desde tiempos de niñez y juventud. En eso va una parte de la educación que recibimos, pero también una decisión personal. Estar saludables nos permite tener mayor autonomía y así poder mantenernos incluidos en la sociedad. Ser una persona saludable permite trabajar y así participar socialmente. La salud otorga vigencia. Esta inclusión social se puede dar por medio del trabajo sea remunerado o no; ambos diferentes, ambos con ventajas y desventajas. Sin embargo, todos esos aportes, sea el trabajo, el cuidado que podamos ofrecer a otros, lo que podamos brindar a la comunidad y poder aprovechar las oportunidades que el entorno nos brinde, dependerán en gran medida de nuestro estado de salud. La mayoría de los problemas de salud que nos afectan en la etapa 50+ son consecuencia de las llamadas enfermedades crónicas; lo bueno de ello es que podemos prevenirlas de jóvenes. Por eso, es importante visualizar la segunda mitad como un momento de construcción donde no hay fecha de caducidad, donde nunca es tarde.

En Corrientes, en el noreste de Argentina, vive don Ignacio que con 92 años decidió terminar sus estudios primarios. El caso de don Ignacio Cervin nos muestra algunas cuestiones sobre lo que hemos hablado. Una de ellas es que además de una buena condición de salud que lo permita, el hecho de poder aprender y capacitarse son fundamentales para gozar y ejercer un envejecimiento activo. ¡Es más! A la luz de la evidencia hoy sabemos que aquel que se capacita y eleva su nivel de educación y conocimiento suele gozar de mejor salud. Es un maridaje excepcional. La teoría más consolidada es que junto a descubrir y al aprendizaje florecen los proyectos y con ello la satisfacción vital, algo muy próximo a la felicidad. Lo mismo de lo que habla Cereijido al inicio. De hecho, aprender, ya es todo un proyecto con que llenar de vida los años de quienes deciden que la nueva longevidad sea una etapa de vida con calidad de vida. Cuando le preguntaron a don Ignacio porque había decidido retomar sus estudios, respondió que "quería cerrar este ciclo"; un ciclo que había comenzado en su niñez pero que se vio truncado por la necesidad de salir al campo en busca del sustento. Hoy don Ignacio cerró el ciclo. Sin embargo, ya piensa en una nueva etapa que se abre: escribir un libro. Porque para aprender y ser protagonista no hay edad. Mucho menos en esta nueva longevidad de la que don Ignacio da ejemplo. ¡Enhorabuena don Ignacio!

Así como don Ignacio en su Corrientes natal supo encontrar su proyecto de vida, nadie escapa al momento de decidir cómo quiere transcurrir ese tiempo futuro. También en algún sentido no tan cordial le ocurrió a Mario Bunge que debió encontrarle la vuelta a un momento delicado como es el retiro obligado:

> Me retiré con una jubilación muy baja por dos motivos, primero porque llegué a Canadá cuando tenía 47 años de edad, de modo que pude contribuir al fondo de jubilaciones solamente unos pocos años. Segundo porque al llegar a los 65 años mis queridos colegas me jubilaron de "prepo" porque cometí la peor de las deslealtades que se puede cometer en la universidad. Yo publicaba un libro por año y ellos no publicaban nada. Esa deslealtad hay que castigarla. En todo caso, me hicieron la vida miserable, pero por otro lado tengo una ventaja sobre ellos, yo continué haciendo lo que quería, continué trabajando, incluso cuando podía daba cursos. Yo pensaba en mi propia filosofía, ellos hacían filosofías de segunda mano porque todos eran especialistas en Hagel, en Chomsky o en alguien, yo lo hacía de primera.

Al mal tiempo buena cara. Marcelino, Don Ignacio y el gran Mario Bunge. Tres casos muy diferentes, pero al mismo tiempo viviendo situaciones parecidas: reinventarse y encontrar un proyecto de vida. Ya lo dice el dicho, "el que tiene un por qué, consigue un cómo". Ellos tres lo hicieron. ¿Usted ya pensó cuál será su camino para llegar saludable, activo y con seguridad?

A envejecer se puede (y se debe) aprender

En 1934, el neurocientífico y premio Nobel español Santiago Ramón y Cajal en su última obra, apenas finalizada antes de su muerte, *El mundo visto a los 80 años*, se preguntaba:

> ¿Cuándo comienza la vejez? Hoy que la vida media ha crecido notablemente, llegando a los 45 o 50 años, las fronteras de la senectud se han alejado. Aun cuando sobre esta materia discrepan las opiniones, no parece temerario fijar en los 70 o 75 años la iniciación de la senectud. Ni deben preocuparnos las arrugas del rostro —que significan pérdida de grasas y aligeramiento de lastre—, sino las del cerebro. Estas no las refleja el espejo; pero las perciben nuestros amigos, discípulos y lectores, que nos abandonan y condenan al silencio. Tales arrugas metafóricas, precoces en el ignorante, tardan en presentarse en el viejo activo, acuciado por la curiosidad y el ansia de renovación. En suma; se es verdaderamente anciano psicológica y físicamente, cuando se pierde la curiosidad intelectual, y cuando, con torpeza de las piernas, coincide la torpeza y premiosidad de la palabra y del pensamiento.[142]

Sin dudas un panorama no muy grato a vistas de cómo lo describió en su momento. Tenía 80 años, traspasado en cerca de treinta la expectativa de vida de ese momento en España, y el mundo era muy diferente al actual.

Cuando me embarqué en el proyecto de publicar mi primer libro,[143] la primera duda que asaltó a quienes me conocen fue si

142 Ramon y Cajal, S., *El mundo visto a los 80 años. Impresiones de un arterioesclerótico*, Valladolid, Maxtor, 2008.

143 Bernardini Zambrini, D. A., *De vuelta. Personas que vivieron mucho y lo cuentan bien*, Aguilar, 2015.

se trataría de un libro de perspectiva médica o técnica por así llamarlo, o en cambio sería una recopilación de anécdotas o buenos diálogos. Seguidamente y sabiendo de mi gusto por la escucha y la buena conversación, la curiosidad guiaba a mis interlocutores, muchos de ellos periodistas, para averiguar si había algún punto en común en esos veintidós diálogos que se pudiera descubrir. Mi respuesta fue que lo primero que pude reconocer en esos diálogos era que a envejecer se puede y se debe aprender. Allí subyace uno de los grandes secretos de la felicidad cuando uno se vuelve mayor.

La vida es aprendizaje. Desde que nacemos estamos incorporando estímulos, adaptándonos al medio, al entorno. Aprendemos a caminar, aprendemos a hablar, aprendemos a vestirnos y también a hablar una segunda lengua, a andar en bicicleta o jugar al ajedrez. Todo es aprendizaje. El tiempo es solo una variable en medio de ello, pero solo eso. Vuelvo a repetirlo, nunca es tarde para aprender. Por eso, así como se aprenden muchas otras cosas, a envejecer podemos aprender, pero para eso se necesita de reflexión, se precisa paz interior y ganas de encontrarse con uno mismo y de proyectarse en algo que llamamos futuro. La persistencia en la sensación que algo nuevo se puede aprender, la ilusión y el proyecto, todo ello debe estar presente y para eso qué mejor que aprenderlo. El filósofo catalán Salvador Paniker me dijo: "El día que no descubro algo nuevo, sea emocional o intelectual, es para mí un día perdido".

Aprender a envejecer es una respuesta que merece ser analizada al menos desde dos perspectivas. La biológica nos lleva a que el envejecer, el propio devenir del tiempo, se puede vivenciar como algo inevitable desde la plenitud o desde la pérdida. Ya lo dijimos: si hay algo que caracteriza a las personas mayores es la diversidad, no hay dos personas mayores iguales. Por otro lado, está la perspectiva social y cultural, son aquellas que hablan de la nueva longevidad como una oportunidad no exenta de desafíos. A esta adaptación al cambio hoy en muchos casos la llaman "resiliencia", una combinación de flexibilidad y resistencia, pero sobre todo de flexibilidad para superar adversidades. Soy de los que prefieren pensar y sostienen que envejecer es un premio. La mayoría de nosotros quiere vivir por mucho tiempo, pero nadie quiere envejecer. ¡Vaya paradoja! Envejecer con dignidad brinda respeto y despierta admiración. Por eso me parece necesario darle una resignificación que parte de reconocer, en la nueva longevidad, una nueva vía para entender el gran fenómeno del siglo XXI. Quitar etiquetas, dejar de lado tabúes y estereotipos forman parte de ello. Aceptar y aceptarnos de manera optimista a las nuevas e inesperadas situaciones de la vida resulta cardinal. Las lenguas primitivas suelen utilizar una única palabra para describir dos ideas opuestas. Respecto del paso del tiempo bien podríamos utilizar la dicotomía: oportunidad o crisis. De eso se trata la nueva longevidad. Durante la vida vamos continuamente adaptándonos. Es un ejercicio permanente que nos permitió sobrevivir como especie y nos lo permite como individuos. Cuando nuestra reserva y capacidad funcional mengua el equilibrio se rompe y, como vimos previamente, sobreviene la dependencia. La clave es alejar ese momento. En Japón le dicen vivir por largo tiempo y morir en un corto periodo. Pero, hasta ese momento, vivimos en continua adaptación y para adaptarse hace falta aprender. A este proceso que nos impone el entorno respondemos modificando roles, alterando vínculos y buscando otros caminos. Con el tiempo nos volvemos seleccionadores refinados. Sin embargo, en algún momento todos nos hemos mirado al espejo, pero visto de una forma diferente. Sea en la soledad previa al baño o de manera distraída al notar algún cambio que llamó nuestra atención. Y allí la pregunta: ¿qué ha ocurrido? Ha pasado el tiempo. El registro temporal como dato cronológico y también como huella subjetiva.

¿Una herida al ego? Quizás sí o quizás no. Hubo crecimiento, hubo maduración y habrá finitud. En medio de todo esto, una de las tantas preguntas que flotan: ¿cuándo me hice o cuándo me haré viejo? Cuando yo lo decida, porque envejecer es un proceso único y porque no hay una única ley que lo explique. Hay enfermedad y hay salud, que forman parte de un registro físico, pero el envejecer, en cambio, es un registro personal. Nos pertenece y de manera diferente a cada uno de nosotros.

Nos enseñan que la vida es algo lineal, una recta entre dos puntos. Blanco o negro, sin grises intermedios. La vida misma se encarga de mostrarnos lo opuesto. Ni una línea, ni dos colores. ¿Por qué envejecer debería ser algo lineal? ¿Por qué el devenir algo igual para todos? Estar en cada edad con arreglo a ese momento vital es perentorio como un camino que nos permita llenar de vida los años de nueva longevidad. La curiosidad se dice que es algo innato, pero en cada uno existe ilusión. Por ello, la significancia del devenir como momento de aprendizaje. De aprender a aprender como un estado de ánimo sobre el que podemos tener influencia y la pregunta como motor de cambio: ¿qué vejez nos gustaría vivir? Cuando conversamos con el prestigioso artista plástico, Yuyo Noé, al despedirnos en su estudio del barrio de San Telmo en Buenos Aires, me dijo: "Para mí envejecer es cuando te quedás sin interrogantes". ¿Y a usted cómo le gustaría envejecer?

Lecciones desde el sol naciente

Fue un domingo de diciembre por la mañana cuando, caminando por el centro de Montevideo, pude ver cómo en torno al monumento a Artigas en plena Plaza de la Independencia se arremolinaba gente, mientras se rendía un homenaje al prócer oriental. Para mi sorpresa, quien estaba junto al presidente uruguayo era el primer ministro de Japón, Shinzo Abe, que acababa de terminar su participación en la reunión del G20 en Buenos Aires. Ver a los dos principales gobernantes de las naciones con mayor envejecimiento poblacional en el mundo y en nuestra región, me hizo reflexionar sobre cómo el conocimiento y la experiencia de uno podría transferirse y aplicarse en nuestros países. En Japón se están sucediendo una serie de factores que a cualquier gobernante responsable lo preocuparían por sus consecuencias a futuro. Por eso, son muchos los que están prestando atención a que ocurre con el fenómeno del envejecimiento en ese país. Además de ser el país con mayor expectativa de vida en el mundo, Japón hoy se enfrenta a una disminución como nunca se había visto en su tasa de fertilidad que se da a una velocidad sin precedentes.

Veamos estos dos puntos. La expectativa de vida en Japón actualmente es de 84 años en promedio, y las personas mayores de 65 años llegan a 28% de una población que alcanza 127 millones aproximadamente. Este porcentaje es superior al de países como Alemania que cuenta con un 21% de su población 65+, Estados Unidos 15% o el 6% de India; por si fuera poco, Japón en 2018 quebró la línea de contar con más de 70.000 centenarios. Sobre la tasa de fertilidad, la otra variable que juega en torno al equilibrio demográfico de un país, en 2016 era de 1,44 bastante alejado del 2,1 que está establecido como nivel de recambio poblacional. Las causas por las cuales los japoneses no son entusiastas a la hora de tener hijos podrían radicar según los especialistas en el hecho de la poca oportunidad que existe para la gente joven en el país, a pesar de que la tasa de desempleo está en alrededor del 3%. Pero, además, cuenta fuertemente el factor que la mujer está privilegiando su desarrollo personal y profesional al hecho de ser madre. Lo cierto es que Japón desde hace unos años viene perdiendo población a un ritmo cercano a los 300.000 habitantes anuales. Un número nada desdeñable. Frente a esto el desafío que implica poder pensar desde el nivel de gobierno cómo se gestionará una sociedad donde las personas viven cada vez más. En ese sentido Japón está desarrollando una serie de reformas que deberían ser observadas por países como los nuestros que marchamos más retrasados en la transición demográfica. Una de ella tiene que ver con facilitar la tasa de empleo de las personas 65+. Para ello se están emprendiendo reformas que permitan llevar la edad de la jubilación por arriba de los 65 años, además de incentivar el empleo de este grupo de personas. El país es quien posee una de las tasas más altas de personas empleadas de estas edades. Que una de las primeras 7 economías del mundo esté preocupado por esta situación relacionada no es un tema menor, se estima que la actual fuerza de trabajo japonesa que oscila en 67 millones de personas disminuya a 58 millones en 2030. Por eso, otras de las medidas que considera el gobierno japonés es pagar por *seniority*, que no es más que reconocer el valor del trabajador con muchos años de experiencia. Pero Japón no solo nos puede enseñar sobre medidas de política pública que impactaran en la sociedad, también puede hacerlo con tradiciones o principios que podrían explicar porque en la isla de Okinawa a unas tres horas de vuelo desde Tokio existe la zona azul donde vive la mayor concentración de personas centenarias del mundo. Uno de estos principios o razones lo desarrollamos en el sexto capítulo, donde en el apartado "Mi amigo Bumpei y su *ikigai*" hablamos del *ikigai*, un principio o filosofía de vida mundialmente reconocida de la cultura japonesa, cuyos miembros interpretan como la razón de ser, la razón de levantarse por las mañanas. Un principio muy anclado en la costumbre de madrugar y así, poner en sintonía regulaciones hormonales que afectan el estado de ánimo con el movimiento del sol. Es conocido la devoción de los japoneses por el fenómeno del sol naciente.

En Okinawa particularmente es muy fuerte una tradición conocida como *moai*. Este concepto refiere al grupo de amigos que brinda sostén a lo largo de la vida. Aquellos amigos con los cuales podemos compartir las buenas pero, sobre todo, los malos tragos o noticias que nos da la vida. Los okinawenses se toman su tiempo para ello, y lo hace en general con frecuencia semanal en los que comparten la ceremonia del té con charlas que puede ser desde temas sociales, familiares y hasta económicos. Es una tradición que responde antiguamente al hecho de conformar grupos de amigos en la infancia que con el paso del tiempo pasarían a constituir una familia extendida para brindarse apoyo a lo largo de la vida. La evidencia actual es suficientemente robusta para saber que el nivel de conexiones sociales influye en la longevidad y felicidades de las personas, pero lo que subyace entre el sostén social, el bienestar y la felicidad radica que el capital humano que se crea. La confianza y sensación de pertenencia guardan una relación positiva con el bienestar y la calidad de vida algo que, además, se ve aumentado en aquellas personas que realizan trabajo voluntario respecto de personas más jóvenes.[144] El capital humano habitualmente refiere a la inversión que se hace en la educación de las personas, pero también hay otro elemento como inculcar valores por la familia o parientes, la importancia de la actividad física regular o una dieta saludable.[145] Este último es otro de los puntos en los que

144 Matsushima, M. y Matsunaga, Y., "Social capital and subjective well-being in Japan", *International Journal of Voluntary and Nonprofit Organizations*, vol. 26, núm. 4, 2015, pp. 1016-1045.

145 "Human Capital. The people's champion", *The Economist*, 5 de Agosto de 2017.

la cultura japonesa nos muestra una gran lección y es a partir de un principio que viene del confucionismo llamado *Hara Hachi Bu*, principio que, por otro lado, es la primera conducta conocida de restricción calórica voluntaria en seres humanos. El principio filosófico de esta conducta insta a las personas a no comer o llenarse más allá del 80% de su capacidad. Así entonces los habitantes de Okinawa tienen una ingesta promedio diaria de 1800 a 1900 calorías, que comparado con la dieta promedio de los estadounidenses de 2500-2600 calorías es cerca de un 20% menos. Pero el rito del *Hara Hachi Bu* no solo es comer menos, sino comer más lentamente, darle atención al momento de comer y claro, comer porciones más pequeñas lo cual también les permite con el tiempo reconocer la sensación de saciedad, algo que con los ritmos y costumbres de ingesta occidental se suele pasar por alto. Por eso, y según los registros existentes y las tasas de centenarios que es de cincuenta por cada 100.000 habitantes, son elementos suficientes para creer que los habitantes de Okinawa viven vidas más largas y sanas que cualquier otra persona en la tierra. Por cierto, que aquello de vivir una vida larga también tiene su connotación en la cultura japonesa, algo que los centenarios saben muy bien y que tiene que ver con la forma en que ven al momento de muerte. La frase en si dice algo así como "vivir largo, morir corto". Refiere a la posibilidad de mantener las capacidades de independencia el mayor tiempo posible y que el proceso de convalecencia y muerte se da de manera rápida. Es una de las características de las personas centenarias. Aquellos que llegan a esa avanzada edad no suele haber desarrollado problemas de salud o enfermedades incapacitantes. Quien las tuvo seguramente murió antes. Por eso, si usted observa y presta atención, los centenarios viven, viven y viven hasta que en un momento mueren de una forma repentina o luego de un corto periodo de enfermedad, dependencia y hospitalización. Sin dudas algo que seguramente si nos dan a elegir muchos de nosotros elegiríamos. Así que ya sabe, mucho por aprender de la tierra del sol naciente y por si no lo recuerda aquí le mencionamos las claves de tres lecciones que nos llegan desde Japón:

- Trabajar hasta edad avanzada y siempre tener un proyecto de vida, su propio Ikigai.
- Tener relaciones de confianza, valiosas, aquellas que conforman el Moai.
- Comer al 80%, de manera lenta y con atención, lo que llaman el Hara Hachi Bu.

En nuestro lugar

Uno de los ejercicios que suelo realizar con mis estudiantes es preguntarles dónde les gustaría vivir sus últimos años de vida. Una pregunta que parece inocente, que muchos ven como si se les hablara en chino porque aún son jóvenes para pensarlo, pero que muchas personas adultas y mayores tienen muy claro: en nuestro propio hogar. De hecho la estadística dice que luego de los 50+ es poco probable que cambiemos de domicilio. En los Estados Unidos, el 87% de los adultos mayores de 65+ desean permanecer en su hogar y comunidad actuales a medida que envejecen; entre las personas de 50 a 64 años, el 71% de las personas quieren envejecer en nuestro hogar.[146] Un tercio de los hogares estadounidenses son el hogar de

146 AARP PPI, "What is livable? Community preferences of older adults", 2014.

uno o más residentes de 60 años o más.[147] Hoy envejecer en nuestro propio hogar o sitio[148] es no solo todo un desafío sino una compleja tarea para aquellos que nos dedicamos a la nueva longevidad. El Centro de Control y Prevención de Enfermedades de Estados Unidos (CDC) define el envejecimiento en nuestro propio hogar o lugar como "la capacidad de vivir en el propio hogar y la comunidad de manera segura, independiente y cómoda, más allá de la edad, los ingresos o el nivel de capacidad". Muchos mayores lo definen como envejecer en un lugar donde se sienten conectados, con familiaridad y seguridad. El concepto de "hogar" puede significar muchas cosas para las personas. Podría ser la casa o departamento en el cual uno creció, podría ser la casa que compró con su cónyuge o compañero de vida y donde se criaron los hijos o hijas, si es que los hubo, o también podría ser el lugar al que se redujo la casa luego de que los hijos se independizaron y vino la jubilación. Como se aprecia es algo que parece simple y no lo es. Esta área de estudio surge de la investigación en lo que se llama gerontología ambiental y pone su foco en la importancia del entorno físico y social de la vivienda y especialmente del vecindario como espacio público, así como sus implicaciones para el envejecimiento en el propio hogar de las personas mayores. Los riesgos reales o percibidos son elementos que ya sea en el hogar o en el vecindario afectan la capacidad y posibilidad de vivir y envejecer con éxito en su lugar. Entre las mayores amenazas para la capacidad de envejecer en el propio hogar, están las caídas; mientras que en el vecindario, es la seguridad y el transporte o comunicaciones. De allí que la necesidad de intervenciones o modificaciones de estos espacios se vuelven determinantes. La falta

147 "A Report to the National Livable Communities: Creating environments for successful aging", AARP.

148 Del ingles, "Aging in place" o "ageing at home".

de apoyo en la ducha o el baño, barandas o agarraderas inadecuadas en las escaleras, alfombras sueltas y caminos obstruidos por cables u otros objetos son todos los peligros potenciales para una persona mayor. Sin embargo, las modificaciones simples y de bajo costo en el hogar pueden disminuir considerablemente el riesgo de caídas, así como disminuir el de otras formas de lesiones. Algunos ejemplos de las modificaciones posibles de realizar incluyen una mejor iluminación que no siempre debe ser de mayor intensidad por el encandilamiento que puede provocar, interruptores accesibles en ambos extremos de las escaleras, barandillas adicionales o barras de agarre, pisos antideslizantes, un cabezal de ducha flexible de mano, un plato de ducha a cambio de la clásica bañera y una silla o banco dentro de él para una mayor comodidad, la eliminación de alfombras pequeñas y el desorden. Si uno se pone a pensar, todo esto no suele ser excesivamente costoso.[149] Otras modificaciones, especialmente aquellas que requieren reacondicionamiento y que por lo tanto son un poco más costosas debido a la mayor complejidad de la instalación, pueden incluir rampas para entrada y salida accesibles, la modificación del cuarto de baño, elevadores de escaleras o incluso ascensores domésticos. Una necesidad que se impone cuando se trata de acometer estas modificaciones o de pensar qué es necesario para poder permanecer en el hogar es realizar un ordenamiento o una planificación.

- Lo primero es evaluar las propias capacidades de autonomía y/o deambulación. Reconocer las posibilidades de autovalerse en casa y en la ciudad es muy importante. ¿Hay problemas para caminar? ¿Necesita que alguien vaya con

149 "Aging in place at home: The definitive guide", The Helping Home.

usted al médico o de compras? ¿Hay transporte público, subte, metro o taxis gratuitos o de bajo costo en su barrio? ¿Un pariente, amigo o vecino que lo acompañe cuando haga recados o haga que pueda hacer el suyo por usted?

- ¿Qué hay de las actividades y amigos? ¿Se aburre quedándose solo en casa? Hay algún centro de día o para personas mayores que ofrezca una variedad de actividades. ¿Podría ser un lugar de reunión de amigos o para conocer gente nueva? ¿Le cuesta salir de casa? Tal vez usted disfrutaría las visitas de voluntarios que puedan estar disponibles para pasar un rato o llamar una vez a la semana, pueden hacerle compañía o hablar sobre cualquier problema que tenga.

- La seguridad atañe a lo personal pero también al aspecto social. Si vive solo, ¿tiene miedo de enfermarse sin nadie cerca para ayudar? No es lo mismo una casa que un edificio de departamentos. Existen iniciativas para entrenar y capacitar encargados de edificios en reconocimiento y primeras respuestas cuando una persona mayor lo necesita. También existen sistemas de ayuda como un botón especial conectado a una central de alarma que envía ayuda cuando es presionado y suelen tener un costo mensual accesible. ¿Está preocupado por la violencia en su barrio, la posibilidad de robos o abuso físico? Un sistema de alerta de emergencia, el mismo que mencionamos antes puede ser de ayuda. También puede ayudar tener una persona que en determinadas ocasiones por semana nos acompañe con las gestiones bancarias, pagos u otros trámites.

¿Es una opción para mí poder vivir solo en mi domicilio hasta una edad avanzada?

Cuando comenzamos a explorar o evaluar la posibilidad de permanecer en nuestro hogar deberíamos hacerlo siguiendo estos lineamientos que podemos resumir en: las modificaciones del hogar, los recursos del vecindario barrio o comunidad, la posibilidad de ayuda o necesidad de tecnología aplicada y, por supuesto, el estado o capacidad funcional de la persona. Sin embargo, la viabilidad de permanecer en nuestro hogar comienza con su salud Por eso también existen razones por las cuales vivir solo o en su propio hogar puede que no sea una buena idea. Como se imaginará, la primera es la propia condición de salud o estado cognitivo o hasta la imposibilidad de gestionar responsabilidades y tareas diarias. Otras posibilidades o razones es que la propia casa sea insegura por su diseño, configuración o disposición. Escaleras y corredores estrechos suelen ser de lo más frecuente que se encuentra. Otra posibilidad es que realizar las modificaciones necesarias sea algo costoso o directamente imposible por el tipo de inmueble. Además, vivir solo —un tema que ya hemos desarrollado en el libro— puede favorecer conductas de aislamiento, tristeza, soledad y depresión. Frente a esto, muchas veces es de suma utilidad y ayuda la visita al domicilio realizada por su médico de cabecera. Piense en esto: nuestro hogar es habitualmente el lugar o espacio donde más cómodos nos sentimos. Es donde la ubicación de muebles u objetos se hacen de forma que no solo cumplan su función, sino que nos den comodidad. Por ello, la visita a domicilio es un pantallazo a un cúmulo de información que no tendríamos como médicos de otra manera. La evaluación domiciliaria es ideal poder complementarla con la opinión y asesoramiento de un trabajador/a social y un rehabilitador o terapeuta ocupacional. La visión complementaria de estas diferentes áreas del conocimiento cuando se encuentran focalizadas en las personas mayores es una opción que no debe dejarse de lado. Por eso, si usted quiere permanecer el mayor tiempo posible en su propio domicilio no hay nada mejor que estar preparado y para ello, que mejor que un plan donde no queden por fuera de esta planificación los aspectos vinculados al financiamiento y economía doméstica (considerando los propios recursos y los que el gobierno podría brindar si es que existen), el asesoramiento legal debe ser parte de esta planificación, y por supuesto las medidas que impacten de manera directa sobre nuestra salud como realizar actividad física regularmente, una dieta saludable, poder contar con un médico de cabecera o de familia que nos conozca y sepa de nuestra historia y un número de relaciones sociales que puedan aportarnos compañía. Cinco aspectos que funcionan como patas de una mesa alrededor y sobre la cual transcurre gran parte de la vida hogareña, como la mesa que seguramente todos tenemos y que quisiéramos conservar hasta nuestros últimos días en nuestro propio hogar.

Desafíos que se vienen

La nueva longevidad es consecuencia de lo que se avanzó en medidas que impactaron sobre aspectos vinculados a la salud, el saneamiento y desarrollo humano. Por ello se espera que nuevos interrogantes y avances surjan en los próximos tiempos. Algunos de esas preguntas son las siguientes:

¿Qué avances se están viendo en genética y genómica?

Una vez finalizado el trabajo de decodificación del genoma humano en 2003, comenzó la ardua tarea de saber cuáles eran las funciones de cada uno de esos aproximados 25.000 genes diferentes. Hoy existen alrededor de 10.000 enfermedades genéticas descriptas, que causan aproximadamente el 20% de la mortalidad infantil. En estos momentos uno de los avances más determinantes se está logrando con una técnica de corrección genética que proviene del conocimiento de unas proteínas que forman parte del sistema inmune de las bacterias y que les permite protegerse de los virus. Es una técnica que de alguna manera permite "editar" ciertas secuencias genéticas y de esa manera alterar la presencia de un gen que podría expresar en el futuro una enfermedad. Pero también, las líneas de investigación ponen foco en atacar el agente o la causa de porque las células envejecen, de esta manera se busca entender cuáles son los procesos moleculares causantes del proceso de envejecimiento lo cual permitiría no solo un mejor tratamiento sino una prevención más adecuada. El envejecimiento en la actualidad no se cura porque no es una enfermedad, pero la ingeniaría genética va tras los pasos de como concedernos una vida que para algunos de sus científicos podría ser la inmortalidad.

¿De qué manera los biomateriales ayudarán en la nueva longevidad?

Los biomateriales se presentan como una de las grandes áreas de desarrollo relacionadas a la salud y la nueva longevidad. De una manera simple podemos afirmar que son elementos que sirven o componen piezas de reemplazo de alguna estructura del organismo que se ha dañado. Entre ellas están las prótesis que se utilizan en situaciones de artrosis degenerativas graves o las piezas dentales que ayudan a una mejor deglución por citar dos ejemplos. El desarrollo actual se concentra en materiales vivos o biodegradables y en muchos casos el objetivo es la regeneración del propio tejido. Al haberse extendido no solo la expectativa de vida y comprimido en general la dependencia, el rol de los materiales biológicos será determinante para poder expandir el tiempo de autonomía. Por ello son una pieza fundamental en el futuro de la nueva longevidad.

¿Acostumbrados a la atención cara a cara, podrán las personas mayores adaptarse a la telemedicina?

Sí, no debemos olvidar que la telemedicina es un apoyo, un nuevo recurso con el que se cuenta en los cuidados de salud Puede ser desde una asistencia remota, un monitoreo o el envío de información que ayude a la persona a cumplir un tratamiento o cambiar un estilo de vida. Esto no reemplaza de ninguna manera el rol que tenemos los médicos de cabecera. Además, también debemos pensar que los mayores de hoy no serán los mismos mayores de las próximas décadas donde hoy pasa todo por los dispositivos móviles, lo cual hará que la llamada "brecha digital" de uso sea menos pronunciada que la que hay con los mayores de hoy. Por otro lado, es claro que a la luz de las proyecciones actuales con el tiempo habrá un mayor énfasis en la salud electrónica. En gran medida esto vendrá de la mano de los gobiernos, cuyos sistemas de salud se encuentran bajo una presión creciente, lo que llevara o se espera que lleve a una disminución en los costos y un aumento en la eficiencia, permitiendo por ejemplo a médicos y hospitales compartir datos y así evitar repetir estudios o pruebas entre muchas otras cosas.

¿Con el big data *podemos adelantarnos y prevenir el deterioro de la ancianidad?*

El *big data* es un recurso muy importante, nos permite ver macrotendencias y así proyectar conductas, hábitos y en todo caso intentar intervenir. Es algo muy nuevo y aún queda mucho por desarrollar, pero el futuro es promisorio, especialmente porque va de la mano en muchos casos del desarrollo de la inteligencia artificial. En el caso del envejecimiento se pueden crear sinergias muy interesantes con procesos vinculados a hábitos saludables y especialmente deterioro cognitivo, trabajo, consumo y otras áreas. Sin embargo, hay otros aspectos donde los resultados pueden ser aún más concretos. Por ejemplo, hoy sabemos que gran parte de los accidentes que sufren las personas mayores suceden en el propio domicilio, en el cuarto de baño y la cocina, en hogares que por otro lado suelen ser en un alto porcentaje unipersonales. La posibilidad de cuantificar este tipo de eventos y su análisis posterior, ¿podría afectar la regulación en la construcción de departamentos?

¿Cómo podría ayudar o influir la inteligencia artificial?

La inteligencia artificial (IA) es la tecnología central detrás de las aplicaciones de teléfonos inteligentes, la robótica, la tecnología médica, los drones y los vehículos autónomos. A medida que avanza la IA, el potencial para un cambio en el curso y desarrollo de la nueva longevidad es una promesa cada vez más cierta. Es un mercado creciente que va de la mano del sector privado, que ya incorpora esta tecnología en sus actividades diarias. En Estados Unidos se esperaba que, en 2018, el 62% de las empresas la incorporen.[150] De hecho, la IA está superando en el vocabulario al *big data*. Algunos de los dispositivos que ayudarán a la autonomía personal y la vida diaria son los ya conocidos asistentes personales activados por voz como Alexa de Amazon, Siri de Apple o Cortana de Windows. También se está observando que se puede obtener mucha información sobre los comportamientos de los adultos mayores a través de sensores instalados en sus hogares.

150 "Artificial intelligence rapidly adopted by enterprises", *Survey Says*, 2016.

Esto facilitará el uso de algoritmos de IA para evaluar patrones de actividad a partir de esos datos que recopilan los sensores y que pueden ayudar a hacer predicciones sobre lo que podrían significar los cambios de comportamiento. La conectividad puede acercar a las personas mayores a la familia y los amigos, pero, como hemos aprendido, la IA también puede alejarnos del mundo real y físico, ya que no puede reemplazar las interacciones humanas.

¿Cómo lo wereable *ayudará a la independencia?*

Los *weareables* o dispositivos electrónicos portables son una de las áreas con mayor desarrollo actual y de mayor futuro. Se espera que modifiquen tal como conocemos actualmente la provisión de servicios en salud y la relación entre el paciente y los profesionales, lo que implicará nuevos desafíos. Los usuarios, se espera que ganen mayor control e información sobre sus problemas o padecimientos, tendrán una mayor gestión de sus propios procesos de salud-enfermedad. Áreas como el manejo de enfermedades crónicas, el cumplimiento terapéutico, la vida independiente y autónoma o conductas para mejorar el bienestar y calidad de vida serán los objetivos principales para los cuales los smartphones serán posiblemente las plataformas más utilizadas. Sin embargo, aspectos como seguridad y privacidad de datos se presentan como los aspectos más críticos a regular frente a la confidencialidad y protección de datos en el uso de estas nuevas tecnologías.

¿Qué tipo de entornos amigables se desarrollarán?

Hay dos tendencias que son fuertes e incontrastables: el proceso de urbanización y la transición demográfica. Eso implica ciudades con gran cantidad de mayores y esto será así hasta, al menos, el año 2050. Entonces debemos pensar una sociedad diferente, casi distinta a como se la piensa en la actualidad donde la mayoría del diseño y planificación apunta al joven, lo que lleva a excluir a la persona mayor. A diferencia de ello si pensamos, diseñamos e implementamos para adultos mayores estaremos incluyendo a todos. Una sutil y gran diferencia. Los entornos amigables para mayores o en todo caso *age neutral* deben pasar por el transporte, los espacios verdes, la comunicación, los comercios, edificios y viviendas. Todo debe ser visto y analizado con una lente diferente: la perspectiva de una sociedad de personas mayores. Una tendencia que no cambiara y que con la que conviviremos todos en nuestro día a día. No es poco y debemos celebrarlo, es la nueva longevidad.

¿De qué se trata la intervención intersectorial?

Hoy en día las principales medidas que afectan la salud de las personas provienen de otros sectores que no son salud. Una nueva regulación laboral o comercial puede afectar la salud de la población de manera directa o indirecta, es el caso de sectores como la industria, el comercio, el marco regulatorio laboral o fiscal. Todos pueden tener impacto en la salud de las personas. Por eso, se debe tomar conciencia de que el desafío es muy complejo y es necesario buscar soluciones y que, por lo tanto, deben estar todos los actores sociales involucrados en dicha búsqueda. Es la única manera de lograrlo. La salud dejó de ser un campo o área de conocimiento exclusivamente sanitario o social, sino que es un área relacionada al propio desarrollo humano.

¿Qué pasará con un problema como la obesidad y la diabetes?

Frente a los datos actuales de la creciente epidemia de obesidad y la prevalencia de diabetes junto a otras condiciones crónicas que se suman al aumento de la expectativa de vida, se espera que haya un aumento importante de personas mayores de 60+ que padezcan estas condiciones. Resulta preocupante en este sentido la etapa final a la que llegan muchas personas, como es la falla renal crónica que obliga o bien a un trasplante o bien a ingresar en un programa de diálisis. Esto tiene dos aproximaciones, uno es con relación a la falta de donantes y el otro el alto costo de la diálisis, cuyas consecuencias recaerán en parte en el paciente y parte en el sistema de salud

El futuro de los cuidados

Es la gran clave para hacer frente a la dependencia, dentro de ella el deterioro cognitivo o enfermedad de Alzheimer es quien se lleva los grandes interrogantes. Si bien no existe una cura para la enfermedad de Alzheimer, se necesitan mejores herramientas y servicios para aumentar la conciencia, poder aumentar la detección temprana y su diagnóstico, optimizar la capacidad cognitiva, disminuir el deterioro cognitivo y apoyar a los cuidadores. Sin duda alguna el futuro de los cuidados en uno de los desafíos que nos traen de cabezas a todos los que trabajamos por el bien de las personas.

¿Y el fin de la vida?

La muerte es inevitable, sabemos que ocurrirá, pero no sabemos cuándo llegará. Pero eso no hace que sea más fácil hablar o prepararse para ello. Como resultado gran parte del presupuesto medico se gasta en los últimos meses de vida, dando lugar al encarnizamiento terapéutico y sobre todo a que las personas, la mayoría, no mueran donde o como lo desean. Se necesita que la política pública habrá la discusión sobre la muerte digna, que se enseñe sobre las directivas avanzadas o el testamento vital, y por sobre tener las conversaciones necesarias, aunque difíciles en el seno familiar y asegurar que se cumplan los deseos del final de la vida de la persona.

A modo de cierre

Finalizar esta última sección y el libro con una serie de preguntas no es casualidad. Es, en alguna medida, el espíritu que guió el texto. Interrogarnos qué queremos para nuestra propia segunda mitad. Si usted llegó a este punto, las preguntas serán seguramente diferentes a lo que podría haberse preguntado al inicio de la lectura. Usted cuenta ahora con una información y un conocimiento que lo ayude no solo a mejorar su vida y bienestar, sino a encontrar respuestas más apropiadas a cómo nos gustaría encarar, construir y disfrutar esta etapa de la vida, la segunda mitad. Sin embargo, confieso, nuevos interrogantes acuden no solo a mi mente, sino que, estoy seguro, a la suya muy probablemente también.

Cada vez es más frecuente ver personas que a los 60 años deciden comenzar nuevas carreras universitarias o finalizar las que quedaron pendientes ¿Será que aún hay algo que me gustaría aprender? Si es como dicen, que más de la mitad de los trabajos del futuro aún no se han inventado, ¿será que debo estar atento para poder adaptarme cuando —después de mi jubilación formal— quiera seguir ligado al mercado laboral? ¿Cómo modificaré la casa donde vivimos con mi familia? ¿Será que una mudanza debe ser planificada en algún momento? ¿Cuándo es o será ese momento?

La nueva longevidad es un cambio de raíz que estamos viviendo y será cada vez más significativo conforme los 50+ veamos y tomemos como modelos a los mayores de hoy y decidamos qué queremos para nosotros. A diferencia de ellos, en nuestro caso, podemos planificar, construir y hasta implementar otros modos de vida. ¿Qué pasa con los vínculos personales? Hemos vivido y desarrollado nuestras vidas familiares con menos hijos que las generaciones precedentes o con hijos que ya se mueven por un mundo cada vez más interconectado y sin fronteras. También habrá que preguntarse si el amor con la misma persona puede durar tanto tiempo.

Estos son apenas algunos de los interrogantes que no solo me hago, sino que escucho de mis pacientes o personas mayores con las que interactúo en mi labor, mis conferencias o cursos y en mi vida diaria. Preguntas que son parte de un listado inacabable y que seguramente seguirá creciendo, y para las cuales ni este libro ni los que vengan serán determinantes a la hora de encontrar el camino. En todo caso, podría ser una ayuda esperanzadora. En una oportunidad leí una frase que decía algo así como: "El buen docente no es solo un transmisor de certezas, sino un despertador de inquietudes". Espero que este libro haya cumplido, por sobre todas las cosas, con transmitir información confiable, pero que, además, sea una información que lo ayude a generar más interrogantes y con ello mejores respuestas. La segunda mitad es un periodo que puede resultar de mucho disfrute, y eso solo depende de nosotros. La nueva longevidad es una oportunidad y también depende de nuestra propia actitud. Aceptémosla y seamos protagonistas, con lo bueno y también con lo menos bueno. ¡Luz para el camino y a comerse la vida!

Agradecimientos

Este libro es un viaje académico, pero también lo es a través de experiencias en distintos lugares del mundo, con variadas e interesantes compañías y vínculos que han enriquecido mi vida y lo siguen haciendo a diario. Personas que me han apoyado, estimulado, mentorizado y hecho crecer; seres que también me han vuelto más solidario, generoso y agradecido. Algunas de ellas hoy son ángeles guardianes, como mi madre, mis abuelos y bisabuelas, y también queridos pacientes o amigos que dejaron una huella que perdura. Improntas de vida.

Agradecer a todos sería además de una ardua tarea, seguramente una tarea ingrata porque el riesgo de olvido es más cierto que probable. Por eso, este libro va dedicado a la vida. Ella se encargó de que el destino y la causalidad me cruzaran con todos ustedes. A todos ustedes, los que están y los que permanecen en mi memoria, gracias. A todos ustedes mi agradecimiento.

¡Por todos ustedes brindo!

La segunda mitad de Diego Bernardini
se terminó de imprimir en abril de 2023
en los talleres de
Impresora Tauro, S.A. de C.V.
Av. Año de Juárez 343, col. Granjas San Antonio,
Ciudad de México